Basale Stimulation® in der Akutpflege

Basale Stimulation® in der Akutpflege

Margrit Hatz-Casparis, Monika Roth Sigrist, Markus Remer, Barbara Schoop

Margrit Hatz-Casparis
Monika Roth Sigrist
Markus Remer
Barbara Schoop

Basale Stimulation® in der Akutpflege

Handbuch für die Pflegepraxis

3., vollständig überarbeitete und erweiterte Auflage

Herausgegeben vom Kantonsspital St. Gallen,
HOCH Health Ostschweiz

hogrefe

Margrit Hatz-Casparis Pflegefachfrau HF, Praxisbegleiterin Basale Stimulation®, Kantonsspital St. Gallen (bis 2014)

Monika Roth Sigrist Pflegefachfrau HF, Leiterin Entwicklung und Qualitätsmanagement Pflege, Kantonsspital St. Gallen (bis 2014)

Markus Remer Dipl. Pflegefachmann für Anästhesie und Intensivmedizin, Praxisbegleiter Basale Stimulation®, Kantonsspital St. Gallen, HOCH Health Ostschweiz, markus.remer@h-och.ch

Barbara Schoop Pflegeexpertin, Master Science in Nursing, Leiterin Entwicklung und Qualitätsmanagement Pflege, Kantonsspital St. Gallen, HOCH Health Ostschweiz

Bibliografische Information der Deutschen Nationalbibliothek
Die Deutsche Nationalbibliothek verzeichnet diese Publikation in der Deutschen Nationalbibliografie; detaillierte bibliografische Daten sind im Internet über http://www.dnb.de abrufbar.

Verantwortliche Person in der EU: Hogrefe Verlag GmbH & Co. KG, Merkelstraße 3, 37085 Göttingen, info@hogrefe.de

Anregungen und Zuschriften bitte an den Hersteller:
Hogrefe AG
Lektorat Pflege
z. Hd. Jürgen Georg
Länggass-Strasse 76
3012 Bern
Schweiz
Tel. +41 31 300 45 00
info@hogrefe.ch
www.hogrefe.ch

Lektorat: Jürgen Georg, Detlef Kraut
Redaktionelle Bearbeitung: Martina Kasper
Herstellung: René Tschirren
Umschlagabbildung: Bodo Rüedi, Markus Remer
Umschlag: Hogrefe Verlag, Bern
Fotos (Innenteil): Margrit Hatz-Casparis, Bodo Rüedi, Markus Remer, Florian Birk
Illustrationen: Angelika Kramer, grafikramer.de, Stuttgart
Satz: Claudia Wild, Konstanz
Druck und buchbinderische Verarbeitung: Finidr s. r. o., Český Těšín
Printed in Czech Republic

3. vollst. überarb. u. erw. Auflage 2026

(E-Book-ISBN_PDF 978-3-456-96413-3)
(E-Book-ISBN_EPUB 978-3-456-76413-9)
ISBN 978-3-456-86413-6
https://doi.org/10.1024/86413-000

Inhaltsverzeichnis

Dank

Dieses Handbuch konnte nur durch die Unterstützung zahlreicher Personen entstehen.

An erster Stelle bedanken wir uns beim Kantonsspital St. Gallen, bei Nicole Mösli, Leiterin des Departements Pflege, wie auch bei deren Nachfolgerinnen Barbara Giger-Hauser und Margrit Bernet als Leiterinnen des Departements Pflege und therapeutische Dienste. Sie alle förderten seit Jahren die Institutionalisierung der Basalen Stimulation® und unterstützten die Entstehung wie auch die Neuauflagen dieses Buches. Auch bei Jürgen Georg vom Verlag Hogrefe bedanken wir uns, der uns zu dieser weiteren Überarbeitung ermutigte und bei deren Umsetzung begleitete.

Ein ganz besonderer Dank gilt Martina Kasper, die als Redakteurin im Auftrag des Hogrefe Verlages das Text- und Bildmanuskript kritisch kommentiert und mit wertvollen konstruktiven Anregungen ergänzt hat.

Für die Grundsteinlegung dieses Handbuches möchten wir den Autorinnen der Erstauflage, Margrit Hatz-Casparis und Monika Roth Sigrist, ganz herzlich danken. Auch seien hier die Praxisbegleiterinnen der Basalen Stimulation® in der Pflege, Corinne Helmetsberger und Sibylle Keel, für die Mitarbeit bei den Fotos dankend erwähnt. Das so entstandene Werk stellte für uns eine wertvolle Basis für die Weiterentwicklung des Handbuches für die Pflegepraxis nun schon in einer dritten Auflage dar. Ein Dank gilt ebenso Sibylla Zwimpfer, Sabrina Winiger, sowie Sandra Storchenegger, die alle als Praxisbegleiterinnen der Basalen Stimulation® in der Pflege am Kantonsspital St. Gallen tätig sind bzw. waren. Sie hatten die Entstehung der zweiten Auflage mit ihrem praktischen Erfahrungswissen unterstützt.

Für diese dritte Auflage des Handbuches für die Pflegepraxis gilt nun unser Dank Sibylla Zwimpfer, Sandra Storchenegger sowie Gabriele Mittelstädt, die alle als Praxisbegleiterinnen der Basalen Stimulation® in der Pflege am Kantonsspital St. Gallen tätig sind. Ein Dank gilt ebenso dem Team der neonatologischen Intensivstation am Kantonsspital St. Gallen, insbesondere Sibylle Keel und Sabrina Keller, Praxisbegleiterinnen der Basalen Stimulation® in der Pflege sowie Denise Tschudin, Pflegefachfrau und Ausbildnerin, welche mit ihrem spezifischen Fachwissen im Bereich Neonatologie und Pädiatrie sich einbrachten. Ein besonderer Dank gilt allen Eltern für ihre Zustimmung zu den Fotos von ihren Kindern, welche das neue Kapitel 4 illustrieren. Zudem gilt ein Dank Maria Höfflin, Dipl. Heilpädagogin (FH) und Praxisbegleiterinnen der Basalen Stimulation® in der Pflege für den fachlichen Diskurs zu jungen Menschen mit schwerer mehrfacher Beeinträchtigung wie auch Carina Remer, Berufspädagogin im Gesundheitswesen B. A., M. A. Erwachsenenbildung für den fachlichen Diskurs zu Bildungsaspekten im Bereich Aus-/Fort-/Weiterbildung von Pflegefachpersonen.

Sie alle haben die Entstehung dieser dritten Auflage mit vielen Impulsen aus ihrer umfangreichen praktischen Erfahrung in den unterschiedlichsten Berufsfeldern unterstützt.

Herzlichen Dank an Andreas Fröhlich für die wissenschaftliche Begleitung der Erstauflage dieses Werkes.

Danken wollen wir auch allen Kolleginnen und Kollegen der Pflege, der Ärzteschaft und der therapeutischen Dienste, die der Basalen Stimulation in der Akutpflege ihren Platz eingeräumt haben.

Geleitwort zur ersten Auflage

Braucht ein Buch ein Geleitwort? Muss man es begleiten? Wünsche dürfen es sicher begleiten, Wünsche bezogen auf den Erfolg dieses Buches.

Doch gleich stellt sich die Frage: Was ist Erfolg? – Hohe Verkaufszahlen? Eine große Leserschaft? Viele, die das Buch ihrerseits zitieren? – Dies alles kann man wünschen, ein Buch ist ja auch ein Produkt, das Verbreitung finden soll.

Doch die Autorinnen haben wohl anderes im Sinn. Sie möchten etwas an Kolleginnen und Kollegen vermitteln, wovon sie selbst überzeugt sind, was ihnen in ihrer eigenen Arbeit nützlich war und ist. Sie engagieren sich für Menschen, für Patienten in manchmal fast aussichtslosen Situationen – und sie haben etwas gefunden, das ihnen in ihrer Professionalität selbst geholfen hat: das Konzept Basale Stimulation, das durch die intensive und jahrelange Zusammenarbeit mit Christel Bienstein und manchen anderen Eingang in die Pflege gefunden hat. Eine ethische Haltung, viele Kompetenzen und auch ganz praktische Techniken wurden entwickelt, die nun in diesem Buch für die Pflegepraxis systematisiert und auf die unmittelbare Pflegearbeit bezogen werden.

Ein großes und anerkanntes Krankenhaus stellte sich hinter diese Arbeit, unterstützte die Autorinnen, brachte das Buch selbst mit voran. Dies zeigt, welche Bedeutung der praktischen, geordneten Darstellung zugeschrieben wird.

Damit soll nochmals auf die Frage des Erfolges eines Buches zurückgegriffen werden. Dieses Buch soll letztlich Menschen in schwierigen Lebenssituationen eine sehr individuelle und spezielle Begleitung ermöglichen. Diese Begleitung leisten Pflegende; sie können sich aus diesem Buch Anregungen, Anleitungen und konkrete Handlungsanweisungen holen. Nur wenn möglichst viele Patienten davon profitieren, wird das Buch von den Autorinnen als „erfolgreich" betrachtet.

Für mich als Autor des ursprünglichen Konzeptes ist es beglückend zu erleben, dass ein pädagogisches Projekt für sehr schwer behinderte Kinder sich derart ausgeweitet hat, dass nun auch sehr unterschiedlich beeinträchtigte, akut oder chronisch kranke Menschen davon profitieren können. Nicht oft gelang bisher ein solcher Export aus meinem eigenen Fachgebiet in ein so viel Größeres wie die Pflege und Pflegewissenschaft. Nicht zuletzt der Verlag Hogrefe und sein Lektor Jürgen Georg haben daran großen Anteil. Mit ihrer Unterstützung haben sich manche Pflegende erst daran gewagt, die eigenen Erfahrungen und Einsichten in eine schriftliche Form zu bringen und sie zu einem Buch werden zu lassen.

An dieser Stelle sei es noch einmal erlaubt, den Kerngedanken des Konzeptes in der Pflege hervorzuheben: Menschen geraten durch Krankheit oder Unfall in eine existenzielle Krise. Um ihr Überleben mit den noch verbleibenden Ressourcen zu sichern, reduzieren sie ihre Aktivitäten. Dies sind im Wesentlichen die vitalen Austauschaktivitäten, begonnen mit der Atmung bis hin zum interpersonalen Austausch der Kommunikation. Kommunikation, Wahrnehmung und Bewegung werden auf ein Minimum reduziert, der Mensch zieht sich gewissermaßen in sein eigenes Inneres zurück. Dies kann bis zum Zustand der tiefen Bewusstlosigkeit gehen.

Diejenigen, die nach dem Konzept Basale Stimulation pflegend arbeiten, versuchen nun, die basalen Austauschaktivitäten zu sichern oder anzuregen. Sie versuchen, Menschen so zu berühren, dass diese die Berührung nicht abwehren müssen, sie so in eine Position zu bringen, dass diese in keinem Falle als bedrohlich unsicher erlebt wird, sie so anzusprechen, dass die Beziehung und nicht eine Anweisung im Vordergrund steht. Die bisherige Erfahrungswelt soll einbezogen, Erlebensbrüche sollen möglichst klein gehalten werden. Dies alles gelingt nicht immer, erfordert meist große Sensibilität und Aufmerksamkeit, ebenso Mut und Kreativität. Und Zeit – zumindest jenen Moment der inneren Konzentration auf einen anderen Menschen, der unabdingbar ist, um echten Kontakt aufzunehmen. Der Patient, die Patientin ist Subjekt, muss selbst die Zeit haben, mit den reduzierten Möglichkeiten den Kontakt anzunehmen und auf sehr individuelle Weise zu erwidern. Wird dieser Mensch lediglich als zu pflegendes Objekt gesehen und behandelt, dann kann dieser so wichtige Kontakt nicht entstehen.

Wenn Pflegende an vielen Stellen diese Zeit nicht zugestanden wird, ist dies nichts anderes als die systematische Degradierung von behinderten oder kranken, sogar sterbenden Menschen zu Objekten. Eine Verdinglichung des Menschen, die unseren Bekenntnissen zur Würde des Menschen genau widerspricht.

Dass Pflegende „gut" arbeiten können – auch dafür steht das Konzept Basale Stimulation.

Kaiserslautern im Sommer 2012
Dr. paed., Univ. Prof. Andreas Fröhlich

Einführung

Es ist Christel Bienstein und Andreas Fröhlich zu verdanken, dass heute das Konzept Basale Stimulation nach Prof. Dr. Fröhlich® – nachfolgend als Basale Stimulation benannt – auch in den Akutspitälern gefördert und angewendet wird. Bienstein und Fröhlich haben entdeckt, dass die Basale Stimulation auch für akut erkrankte und chronisch kranke Menschen von hoher Bedeutung ist. Im Laufe der Jahre haben sie verschiedene Angebote entwickelt, die sich in die Pflegepraxis integrieren lassen.

Basale Stimulation in der Pflege ist ein wahrnehmungs-, bewegungs- und kommunikationsspezifisches Konzept zur Unterstützung von Prozessen der Neuorganisation bei Frühgeburtlichkeit, schwerer Krankheit oder Unfallfolgen sowie in der Sterbebegleitung.

Basale Stimulation ist für alle Menschen gedacht, die an einer schweren längerfristigen Einschränkung ihrer Fähigkeit zur Wahrnehmung, Bewegung und Kommunikation leiden. Das Ziel der Basalen Stimulation ist die Begleitung und Förderung individueller Lernprozesse in allen Lebensphasen eines zu früh geborenen, erkrankten oder behinderten Menschen.

Basale Stimulation unterstützt in ihrer Anwendung Gesundheit und Wohlbefinden, Bildung und Partizipation sowie die Selbstbestimmung beeinträchtigter Menschen (Mohr et al., 2019). Wahrnehmungsorientierte basal stimulierende Angebote bieten die Möglichkeit:

- körperliche Nähe erfahren zu lassen, um dadurch andere Menschen wahrnehmen zu können
- Ausdrucksmöglichkeiten zu ergründen, zu erkennen und sich verstehend darauf einzulassen, wenn eine sprachliche Verständigung nicht oder nur beschränkt möglich ist
- die Umwelt und das Selbst auf verständliche, erfahrbare Weise nahezubringen
- Fortbewegung und Lageveränderungen spüren und nachvollziehen zulassen
- eine Unterstützung in den Aktivitäten des täglichen Lebens zu ermöglichen und zu erhalten.

Einer der größten Erfolge der Integration der Basalen Stimulation in die Akutpflege ist das vertiefte Wissen um die Verletzlichkeit von Menschen in schweren gesundheitlichen Krisen und darüber, wie dieser Verletzlichkeit hilfreich begegnet werden kann.

Pflegegeschichte – Verstehen schafft Verständigung

Frau Krinn, 1977 mit Trisomie 21 geboren, lag seit zwei Tagen auf der Medizinischen Intensivstation. Aufgrund eines schweren Infektes der Lunge und daraus resultierender ungenügender Atmung musste die Patientin für zwei Tage unter beruhigenden Medikamenten beatmet werden. In der Aufwachphase nach dieser Beatmung war die Patientin sehr unruhig, bewegte sich fortwährend und sprach nicht mehr. Sie wirkte äußerst abwesend und ruhelos. Aus den Informationen der Angehörigen war eine Vorliebe für Rhythmus und Volksmusik bekannt.

Da die Patientin sehr unruhig war, mobilisierten die Pflegenden sie sitzend an den Bettrand. Währenddem äußerte die Patientin wiederkehrende, leise und unverständliche Laute. Eine Pflegeperson stimmte in diese Laute ein und wiederholte sie. Es entstand ein gegenseitiger Singsang, eine Art Kommunikation, was die Patientin dazu veranlasste, sich sprachlich wieder mitzuteilen und mit einem klaren Ja oder Nein zu antworten. Frau K. beruhigte sich zusehends und nahm aktiv am weiteren Geschehen teil.

In der Basalen Stimulation gestaltet sich die Pflege als Dialog im Sinne eines wechselseitigen Lernprozesses. Die individuellen Reaktionen des Patienten werden ständig in die weiteren Handlungen aufgenommen. Durch diese wechselseitige Resonanz werden die Aktivitäten der Pflege vom Patienten gelenkt und mitbestimmt. So erfährt der Patient seine Selbstbestimmung und Wirksamkeit.

Die Angebote der Basalen Stimulation und die Auswahl der Mittel orientieren sich konsequent am Erleben, der Biografie und am Lernpotenzial des betroffenen Menschen. Die Kunst ist es, diese einfach, verständlich und interessant zu gestalten, damit sie eine sinnhafte Bedeutung für den Patienten bekommen und ihm ermöglichen, sich im Rahmen seiner Ressourcen einzubringen, aktiv und kommunikativ zu werden.

Im vorliegenden Buch sind die Grundlagen der Basalen Stimulation übersichtlich dargestellt. Die verschiedenen Wahrnehmungsbereiche sind prägnant beschrieben und die mit der Wahrnehmung eng verbundene Bedeutung von Bewegung, Kommunikation und Berührung wird erläutert. Im Hauptteil des Buches sind die wahrnehmungsorientierten Anwendungen, welche die Sinnesbereiche der Wahrnehmung, also das Wahrnehmen der eigenen Person und der Umwelt, ansprechen, praxisnah beispielhaft an der erwachsenen Person beschrieben und illustriert. Diese sind übertragbar auf Personen jeglichen Alters, d.h. vom Frühchen bis zum hochbetagten Erwachsenen. Die hier vorliegende 3. Auflage wurde um das Kapitel „Anwendungen in der Pädiatrie“ und das Kapitel „Anwendungen bei spezifischen Pflegediagnosen“ erweitert, um den Anwender in diesem Übertragungsprozess zu unterstützen. Die Auswahl der Anwendungen baut auf einer breiten Erfahrung in der Anwendung der Basalen Stimulation im Akutspital auf. Die dargestellten Anwendungen zeigen Pflegepersonen und Behandlungsteams Wege auf, sich auf wahrnehmungsbeeinträchtigte Patienten einzulassen, um sie zu begleiten und sie darin zu fördern, Schritt für Schritt zu sich selbst zu finden. Zwölf Praxisbeispiele erzählen von bedeutenden kleinen und großen Entwicklungsschritten durch die erfolgreiche Anwendung des Konzeptes Basale Stimulation in der Pflegepraxis.

Das vorliegende Buch richtet sich an Pflegepersonen in der Akutpflege, die Patienten zu unterstützen haben, die an einer Einschränkung ihrer Fähigkeit zur Wahrnehmung, Bewegung und Kommunikation leiden. Es handelt sich um ein konkretes und anschauliches Handbuch für die Pflegepraxis. Die beschriebenen Anwendungen sind durchaus auch in andere Settings der Pflege, Betreuung und Therapie übertragbar.

Bei den Schreibweisen wurde, der leichteren Lesbarkeit wegen, die maskuline Form gewählt. Gemeint sind aber immer Menschen jeglichen Geschlechts, Patientinnen und Patienten. Im Fall der Pflege wird der Begriff *Pflegeperson* verwendet, welcher Pflegefachpersonal, geschultes Assistenzpersonal sowie spezifisch angeleitete pflegende Angehörige mit einschließt. Auch dürfen sich darunter betreuende Fachpersonen wie auch Therapeuten von Physiotherapie, Ergotherapie, Logopädie, Musiktherapie, [...] sowie Ärzte angesprochen fühlen.

1 Theoretische Grundlagen

In diesem ersten Kapitel wird das Konzept der Basalen Simulation definiert und übersichtlich dargestellt. Die verschiedenen Wahrnehmungsbereiche werden prägnant beschrieben und die mit der Wahrnehmung eng verbundene Bedeutung von Bewegung, Kommunikation und Berührung erläutert.

1.1 Einleitung

Das Konzept Basale Stimulation wurde von Andreas Fröhlich zwischen 1975 und 1983 für schwerst mehrfachbehinderte Kinder im Reha-Zentrum Westpfalz Landstuhl Deutschland entwickelt. Ende der 1980er-Jahre erweiterte Christel Bienstein gemeinsam mit Andreas Fröhlich das Konzept Basale Stimulation® in der Pflege (Bienstein & Fröhlich, 2010).

Definition

Basale Stimulation® in der Pflege ist ein wahrnehmungs-, kommunikations- und bewegungsspezifisches Konzept zur Unterstützung von Prozessen der Neuorganisation bei Frühgeburtlichkeit, schwerer Krankheit oder Unfallfolgen und in der Sterbebegleitung.

„Basal“ bedeutet: zurückgreifen auf die Basis, auf die elementaren Fähigkeiten menschlichen Handelns, um einen Menschen zu erreichen respektive mit ihm in Kontakt zu treten.

„Stimulation“ bedeutet: motivieren, anregen, ermuntern, um mit anderen Personen und der Umwelt in Kontakt zu treten und sich selbst deutlicher wahrzunehmen.

Basale Stimulation ist gedacht für alle Menschen, die an einer schweren längerfristigen Einschränkung ihrer Fähigkeit zur Wahrnehmung, Bewegung und Kommunikation leiden. Das Ziel der Basalen Stimulation ist die Begleitung und Förderung individueller Lernprozesse in allen Lebensphasen eines zu früh geborenen, erkrankten oder behinderten Menschen.

Basale Stimulation unterstützt in ihrer Anwendung Gesundheit und Wohlbefinden, Bildung und Partizipation sowie die Selbstbestimmung beeinträchtigter Menschen (Mohr et al., 2019). Wahrnehmungsorientierte basal stimulierende Angebote bieten die Möglichkeit:

- körperliche Nähe erfahren zu lassen, um dadurch andere Menschen wahrnehmen zu können
- Ausdrucksmöglichkeiten zu ergründen, zu erkennen und sich verstehend darauf einzulassen, wenn eine sprachliche Verständigung nicht oder nur beschränkt möglich ist
- die Umwelt und das Selbst auf verständliche, erfahrbare Weise nahezubringen
- Fortbewegung und Lageveränderungen spüren und nachvollziehen zulassen
- eine Unterstützung in den Aktivitäten des täglichen Lebens zu erhalten und zu ermöglichen.

In der Basalen Stimulation gestaltet sich die Pflege als Dialog im Sinne eines wechselseitigen Lernprozesses. Die individuellen Reaktionen des Patienten werden ständig in die weiteren Handlungen aufgenommen. Durch diese wechselseitige Resonanz werden die Aktivitäten der Pflege vom Patienten gelenkt und mitbestimmt. So erfährt der Patient seine Selbstbestimmung und Wirksamkeit.

Die Angebote der Basalen Stimulation und die Auswahl der Mittel orientieren sich konsequent am Erleben, der Biografie und am Lernpotenzial des betroffenen Menschen. Die Kunst ist es, diese einfach, verständlich und interessant zu gestalten, damit sie eine sinnhafte Bedeutung für den Patienten bekommen und ihm ermöglichen, sich im Rahmen seiner Ressourcen einzubringen, aktiv und kommunikativ zu werden.

Der Patient soll ganzheitlich wahrgenommen werden, um eine ganzheitliche Entwicklung fördern zu können. Ganzheitlichkeit nach Fröhlich bedeutet, möglichst viele Bereiche des Menschen zur gleichen Zeit im Blick zu behalten und im weiteren Pflegeangebot zu berücksichtigen (Fröhlich, 2006; Bienstein & Fröhlich, 2021). **Abbildung 1-1** veranschaulicht den Gedanken der Ganzheitlichkeit.

Wichtige Entwicklungsbereiche der Persönlichkeit sind auf das Engste miteinander verbunden und wirken aufeinander ein. Dies zeigt die komplexe Wirklichkeit von Beeinflussungen und Erfahrungen eines Menschen.

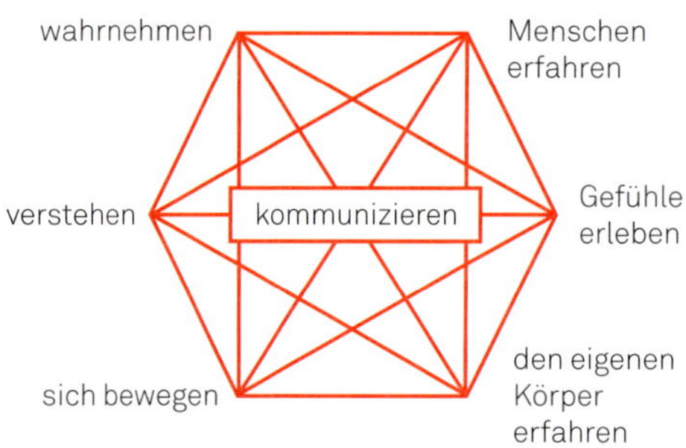

Abbildung 1-1: Hexagon, Modell der ganzheitlichen Entwicklung (Eigendarstellung in Anlehnung an Fröhlich, 2006; Bienstein & Fröhlich, 2021)

1.2 Konzeptübersicht

Abbildung 1-2 stellt einen Überblick über das Konzept der Basalen Stimulation dar.

Im Zentrum steht der Mensch mit seinen grundlegenden Fähigkeiten zur Wahrnehmung, Kommunikation und Bewegung. Zur Begleitung und Förderung dieser grundlegenden Fähigkeiten greift die Basale Stimulation auf wahrnehmungsorientierte Angebote zurück, welche die Sinnesbereiche der Wahrnehmung, also das Erfassen der eigenen Person und der Umwelt ansprechen.

Dabei orientiert man sich an den folgenden zentralen Zielen (Bienstein & Fröhlich, 2010; Ackermann, 2007), die seit der siebten Auflage von Bienstein und Fröhlich (2012) neu als sogenannte **zentrale Lebensthemen** wie folgt beschrieben werden (Internationaler Förderverein Basale Stimulation e.V., 2014, S. 4, persönliche Kommunikation):

1. **Leben erhalten und Entwicklung erfahren**
   - Der Mensch erlebt sich trotz existentieller Beeinträchtigung seiner Vitalfunktionen als eigenaktive und wertgeschätzte Person, welche mitentscheidet über die grundlegende Richtung seiner Entwicklung (im Leben oder Sterben).
2. **das eigene Leben spüren**
   - Der Mensch erfährt sich selbst als Einheit und erlebt sich abgrenzbar zur Umwelt.
3. **Sicherheit erleben und Vertrauen aufbauen**
   - Der Mensch baut Vertrauen auf, wenn er sich sicher fühlt und zugewandte, verlässliche Antworten seiner Bezugspersonen erlebt.
4. **den eigenen Rhythmus entwickeln**
   - Der Mensch lebt gemäß seinen individuellen körpereigenen, sozialen und persönlichkeitsspezifischen Rhythmen und kann diese auch bei Veränderungen seiner Lebenssituation beibehalten oder nach seinen Bedürfnissen anpassen.

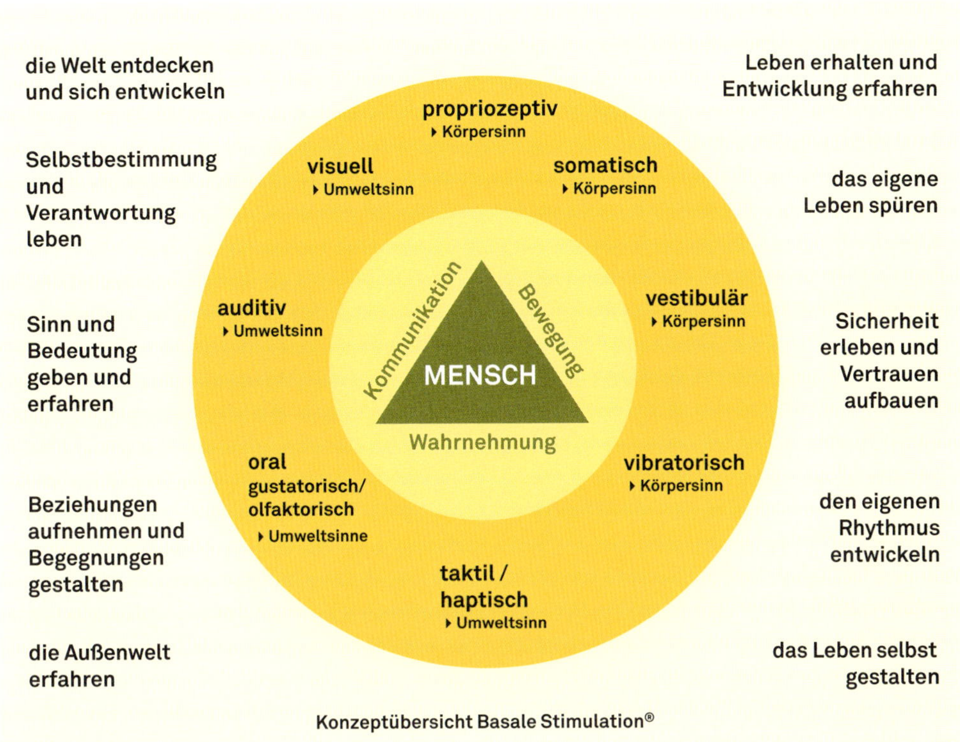

Abbildung 1-2: Konzeptübersicht (Eigendarstellung in Anlehnung an Hatz-Casparis, 2012; Fröhlich, 2016; Remer, 2020)

5. **das Leben selbst gestalten**
   - Der Mensch verleiht seinen Vorstellungen über sich und seine persönliche Umwelt Ausdruck und erlebt damit einen möglichst selbstbestimmten Alltag.

Hierbei handelt es sich um **personenbezogene** Ziele/**Lebensthemen.**

1. **die Außenwelt erfahren**
   - Der Mensch tritt und bleibt in Austausch mit seiner personellen wie dinglichen Umwelt und gewinnt so in dieser Orientierung.
2. **Beziehungen aufnehmen und Begegnungen gestalten**
   - Der Mensch ist aktiver Kommunikationspartner.
3. **Sinn und Bedeutung geben und erfahren**
   - Der Mensch interpretiert sein Leben auf seine Weise.
4. **Selbstbestimmung und Verantwortung leben**
   - Der Mensch kann auf seine Weise für sich und andere Verantwortung übernehmen.
5. **die Welt entdecken und sich entwickeln.**
   - Der Mensch erkundet die Lebenswelt auf seine Weise und erlebt sich dabei als selbstwirksam.

Hierbei handelt es sich um **umweltbezogene** Ziele/**Lebensthemen.**

Die Orientierung an diesen zentralen Lebensthemen hilft den Pflegenden und Betreuenden bei der Identifikation der für den betroffenen Menschen primär bedeutsamen Themen und bei der Gestaltung des aktuell verfügbaren Lebensraumes als Lern-, Entwicklungs-, Resonanz- und Interaktionsraum mit individuellen basal stimulierenden Angeboten. (Bienstein & Fröhlich, 2016; Mohr et al., 2019).

1.3 Wahrnehmung

„Es ist ein Merkmal jedes Lebewesens, dass es bestimmte Fähigkeiten hat, sich Informationen aus der Umwelt zu beschaffen, sie mit dem eigenen Körper in Verbindung zu bringen und daraus Vorstellungen zu entwickeln, die seine weiteren Aktivitäten beeinflussen.“ (Fröhlich, 1998, S. 49)

Mit den Wahrnehmungsorganen Augen, Ohren, Nase, Mund und Haut werden spezifische Reizinformationen aus der Außenwelt vom Menschen durch bestimmte Rezeptoren aufgenommen und biologisch codiert. In gleicher Weise werden spezifische Reizinformationen vom Menschen aus seinem Körperinneren durch bestimmte Rezeptoren der Haut, des Gleichgewichtsorgans sowie für Bewegung/Druck/Zug und Schwingungen/Vibrationen sensible Rezeptoren im Bereich von Sehnen, Bändern, Muskeln, Gelenken, Knochen und inneren Organen aufgenommen und biologisch codiert. Durch die sensorische Codierung, in Verbindung zum Gedächtnis und zu weiteren Hirnarealen, erhält die Wahrnehmung erst ihren wahren Kern, nämlich die bedeutungsvolle und sinngebende Wahrnehmung. Wahrnehmung wird hervorgerufen durch die Bewegung eines Objekts, die Selbstbewegung des Subjekts und die Bedeutsamkeit des Objekts für das Subjekt. Dieser Grundsatz soll bei der Erstellung eines Stimulationsangebotes beachtet werden (Fröhlich, 1998).

Die sinngebende Wahrnehmung beginnt bereits intrauterin und setzt sich nach der Geburt immer differenzierter fort. Die Entwicklung der Wahrnehmungsaktivität wurde bereits ab dem 4. Schwangerschaftsmonat durch gezielte, aktive Verhaltensweisen des ungeborenen Kindes festgestellt. Das ungeborene Kind ist fähig, auf seine Informationsaufnahme und seine Codierung mit eigenem Verhalten zu antworten. Demnach nehmen ungeborene Kinder rege am Leben teil. Sie können sich willkürlich bewegen, ihre Lage verändern und somit ihre Körpergrenzen spüren. Zudem hören sie, was innerhalb und außerhalb des Mutterleibes vor sich geht, wodurch unter anderem das Sprachverständnis entwickelt wird. In den letzten Wochen vor der Geburt ist lagebedingt ein häufiger Hand-Mund-Kontakt erkennbar. Mit dem daraus folgenden Daumenlutschen entwickelt das ungeborene Kind den Geschmackssinn, die oral-gustatorische Wahrnehmung und die Fähigkeit des Saugens zur Nahrungsaufnahme.

Wahrnehmung steht in Verbindung zu den neun Sinnesbereichen eines Menschen. In diesem Zusammenhang sprechen wir von der somatischen, vibratorischen, vestibulären, propriozeptiven, taktil-haptischen, visuellen, auditiven, olfaktorischen und oral-gustatorischen Wahrnehmung. Diese Körper- und Umweltsinne als Grundlage für die Körper- und Umwelt-Wahrnehmung stehen dem geborenen Menschen als Ausgangspunkt seiner weiteren Entwicklung zur Verfügung (Bienstein & Fröhlich, 2021). Dies wird in **Abbildung 1-3** mit der „Basalen Wahrnehmung“ veranschaulicht.

1.3.1 Somatische Wahrnehmung

Die somatische Wahrnehmung dient nach einem Unfall oder einer Krankheit der Orientierung und Neuorganisation zum eigenen Körper-Ich, das heißt zur körperlichen und geistigen Identität. Informationen aus der Umgebung werden durch die Oberflächensensibilität der Hautrezeptoren und die Tiefensensibilität von Muskel- und Gelenkrezeptoren aufgenommen. Die Informationen werden zerebral verarbeitet und lösen eine individuelle Reaktion sowie ein selbstorganisiertes Handlungsschema aus.

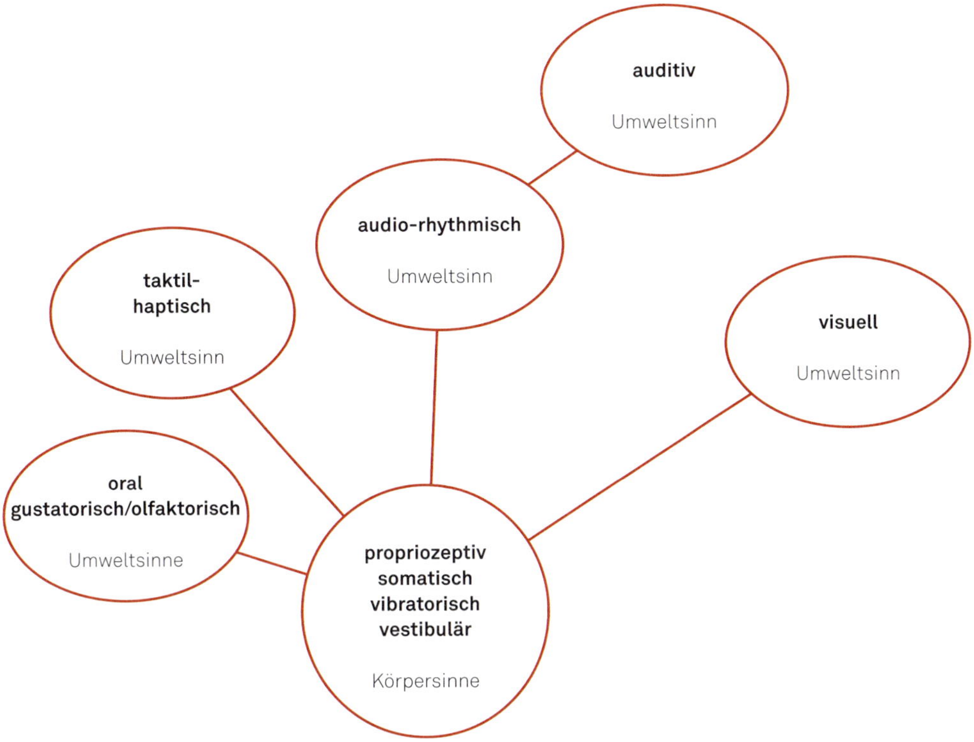

Abbildung 1-3: Basale Wahrnehmung (Eigendarstellung leicht modifiziert in Anlehnung an Fröhlich, 2013, persönliche Kommunikation)

Angebote der Basalen Stimulation

Somatische Pflegeangebote wie Waschungen, Streichungen, Einreibungen oder Positionierungen vermitteln **Informationen zum Körperschema, Körperbild und Körpergefühl,** indem die eigenen Körperflächen, Körpergrenzen, Körperschwere usw. verdeutlicht werden.

- Belebende oder beruhigende Waschung durchführen, damit der Patient den eigenen Körper spüren und wahrnehmen kann.
- Atemstimulierende Einreibung zur Aktivierung der Wahrnehmung des Rückens als Körperteil und der Atmungsaktivität durchführen.
- Den Patienten umgrenzend positionieren, beispielsweise durch ein Tubekissen oder ein Stillkissen sanften Widerstand bieten und so den Körper spürbar werden lassen.

Der dadurch entstehende Körperkontakt zwischen einem Patienten mit schwersten Beeinträchtigungen und einer Pflegeperson kann die emotionale Befindlichkeit des Betroffenen positiv beeinflussen. Während der Pflegehandlung entsteht ein „somatischer Dialog“, welcher in **Kapitel 1.5.1** und **Kapitel 1.5.3** näher erläutert wird. Der Patient nimmt sowohl den eigenen Körper als auch die körperliche Nähe der Pflegeperson wahr und erhält die Möglichkeit zu reagieren. Die Pflegeperson wiederum geht auf die körperlichen Signale des Patienten ein. Diese förderliche Beziehungsgestaltung bewegt den Patienten oftmals zu einem Entwicklungsschritt.

1.3.2 Vibratorische Wahrnehmung

Vibrationen oder Schwingungen werden über die Hautrezeptoren und durch die Tiefensensibilität wahrgenommen. Die Vibrationswahrnehmung ist Teil der haptischen Wahrnehmung und wird der Feinwahrnehmung zugeordnet. Die Kombination der Hörbarkeit und Fühlbarkeit der vibratorischen Wahrnehmung wirkt sich sichtlich auf die Emotionalität des Menschen aus (Nydahl & Bartoszek, 2003).

Angebote der Basalen Stimulation

Die vibratorische Wahrnehmung wird durch die Schwingungserfahrung ermöglicht und übermittelt **Informationen zum inneren Körperbild, zum Skelett und zur Tiefe und Fülle des Körpers**. Die sogenannten Innenräume des Menschen werden dabei bewusster wahrgenommen und bewirken innere Stabilität. Feine Schwingungen und Vibrationen, beispielsweise durch die Stimme der Pflegeperson oder der Angehörigen, können auf die Stimmung des Patienten positiv wirken. Weiter ist bekannt, dass dem Rhythmus des Patienten angepasste Pflegehandlungen Aufmerksamkeit wecken und zu Aktivitäten anregen (Bienstein & Fröhlich, 2010).

- Feine Schwingungen erleben lassen, indem Stimme und Töne des Patienten aufgenommen und imitiert werden. Laute werden wiederholt und eventuell zu einem „Singsang“ erweitert.
- Schwingungen durch leises Klopfen oder Stampfen erzeugen. Den Patienten dazu animieren, selbst mit den Fingern zu klopfen oder mit den Füßen zu stampfen, um durch die selbst erzeugte Vibration die Beweglichkeit und Empfindung des Körpers zu erfahren.
- Elektrische Zahnbürste für die Mundhygiene und elektrischen Rasierapparat verwenden.

1.3.3 Vestibuläre Wahrnehmung

Das vestibuläre System oder Gleichgewichtssystem umfasst den *nervus vestibularis*, die Innenohrzilien, die Augenmuskulatur, die vestilbulären Kerne in der Medulla oblongata und die Tiefensensibilität. Das Gleichgewichtssystem erteilt dem Menschen Informationen über seine Lage und Position im Raum in Beziehung zur Erdanziehungskraft sowie darüber, ob er sich körperlich ruhig verhält oder sich bewegt, und über Richtung und Geschwindigkeit der Bewegungen (Nydahl & Bartoszek, 2003).

Angebote der Basalen Stimulation

Vestibuläre Pflegeangebote, wie sanftes und vorsichtiges Schaukeln, regen das **Bewegungsinteresse** an und lassen **Sicherheit zur und in der Bewegung** entstehen. Die **Bewegungskoordination** wird dadurch begünstigt. Vestibuläre Pflegeangebote können das Gefühl von Vertrauen und Geborgenheit beim Patienten unterstützen.

- Vor dem Aufstehen oder vor einer anderen Aktivität den Patienten sanft hin- und herschaukeln, um die Bewegung in Fluss zu bringen.
- Verschiedene Lagewechsel im Bett durchführen, um das Gleichgewichtssystem anzuregen und Körper- und Raumorientierung zu fördern.
- Arm oder Bein in ein Frottiertuch legen und schaukeln, um das Bewegungsinteresse und die Beweglichkeit zu fördern.
- In einer Hängematte oder im Wasser schaukeln.

1.3.4 Propriozeptive Wahrnehmung – Propriozeption

Die propriozeptive Wahrnehmung ist eine Teilleistung des Tastsinnessystems (Grunwald, 2017). Dieses Wahrnehmungsempfinden wird durch die Reizverarbeitungsaktivität von Mechanorezeptoren der Tiefensensibilität ermöglicht, welche in der Nähe von Gelenken, Sehnen und Bändern sowie Muskeln lokalisiert sind. Zusätzlich liefern Mechanorezeptoren der Haut und des Bindegewebes weitere sensorische Informationen (Müller et al., 2022). Die dort sensorisch aufgenommenen Zustandsveränderungen (propriozeptive Wahrnehmung) werden mit Informationen visueller und vestibulärer Wahrnehmung sowie dem Empfinden von Schwerkraft zusammen verarbeitet. Als sogenannte Propriozeption ermöglicht diese die Wahrnehmung des eigenen Körpers und die Veränderung dessen bezüglich der räumlichen Lage, der Stellung von Kopf, Rumpf und Gliedmaßen zueinander wie auch deren Veränderungen als Bewegungen (Grundwald, 2017). Hierbei kommt es zum Empfinden von Schwere, Spannung, Kraft und Geschwindigkeit. Somit beschreibt Propriozeption die Wahrnehmung von Bewegungen und Lageänderungen des gesamten Körpers, sowie von Lage- und Stellungsänderungen einzelner Körperteile. Dieser Wahrnehmungsprozess ist ständig aktiv. Die Aktivität der vestibulären Wahrnehmung ist als Auftraggeberin für propriozeptive Updates in direkter Korrespondenz mit der propriozeptiven Wahrnehmung von besonderer Bedeutung. (Annunciato, 2014, 2015; Grundwald, 2017). Als wesentliche Grundlage ist die Propriozeption mitverantwortlich für die funktionierende Haltungs- und Bewegungskontrolle aller Bewegungsprozesse des Körpers inklusive der Sprachproduktion (Müller et al., 2022).

Angebote der Basalen Stimulation

Propriozeptive Pflegeangebote ermöglichen, unterstützen und fördern die Kontrolle der Körperhaltung, die Regulation von Kraft sowie die Koordination von Bewegungsabläufen und Zielmotorik. Durch die übermittelten Informationen zur **Eigen-Wahrnehmung des Körpers** ist eine **Abgrenzung zur Umwelt** möglich und bietet die Grundlage zur umfassenden **Orientierung** (Müller et al., 2022). Eine positive Beeinflussung von Wachheit, Aufmerksamkeit und Konzentration kann die Folge sein (Annunciato, 2015). Propriozeptive Pflegeangebote ermöglichen dem beeinträchtigten Menschen eine größtmögliche eigenaktive Teilhabe an den Aktivitäten des täglichen Lebens. Propriozeptive Pflegeangebote können das Gefühl von Sicherheit und Vertrauen beim Patienten unterstützen und seine selbstbestimmte Eigenaktivität ermöglichen.

- Vor dem Positionieren oder vor einer anderen Aktivität den Patienten sanft wiegend schwingend schaukelnd in Bewegung bringen, um die propriozeptive Wahrnehmung anzuregen.
- Durch eine begleitete Bewegung des Armes/der Hand den Patienten passiv oder aktiv unterstützt in die Gesichtspflege mit einbeziehen.
- Mit einem aufrechten umgrenzenden Positionieren im Sitzbett ein Erleben der Schwerkraft ermöglichen und den Raum für Kommunikation und Orientierung erschließen.
- Ein die Eigenbewegungen des Patienten integrierendes Mobilisieren an die Bettkannte, in den Stand bzw. in ein Gehen fördert die sensorische Wahrnehmung und die motorischen Antworten, regt die kognitiven Denkprozesse an und ermöglicht körperliche Aktivitäten (Müller et al., 2022).

1.3.5 Taktil-haptische Wahrnehmung

Die taktil-haptische Wahrnehmung ist ein besonders grundlegender und überlebenswichtiger Wahrnehmungsbereich. Sie ist das erste ausgebildete Sinnessystem in der menschlichen Entwicklung und sowohl direkt wie auch indirekt mit den weiteren Wahrnehmungsbereichen verbunden (Grunwald, 2017).

Der Tastsinn besteht aus der taktilen Wahrnehmung der Oberflächensensibilität. Dieses Wahrnehmungsempfinden wird durch die Reizverarbeitung der Mechanorezeptoren ermöglicht. Die verschiedenen Mechanorezeptoren sind v.a. in der Haut der Fingerkuppen, den

Handinnenflächen und an den Füßen gehäuft vorhanden. Die taktile Wahrnehmung ist auch an der Entwicklung des Spürens und Berührens beteiligt.

Durch Spüren und Berühren kommuniziert schon das ungeborene Kind intrauterin mit dem eigenen Körper. Der eigene Körper und das eigene Körperbild werden sowohl bewusst als auch unbewusst immer über Bewegungen und Berührungen wahrgenommen. Dies ermöglicht die grundlegende Erfahrung von Sicherheit und Orientierung. Die Eigenberührung generiert die einzige verlässliche Information über das eigene ICH als Individuum (Grunwald, 2017). Im Kontakt mit anderen Lebewesen sind Spüren und Berühren grundlegende Bestandteile der Verständigung im Rahmen der nonverbalen Kommunikation.

Zum Tastsinn gehört auch die haptische Wahrnehmung, die darin besteht, Objekte aktiv anzufassen und zu erfühlen. Größe, Gewicht, Form und Oberflächenstruktur werden hauptsächlich zur Objekterkundung, zum Erkennen und Begreifen von Gegenständen, wahrgenommen.

1.3.6 Visuelle Wahrnehmung

Visuell wahrnehmbar sind Helligkeit, Kontraste, Bewegung, Farben und Distanz. Es entstehen dreidimensionale Bilder, die der Mensch erkennen, individuell zuordnen und gewichten kann. Sehen ist für den Menschen außerordentlich wichtig. Er orientiert sich dadurch in seiner Umgebung, er kontrolliert seine Lage im Raum und nimmt das Körperbild in Kombination mit anderen Sinnen wahr.

Angebote der Basalen Stimulation

Über die taktil-haptische Wahrnehmung können dem Patienten Dinge, Menschen und das Selbst nahegebracht werden. Durch das Erkennen und Begreifen von Gegenständen, anderen Menschen und des eigenen Körpers können Denkprozesse, Kommunikation und Bewegungsabläufe angeregt werden. Dies kann **Vertrauen, Sicherheit, Autonomie und Verantwortung** vermitteln.

- Den Patienten darin unterstützen, mit den Händen das eigene Gesicht, die eigenen Arme und Beine, den eigenen Bauch zu befühlen, um den Körper wahrnehmen zu können.
- Den Tastsinn des Patienten nutzen, um andere Menschen erkennen zu können.
- Gegenstände und Nahrungsmittel in die Hand geben, ertasten lassen und die Bewegung begleitend unterstützen.
- Den Patienten dazu anhalten, durch Mithilfe der Hände Pflegeaktivitäten mitzugestalten. Dies ermöglicht es dem Betroffenen, Dinge so auszuführen, wie er es gewohnt ist.

Angebote der Basalen Stimulation

Visuelle Angebote verhelfen dem Patienten zur **Orientierung über sich selbst in Beziehung zu seinem gegenwärtigen Umfeld**, das heißt: Objekte, Geräusche und Berührungen können einfacher zugeordnet werden. Diese Orientierung wiederum animiert den Patienten dazu, auf die Situation Einfluss zu nehmen und somit die eigene Wirksamkeit zu erfahren.

- Das Gesichtsfeld des Patienten beachten und nutzen, beispielsweise bei der Kontaktaufnahme Blickkontakt suchen, Orientierungshilfen entsprechend platzieren.
- Zeitliche, örtliche und autobiografische Orientierungshilfen anbringen, beispielsweise Uhr, Aufenthaltsort, Bilder, Kalender, Fotos, Spiegel.
- Natürliches Licht ist dem künstlichen Licht vorzuziehen. Künstliches Licht unter Berücksichtigung des Tag-Nacht-Rhythmus und des Patientenwunsches einsetzen.
- Umgebung stimulierend gestalten und zur räumlichen Orientierung beitragen, etwa durch farbige Tücher, einen farbigen Paravent/Sichtschutz, persönliche Gegenstände.

1.3.7 Auditive Wahrnehmung

Der Hörsinn verarbeitet sowohl eigene akustische Signale als auch solche, die von der Umgebung herrühren. Die akustischen Signale werden im Innenohr, in der *cochlea*, in schmale Frequenzbereiche aufgeteilt und geordnet über die Hörbahnen an die Verarbeitungsstelle im Gehirn weitergeleitet. Die zerebrale Verarbeitung, die auditive Wahrnehmung, ist höchst komplex und auf interagierende Prozesse im Gehirn angewiesen, bis schließlich das auditive Informationserlebnis entsteht (Weber, 2005).

Angebote der Basalen Stimulation

Über die auditive Wahrnehmung ist der Mensch in der Lage, Sprache, Musik und Geräusche zu hören, sie zu verstehen und darauf zu reagieren. Die auditiven Erlebnisse tragen somit zur **personellen, räumlichen und zeitlichen Orientierung** bei.

- Die Kontaktaufnahme mit dem Patienten hörbar ankündigen, beispielsweise vor dem Eintreten ins Patientenzimmer deutlich wahrnehmbar anklopfen.
- Dem Patienten Zeit einräumen, um das Gehörte zu verarbeiten und einzuordnen.
- Deutlich und in kurzen Sätzen sprechen und sich dabei dem Sprachgebrauch des Patienten anpassen.
- Ungewohnte Geräusche, zum Beispiel den Piepalarm des Infusomaten, minimieren.
- In passenden zeitlichen Abständen Sprache, Musik, Geräusche und Naturtöne für die Wiedererkennung von Tagesablauf, Vorlieben, Gewohntem etc. anbieten.

1.3.8 Olfaktorische Wahrnehmung

Der Geruchssinn besteht aus den peripheren Chemorezeptoren der Nasen- und Rachenschleimhaut, die Informationen aus den Duftpartikeln der Luft an die olfaktorischen Neurone im Frontalhirn abgeben. Die olfaktorischen Neurone senden die Signale an höhere Hirnareale zur Codierung weiter. Eine ruhige und tiefe Atmung intensiviert die olfaktorische Wahrnehmung. Der Mensch kann bis zu 10000 Duftstoffe wahrnehmen. Die olfaktorische Welt der Menschen ist reichhaltig. Düfte und Duftkombinationen sind individuell gespeichert und an Emotionen geknüpft. Die olfaktorische und oral-gustatorische Wahrnehmung funktionieren in enger gegenseitiger Abhängigkeit. Gerüche werden in Verbindung mit dem gustatorischen Sinn intensiver wahrgenommen. (Nydahl & Bartoszek, 2003)

Die Vielzahl an Dufterfahrungen ist für den Menschen außerordentlich hilfreich zur Orientierung in seinem Leben. Gewohnte, angenehme Düfte vermitteln dem Menschen Sicherheit und Wohlbefinden und regen ihn an. Mit dem Geruchssinn kann der Mensch aber auch Gefahren erkennen und darauf reagieren.

Angebote der Basalen Stimulation

Mit spezifischen Düften kann dem Patienten dank der individuellen Dufterfahrung Wohlbefinden vermittelt werden. Durch diese Stimulation wird die **Orientierung zur Außenwelt** gefördert. Zudem erfährt der Patient durch bekannte Düfte ein **Gefühl der Vertrautheit**.

- Die persönliche Kleidung und die Pflegeprodukte des Patienten verwenden, um ihn das gewohnte Duftgemisch erleben zu lassen.
- Die Raumluft möglichst regelmäßig mit Frischluft anreichern, um die Außenwelt auch über sich wechselnde Düfte, wie z.B. Blütendüfte, Wettergeruch, Autoabgase, wahrnehmen zu können.
- Den Patienten zu den Essenszeiten gezielt die Düfte der Küche erleben lassen.
- Spezifische Anwendung ätherischer Öle in der Pflege.

1.3.9 Oral-gustatorische Wahrnehmung

Der Mundbereich stellt eine komplexe und hochsensible Einheit dar (Fröhlich & Simon, 2004). Es handelt sich um einen sehr wahrnehmungsintensiven Bereich, welcher mit verschiedenen Sinnen, wie dem Tastsinn durch Lippen, Zunge und Gaumen, dem Geruchssinn durch die Nase und dem Geschmackssinn durch die Zunge, in enger Verbindung steht.

Die oral-gustatorische Wahrnehmung erfolgt über den Geruchs- und Geschmackssinn. Erst in Verbindung mit dem olfaktorischen Sinn wird ein spezifischer Geschmack wahrgenommen (Nydahl & Bartoszek, 2003). Der Geschmackssinn registriert über die Chemorezeptoren der Zunge die Grundqualitäten des Geschmacks: süß, sauer, bitter und salzig. Neue Erkenntnisse weisen auf zwei weitere Geschmacksqualitäten hin: nämlich auf fetthaltig, ausgelöst durch Fettbestandteile, und umami (jap. wohlschmeckend, würzig), ausgelöst durch Geschmacksverstärker. Die Wahrnehmungsspezifität der Zunge ist außerordentlich hoch und hat einen sehr individualisierten Wiedererkennungsgrad.

Angebote der Basalen Stimulation

Durch Unterstützung zum Ertasten des eigenen Mundbereiches, durch spezifische Geschmacksangebote und durch die Stimulation der Mundregion wurde bei Menschen mit beeinträchtigtem Bewusstsein, beispielweise bei Patienten im Wachkoma, ein **erhöhter Wachheitszustand mit verbesserter Konzentrationsfähigkeit** beobachtet (Nydahl, 2005; Bienstein & Fröhlich, 2010).

- Dem Patienten das Berühren und Ertasten seines Mundbereiches ermöglichen, indem die Bewegung der Hand zum Mund unterstützt und begleitet wird.
- Dem Patienten einen bekannten und vertrauten Geschmack anbieten.
- Aktivierung der Mundregion durch Mundhygiene und orale Stimulation, wobei auf eine achtsame und immer gleich gestaltete Annäherung an den Mund des Patienten geachtet wird.

1.4 Bewegung

Die Wahrnehmung des Menschen ist an die Bewegung gebunden. Die Bewegungskoordination und der Ausdruck der Bewegung werden einerseits von der Wahrnehmung unterstützt, andererseits braucht es Bewegung, um wahrnehmen zu können. Den eigenen Körper erlebt der Mensch im Tun, in der Bewegung bei den Aktivitäten des menschlichen Lebens.

Die intrauterine und frühkindliche Bewegungsentwicklung prägt primär und wesentlich die Bewegungsvielfalt wie auch die Beweglichkeit eines Menschen (Stemme & von Eickstedt, 2007). Die Auseinandersetzung mit Bewegung

Angebote der Basalen Stimulation

Mit der begleiteten Bewegung wird der Patient in seinem Bewegungsvorhaben unterstützt. Die Bewegungsimpulse des Patienten werden beobachtet, aufgenommen und zu einer sinngebenden Aktivität weiter begleitet. Der Betroffene bewegt sich ausgehend von seinem eigenen Impuls und seinen Bewegungsmöglichkeiten. Er erlebt **Kontrolle über die Situation** und wird in seiner **Bewegungsentwicklung gefördert**. Dies ist oftmals mit einem Gefühl von Sicherheit verbunden.

- Gegenstände auf dem Nachttisch, am Rande des Waschbeckens usw. sichtbar und motivierend positionieren, um den Patienten zur Eigenaktivität zu animieren.
- Bei der Mobilisation des Patienten dessen Impulse zur Bewegung abwarten und diese dann begleitend unterstützen.
- Fahrige Bewegungen eines verwirrten Patienten durch einfühlsame und zurückhaltende Bewegungsunterstützung in eine sinngebende Aktivität überführen.

und der Wahrnehmung des eigenen Körpers im Raum und in unterschiedlichen Positionen wie Liegen, Sitzen, Stehen oder Gehen prägen das individuelle Bewegungsmuster.

1.5 Kommunikation

Kommunikation mit und ohne Worte ist ein komplexes soziales Geschehen und ermöglicht die Verständigung zwischen zwei Individuen. Verschiedene innere und äußere Einflussfaktoren prägen die zwischenmenschliche Kommunikation. Eine sich gegenseitig beeinflussende, intensive Verbindung besteht zwischen Kommunikation, Bewegung und Wahrnehmung. Kommunikation ermöglicht Kontaktaufnahme, es entsteht ein verbaler wie auch nonverbaler zwischenmenschlicher Dialog. Ebenfalls vermag Kommunikation Beziehungen zu bilden und zu regulieren.

Patienten mit schwersten Beeinträchtigungen durch verminderte oder fehlende verbale Sprachfähigkeit sind nicht sprachlos. Jeder Mensch hat das Bedürfnis, mittels Kommunikation eine Beziehung zum Gegenüber aufzubauen und entwickelt dabei seine ganz individuellen Ausdrucksmöglichkeiten, die es in der Pflege und Betreuung zu erkennen, zu beachten und zu nutzen gilt.

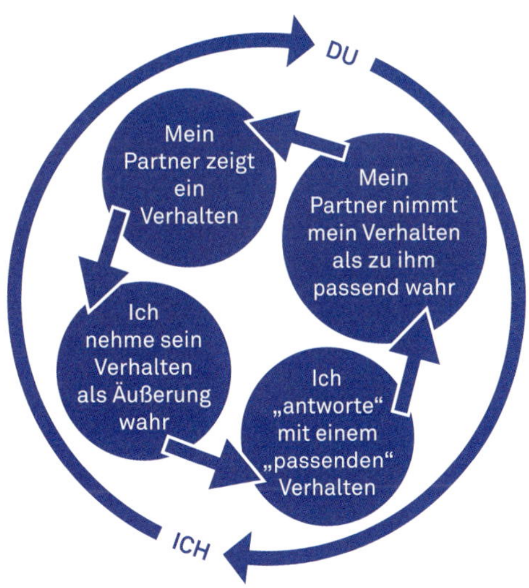

Abbildung 1-4: Kreislauf gelingender Kommunikation & Interaktion (Eigendarstellung leicht modifiziert in Anlehnung an Mall, 1993)

Für diese Form der Verständigung gilt im Konzept Basale Stimulation das Prinzip des dialogischen Kommunizierens (Kommunikation) und Handelns (Interaktion), dargestellt in **Abbildung 1-4**.

1.5.1 Körperbasierte Kommunikation

Je stärker die Beeinträchtigungen durch verminderte oder fehlende verbale Sprachfähigkeit erscheinen, desto intensiver bedarf es *Körperbasierter Kommunikation*. Nach Büker (2014) ist dabei die Berührung als wichtigstes außerverbales Kommunikationsmedium von wesentlicher Bedeutung. (Fröhlich, 2022; Bienstein & Fröhlich, 2021).

Diese ergänzt bzw. ersetzt vermeintlich fehlende normale Möglichkeiten einer sprachlichen Kommunikation. Ein mit körperbezogenen Berührungen gestalteter Kontakt ermöglicht eine basale Verständigung und reduziert kommunikativen Stress (Fröhlich, 2022; Bienstein & Fröhlich, 2021). Damit findet die Kommunikation auf einer extraverbalen Ebene (extra = außerhalb, also außerhalb der gewohnten sprachlichen Kommunikation) über die Gestaltung von Berührung, körperlicher Annäherung und Distanz sowie die Gestaltung des Raumes zwischen zwei Menschen statt. Diese *Körperbasierte Kommunikation* bedient sich der Grundprinzipien des *Somatischen Dialoges*, in dem er die Fähigkeiten des lebenden Körpers sich auszudrücken, auch wenn dies mit unterschiedlichsten Zeichen geschieht, die zunächst gar nicht als mögliche individuelle Kommunikationssignale verstanden werden, bewusst nutzt (Fröhlich, 2022; Bienstein & Fröhlich, 2021).

Wie in **Abbildung 1-5** dargestellt, stehen uns als *Körperbasierte Kommunikationsformen* einerseits die *„Primäre Kommunikation"* als sogenannte „Alltagskommunikation" und ande-

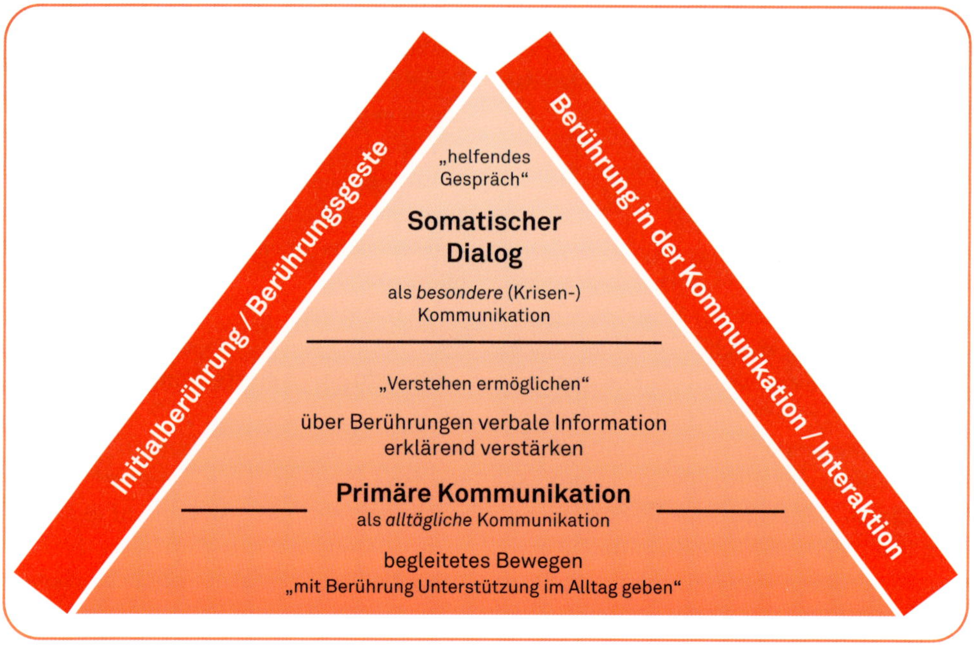

Abbildung 1-5: Körperbasierte Kommunikationsformen (Eigendarstellung in Anlehnung an Bienstein & Fröhlich, 2021; Fröhlich, 2022)

rerseits der *„Somatische Dialog"* im Sinne eines gezielten „helfenden Gesprächs" im Rahmen einer (Krisen-) Kommunikation zur Verfügung (Bienstein & Fröhlich, 2021; Fröhlich, 2022).

Die *Primäre Kommunikation* kann zu einer Art alltäglicher Regelkommunikation mit den Menschen werden, für welche eine sprachliche Kommunikation nicht, noch nicht oder nur sehr eingeschränkt möglich ist. Hierbei geht es um ein mit Berührungen unterstützen im Alltag z.B. mit begleitetem Bewegen oder „ein Verstehen der verbalen Information ermöglichen" über gezielte verstärkende Berührungen.

Der *Somatische Dialog* eröffnet bzw. unterstützt Menschen in schwierigen emotionalen Situationen, eine Kommunikationsmöglichkeit ohne Worte, dafür über Berührungen und Bewegungen nutzen zu können. Damit ist er eine Körper-Gespräch-orientierte Kommunikationsform zur Problemlösung

Mit der *Primären Kommunikation* als auch dem *Somatischen Dialog* nutzt die Pflegeperson grundlegende und bekannte Kommunikationselemente des Menschen. Durch ihren intensiveren, strukturierteren und geplanten Einsatz, durch die Reduktion, Vereinfachung und Konzentration der Kommunikationsinhalte wird so eine wertschätzende partnerschaftliche Kommunikation und Interaktion möglich im Sinne eines *basalen Dialogs*. Analog hör- bzw. sehbeeinträchtigter Menschen können hiermit Betroffene mit sehr viel komplexeren und schwerer wiegenden Kommunikationseinschränkungen mit *Körperbasierter Kommunikation* angesprochen und besser verstanden werden (Bienstein & Fröhlich, 2021; Fröhlich, 2022).

1.5.2 Dialogaufbau

Dialogaufbau bedeutet, dass die Pflegeperson konzentriert, bewusst und schrittweise den Kontakt aufbaut. Dabei ist eine Pflegeperson, die sich aufmerksam und interessiert auf einen

Dialog mit dem Patienten einlässt, eine wesentliche Voraussetzung.

Prinzip der Kontaktaufnahme

Die Pflegeperson kündigt die Kontaktaufnahme, beispielsweise beim Eintreten ins Zimmer oder durch leichtes Anklopfen auf dem Nachttisch, deutlich an. Sie stellt den Blickkontakt her und spricht den Patienten in natürlicher Sprechweise und in angemessener Lautstärke an. Den körperlichen Kontakt stellt die Pflegeperson anschließend mit einer Begrüssungsgeste, einem Händedruck oder einer Initialberührung/Berührungsgeste, das heißt mit der ersten Berührung bei Kontaktaufnahme, her. Die Körperstelle zur Initialberührung (Berührungsgeste) wird gemeinsam durch Angehörige und Pflegeperson bestimmt. Diese Berührung wird dann vom gesamten Behandlungsteam zur Kontaktaufnahme eingesetzt. Diese ritualisierte Begrüßung oder auch Verabschiedung zeigt dem Patienten, dass ihm mit Respekt begegnet wird. Dies ermöglicht ihm, **Vertrauen und Sicherheit** zu gewinnen. Der Patient **erlebt sich als Ansprechpartner**.

- Initialberührung/Berührungsgeste möglichst an der Schulter durchführen, da durch die Atembewegung die Schultermuskulatur mitbewegt wird und so eine Berührung besser gespürt wird.
- Bei einem Patienten mit Hemiplegie ist die Berührung auf der weniger betroffenen Seite auszuführen und erst danach wechselt die Pflegeperson für weitere Pflegehandlungen zur betroffenen Seite.
- Die Pflegeperson achtet auf eine eindeutige, deutliche und konstante Berührungsgestaltung. Anderweitige, störende, irritierende oder ablenkende Berührungen sowie anderweitige Aktivitäten sollten hierbei unterlassen werden.

1.5.3 Primäre Kommunikation – Somatischer Dialog

Die Primäre Kommunikation bzw. der Somatischer Dialog ist die Kommunikationsbasis zwischen Patienten mit schwersten Beeinträchtigungen und dem Behandlungsteam und beruht vorwiegend auf der Reaktion auf körperliche Signale. Die Wahrnehmung dieser Signale entsteht aufgrund körperlicher Nähe, bei der es dem Patienten ermöglicht wird, einen anderen Menschen zu spüren und sich ihm mitzuteilen. In der frühkindlichen Entwicklung ist diese Art der Mitteilung und Wahrnehmung existenziell. Teil der Pflegekunst ist es, die Signale des Patienten mit schwersten Beeinträchtigungen richtig zu deuten und entsprechend darauf zu reagieren. Diese Art der Kommunikation und Interaktion bedarf der Zeit und Ruhe (Fröhlich, 2011). Anwendungen der Basalen Stimulation können auf kommunikativer Ebene im Sinne einer Primären Kommunikation oder eines Somatischen Dialogs gestaltet werden. Dies sollte durch die beteiligten Kommunikationspartner situations- und intensionsabhängig gestaltet werden. Dies bedarf der notwendigen Präsenz, Aufmerksamkeit sowie Achtsamkeit und Sensibilität vor allem auf Seiten der Pflegeperson.

Das Prinzip der Primäre Kommunikation bzw. des Somatischen Dialogs

Nach der Kontaktaufnahme tritt die Pflegeperson mit dem Patienten in eine Primäre Kommunikation bzw. einen Somatischen Dialog, beispielsweise um sein Befinden zu ergründen, um ihn auf eine Pflegehandlung vorzubereiten oder um die gegenseitige Verständigung zu fördern. Es handelt sich dabei um den Aufbau einer therapeutischen Beziehung. Der Patient **spürt das Interesse an seiner Person**, erlebt die Nähe eines anderen Menschen, fühlt sich angehört und erhält die Möglichkeit, seinerseits zu reagieren. Diese Interaktion ermöglicht dem Patienten **Mitbestimmung und aktive Teilnahme** am Geschehen.

- Mit dem Patienten in gleicher und körperberührender Position am Bettrand sitzen. Durch die stabile Körperhaltung der Pflegeperson kann sich der Patient selbst in sitzender Position wahrnehmen.
- Dem Patienten den Positionswechsel von der Rückenlage in die Seitenlage anzeigen. Den Positionswechsel begleiten, indem die Pflegeperson die Hand und den Arm des Patienten in die vorgesehene Richtung lenkt, beim Positionswechsel den körperlichen Kontakt beibehält sowie in der Bewegung mitgeht.
- Interessen des Patienten an der Mitwelt aufnehmen, sich für die begleitete Bewegung Zeit nehmen, damit der Patient Dinge – wie beispielsweise seine Brille, den Bettbügel oder Pflegematerialien – ertasten kann, um zu begreifen.
- Den Patienten ansprechen, Neugierde wecken für die personelle Umwelt durch das Drücken der Patientenhand bzw. durch Druckaufbau/-loslassen der auf dem Unterarm liegenden Hand der Pflegeperson im Atemrhythmus des Patienten.
- Angehörige zur Primären Kommunikation bzw. zum Somatischen Dialog ermutigen und anleiten.

1.6 Professionelle Berührung

Menschen sind Berührungswesen, dadurch können sie sich selbst deutlicher wahrnehmen und die Mitwelt erfahren. Menschen können einander über Berührungen gegenseitig unterstützen und sich austauschen. Berührung ist immer auch Kommunikation. Über Berührungen können Menschen mit anderen Menschen in Verbindung treten und ihre Anwesenheit und Präsenz bekräftigen (Bienstein & Fröhlich, 2010).

Sowohl sich berühren zu lassen wie auch sich selbst und andere zu berühren ist situationsabhängig. Berührung ist daher individuell und soziokulturell geprägt. Fürsorgliche und liebevolle Berührungen bei Säuglingen und Kleinkindern sind lebensnotwendig und eine Voraussetzung für die weitere Entwicklung. Diese biografischen Erfahrungen beeinflussen auch das Berührungsverhalten im Erwachsenenalter: Sie prägen den erwachsenen Menschen darin, inwieweit er Berührungen zulässt oder andere Menschen berührt. Die Berührungsbiografie eines Menschen kann in Ausnahme- und Krisensituationen sehr intensiv und teilweise für den Menschen dann nicht mehr kontrollierbar in Erscheinung treten. Dadurch kann diese das situative Handeln des Menschen maßgeblich beeinflussen bis hin zu einem taktilen Abwehrverhalten.

Das Prinzip der professionellen Berührung

Pflegepersonen gestalten Berührungen professionell. Eine gute professionelle Berührungsqualität beruht auf Kenntnissen der Anatomie und Physiologie sowie der Psychologie, hier insbesondere der zwischenmenschlichen Beziehungen. Professionelle Berührungen werden zu Orientierungshilfen und vermitteln Vertrauen. Menschen in bedrohlichen Situationen bedürfen einer klaren und ausdrucksstarken Berührung, d.h. einer eindeutigen, bedeutenden, sinngebenden und in der Anwendung anbahnenden Berührungsgestaltung.

- Qualitätsmerkmale professioneller Berührung (Bienstein & Fröhlich, 2010):
- den Patienten allein berühren, nicht mit mehreren Personen gleichzeitig berühren
- den Anfang und das Ende der Handlung signalisieren
- die Konstanz in der Berührung aufrechterhalten
- die Kontaktintensität aufbauen
- einen Rhythmus in der Berührung entwickeln
- Sicherheit durch die wahrnehmende Berührung ermöglichen.

1.6.1 Eins-zu-eins-Berührung

Für die meisten Menschen ist es nicht angenehm, von mehreren Menschen gleichzeitig berührt zu werden. Vier oder mehr fremde Hände zu spüren, die gleichzeitig unterschiedliche Dinge am Körper tun, verwirren die meisten Menschen. Ein solches Übermaß an simultaner Berührung führt zu einer Abwehrreaktion und lässt infolgedessen den Muskeltonus der berührten Person ansteigen. Deshalb ist – wann immer möglich – die Eins-zu-eins-Berührung, die Berührung durch nur eine Pflegeperson, zu wählen. Der Patient kann diese Berührung einfacher einordnen und deshalb besser darauf reagieren. Sollten für eine Anwendung mehrere Personen benötigt werden, sollten diese sich im Gesamtkontext um diese gleiche Anwendung kümmern. Dabei werden die hierfür notwendigen Berührungen mit größtmöglicher Sorgfalt und Achtsamkeit gewählt. Mehrere unterschiedlichen Anwendungen (z. B. Positionierung/Mundpflege/Verbandwechsel) erfolgen nacheinander – keinesfalls gleichzeitig durch mehrere Pflegepersonen. Damit werden ein sinnstiftendes Erkennen, Nachverfolgen und darauf bezogenes Reagieren für den Betroffenen möglich.

1.6.2 Anfang und Ende der Berührung

Plötzliche unerwartete Berührungen erschrecken die meisten Menschen. Menschen mit Wahrnehmungsbeeinträchtigungen bedürfen klarer und angekündigter Berührungen. Berührungen sollten daher verbal angekündigt werden. Die initiale und die abschließende Berührung werden mit einem gewissen Maß an Druck besonders deutlich ausgeführt. Eine **Initialberührung/Berührungsgeste** im Sinne einer „basalen Berührung“ entspricht einem meinenden, eindeutigen Berührungs-Kontakt auf der Basis einer voraussetzungslosen, respektvollen, akzeptierenden und wertschätzenden Beziehung.

1.6.3 Konstanz in der Berührung

Berührungen werden nach Möglichkeit nicht unterbrochen. Für Patienten mit schweren Wahrnehmungsbeeinträchtigungen ist jede Unterbrechung eines Berührungskontaktes, und sei sie auch noch so kurz, immer mit einem Neuanfang und mit einer aufwändigen kognitiven Neuorientierung verbunden. Dies kann zu vermehrter Unruhe, Verwirrung oder zu Abwehrverhalten führen. Daher sind Pflegehandlungen so zu planen, dass sich alle benötigten Materialien in Reichweite befinden, damit der Patient während der Pflegemaßnahme nach Möglichkeit nicht verlassen werden muss. Bei einem Positionswechsel verweilt eine Hand der Pflegeperson am Patienten. Allenfalls bewegt sie sich, dem Körperschema folgend, am Patienten entlang. Hierbei ist es hilfreich, nicht nur die Hände, sondern auch den eigenen Körper zu nutzen, um den Kontakt zu halten.

1.6.4 Kontaktintensität

Zu leichte, oberflächliche Berührungen mobilisieren häufig die sogenannte „taktile Abwehr“. Damit ist gemeint, dass nicht eindeutige und nicht informative Berührungen als etwas Unangenehmes, Diffuses erlebt werden und zu Abwehr- oder Rückzugsreaktionen führen können.

Berührungen sind kein leichtes und kurzes Streicheln, wie beispielsweise das flüchtige Streicheln der Wange, sondern eindeutige, flächige, feste, das heißt auch die Tiefensensibilität ansprechende Druckerlebnisse. Je flächiger der Druck ausgeübt wird, desto mehr entspricht er der wünschenswerten Qualität. Punktuelle Berührungen mit einzelnen Druckpunkten sollten vermieden werden. Dabei besteht die Gefahr, zu viel Kraft in die Fingerspitzen zu geben, was als schmerzhaft oder gar punktuell stechend erlebt werden kann.

Hände haben die Fähigkeit, sich dem Körper des Patienten anzupassen. Sie können z. B. Körperformen nachmodellieren und somit zusätzliche Informationen über den Körper, die Gliedmaßen, die Schultern oder den Bauch liefern.

Gelingt es, dem Patienten über die Kontaktintensität in der angebotenen Berührung zusätzliche Informationen zukommen zu lassen, eröffnet ihm dies die Möglichkeit, den pflegerischen Handlungen zu folgen, die mit ihm und an ihm durchgeführt werden. So kann dem Patienten beispielsweise die Versorgung der PEG-Eintrittsstelle (PEG = perkutane endoskopische Gastrostomie) am Bauch durch deutliche Berührungen angekündigt werden.

1.6.5 Rhythmus in der Berührung

Berührungen und Bewegungen am Körper sollten möglichst fließend und nicht abrupt erfolgen. Die Geschwindigkeit, mit der die Berührung über die Körperoberfläche gleitet, wird dem Wahrnehmungsvermögen des Patienten angepasst. Wiederholungen in einer gleichbleibenden Reihenfolge sind außerordentlich wünschenswert und unterstützen den Informationsgehalt der jeweiligen Berührung. Sie geben dem Patienten Zeit, sich auf die Berührung einzustellen und ihr zu folgen. Sie ermöglichen es dem Patienten, die nächste Kontaktstelle vorherzuahnen, die Berührung mitzudenken, ihr kognitiv zu folgen. Bewegend vollzogene Berührungen geben dem Patienten die Möglichkeit, wahrzunehmen, dass sich „dort draußen“ eine Person befindet und die Berührung nicht zufällig durch ein Kissen oder einen anderen Gegenstand ausgelöst wurde.

1.6.6 Sicherheit in der Berührung

Die Einhaltung der Grundprinzipien der Berührung ermöglicht es dem Patienten, Sicherheit zu erleben. Flächige, feste und vorhersehbare Berührungen entsprechen diesem Qualitätsmerkmal. Um während der Pflege die Qualität der Berührungen aufrechtzuerhalten, empfiehlt sich eine gute Planung und Vorbereitung der Pflegehandlung.

Der Händedruck bei der Begrüßung übermittelt der Pflegeperson Hinweise über den Muskeltonus, die Temperatur, die Feuchtigkeit, die Bewegungsfähigkeit und die Kraft der Hand. Die Interaktion kann während der Pflegehandlung dementsprechend auf diese Hinweise abgestimmt werden. So ist es möglich, auf Veränderungen, etwa des Muskeltonus, unmittelbar zu reagieren. Stellt die Pflegeperson Veränderungen fest, kann sie als Reaktion in der Pflegehandlung innehalten und den Ursachen der Veränderung nachspüren. Dies zeigt dem Patienten, dass man ihn wahrnimmt und auf ihn reagiert. Diese Erfahrung lässt ihn erleben, dass er etwas bewirken kann. Dies bildet die Basis für Vertrauen und Sicherheit und stellt eine Grundvoraussetzung für die individuelle Weiterentwicklung dar.

1.7 Wahrnehmung – Bewegung – Kommunikation

Menschen verfügen generell über die Möglichkeit der Wahrnehmung, Bewegung und Kommunikation. Diese Fähigkeiten sind individuell und von der Situation geprägt, in der sich der Mensch zum aktuellen Zeitpunkt befindet. Menschen mit unterschiedlich schweren Einschränkungen ihrer Lebensvollzüge – in Folge akuter/chronischer Erkrankung, eines Unfallgeschehens, bei angeborener oder erworbener schwerer und mehrfacher Beeinträchtigung sowie in der Sterbephase – erleben sich in diesen Fähigkeiten stark beeinträchtigt. Zudem beeinflussen sich Wahrnehmung, Bewegung und Kommunikation gegenseitig sehr intensiv in ihrem regelrechten Funktionieren bzw. im Entwicklungsprozess. Sind bei diesen unterschiedlich schweren Einschränkungen die Möglichkeiten zur Wahrnehmung, Bewegung und Kommunikation erschwert, vermindert oder verloren gegangen, ist hierdurch die adäquate Eigen-Aktivität des Menschen wesentlich redu-

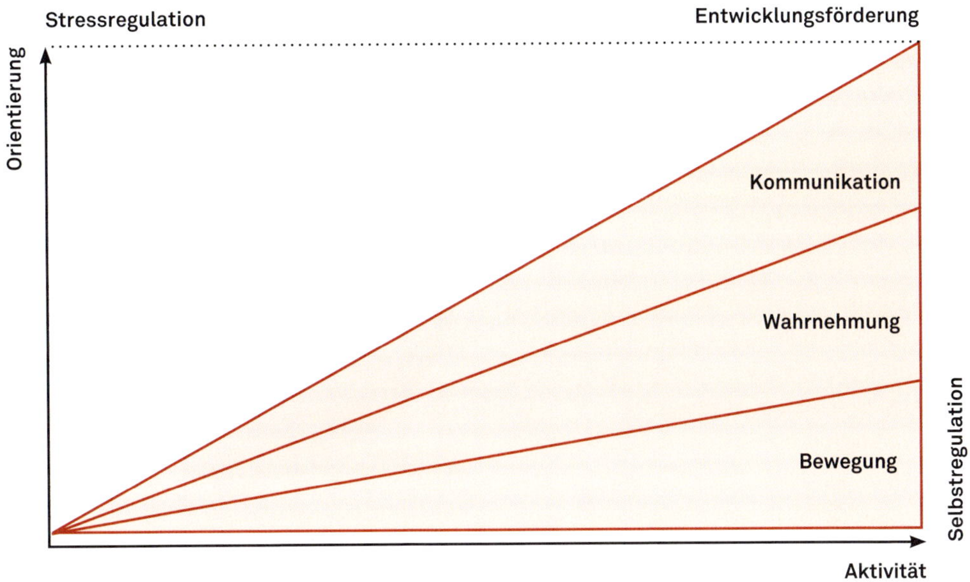

Abbildung 1-6: Trigon (Eigendarstellung)

ziert. Durch die sich negativ verändernden bzw. reduzierenden Wahrnehmungs-, Bewegungs- und Kommunikationsmöglichkeiten resultiert eine Zunahme von Desorientiertheit zu Zeit, Ort, Situation und nicht zuletzt zur Person. Im dialogischen Kommunizieren und Interagieren gilt es, Wahrnehmung, Bewegung und Kommunikation mit basal stimulierenden Anwendungen zu ermöglichen, zu fördern und zu unterstützen. So gelingt es dem schwer beeinträchtigten Menschen sich wahrzunehmen, sich zu bewegen und zu kommunizieren. Über diese geordnete Eigen-Aktivität und die Möglichkeit zur Selbstregulation sind die personell-körperliche Orientierung und in der Folge auch eine Orientierung im Umfeld (Zeit, Ort, Situation) sowie die Stressregulation möglich. Eine Förderung von Entwicklung ist die Folge. Das „Trigon“ nach Remer (2009, 2020) in **Abbildung 1-6** veranschaulicht die Interaktion von Wahrnehmung, Bewegung und Kommunikation.

1.8 Orientierungsräume

Die Orientierungsräume, wie Werner und Autorenteam (Mohr et al., 2019) beschreiben, sind ebenso wie das Hexagon – Modell der Ganzheitlichen Entwicklung – ein Denk- und Analysemodell. Sie stellen wie das Hexagon, veranschaulicht in **Abbildung 1-1**, den Menschen und seine Möglichkeiten ins Zentrum pflegerischer und therapeutischer Überlegungen. Mit dieser zusätzlichen Perspektive auf den betroffenen Menschen wird ein vertiefteres Verständnis seiner Situation ermöglicht. Dies gelingt durch die Einschätzung seiner individuellen Wahrnehmungs- und Aktivitätsstadien. Orientierungsräume stellen den Erlebens- und Handlungsspielraum des betroffenen Menschen dar. Diese Orientierungsräume bestehen nicht von sich aus, sondern sind immer das Resultat menschlicher Aktivität. Damit sind diese nicht statisch, sondern ermöglichen es dem Menschen, sich entsprechend seines Aktivitäts- und Bewusstseinszustandes innerhalb kürzester Zeit zwischen den einzelnen Orientierungsräumen hin- und herzubewegen, über einen längeren Zeitraum hinweg stabil zu bleiben oder sich linear von zentral nach peripher zu entwickeln.

Durch die Kenntnis der Orientierungsräume kann eine höhere Übereinstimmung zwischen den gewählten basal stimulierenden Anwendungen und den Bedürfnissen der betroffenen Person erreicht werden.

Das Modell der Orientierungsräume umfasst folgende sechs Wahrnehmungsräume:

- der *elementare Wahrnehmungsraum* – dieser bildet das Zentrum des Modells
  → „Meinen Körperstamm als basalen Wahrnehmungsraum erleben"
- der *Lebensraum*
  → „Meinen Körper als Lebensraum erleben.".
- der *Greifraum*
  → „Mein Bett/Mein Rollstuhl als Lebens- und Lernraum und als Arbeitsort für Pflegepersonen."
- der *Kommunikationsraum*
  → „Ich und die mich unmittelbar umgebende Welt."
- der *Spielraum*
  → „Ich begegne Menschen und halte mich in verschiedenen Räumen und deren Außenwelt auf."
- der Se*hraum*
  → „Ich begegne Menschen, bewege mich im weiteren Umfeld und gestalte den Lebensraum nach meinen Vorstellungen."

Die Darstellung der Orientierungsräume in **Abbildung 1-7** in Form konzentrischer Kreise erleichtert eine strukturierte Auseinandersetzung mit der Situation des betroffenen Menschen und seinen Entwicklungserfordernissen. Die Darstellung der Orientierungsräume in **Abbildung 1-8** in Form unregelmäßiger Kreise zeigt, wie sich der Betroffene je nach Aktivitäts- und Bewusstseinszustand zwischen den einzelnen Orientierungsräumen hin- und herbewegen oder sich in den Nächsten hineinentwickeln kann.

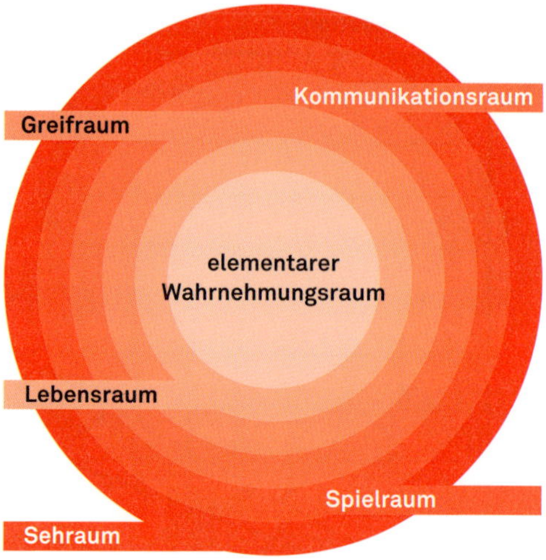

Abbildung 1-7: Orientierungsräume (modifizierte Darstellung in Anlehnung an Werner et al., 2019 in Mohr et al., 2019)

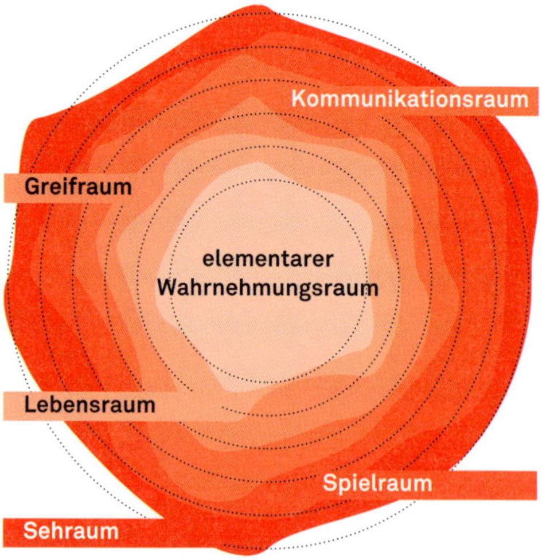

Abbildung 1-8: Orientierungsräume in Bewegung (modifizierte Darstellung in Anlehnung an Werner et al., 2019 in Mohr et al., 2019)

2 Basale Stimulation im Pflegeprozess

Der Pflegeprozess ermöglicht Pflegefachpersonen ein strukturiertes Vorgehen in der Versorgung von Patienten, dass individuell an den gesundheitlichen Bedarf angepasst werden kann. In diesem Kapitel wird beschrieben, wie die Patientenversorgung mit der Orientierung am Konzept der Basalen Stimulation im Pflegeprozess optimiert werden kann.

2.1 Patienten, die von Basaler Stimulation profitieren können

Grundsätzlich können Menschen in allen Lebensphasen, d.h. vom Frühgeborenen bis hin zum Sterbenden, von der Anwendung Basaler Stimulation profitieren. Kranke Menschen erleben während ihrer Erkrankung im Vergleich mit den bisher vorhandenen Fähigkeiten immer irgendeine Form von Beeinträchtigung. Die Beeinträchtigung betrifft Wahrnehmung, Kommunikation und Bewegung jeweils in unterschiedlichem Ausmaß. Basale Stimulation orientiert sich konsequent an den grundlegenden Bedürfnissen der betroffenen Menschen, die sich in unterschiedlichen, schwierigen Lebens- und Erkrankungssituationen befinden. Die individuellen Angebote sollen situativ auf die folgenden Aspekte ausgerichtet sein (Bienstein & Fröhlich, 2016):

- Unterstützen von körperbezogenem und ganzheitlichem Lernen
- Entwicklung in allen Lebensphasen ermöglichen, anregen und begleiten
- Orientierung und Sicherheit in Wahrnehmung, Kommunikation und Bewegung vermitteln
- Stressreduktion für Menschen in belastenden Situationen, z.B. in schweren gesundheitlichen Krisen, ermöglichen.

Für die Pflege im Setting der Akutpflege kann das Konzept Basale Stimulation in folgenden Situationen zur Anwendung kommen (Mohr et al., 2019):

- bei Menschen jeden Alters, welche durch eine akute und/oder chronische Krankheit oder durch einen Unfall an schweren Beeinträchtigungen leiden:
  - → in unterschiedlichen Bewusstseinsstadien
  - → in intensivmedizinischen Versorgungssituationen
  - → mit neurologischen Erkrankungen
  - → mit hypoaktivem/hyperaktivem Delir
  - → mit demenzieller Erkrankung
  - → mit Stress, Angst und Schmerz
  - → mit akuter Wahrnehmungs-, Kommunikations- und Bewegungsbeeinträchtigung
  - → bei Menschen, die herausfordernde Verhaltensweisen zeigen
- bei von Geburt an schwer mehrfachbehinderten Menschen jeden Alters
- bei pflegebedürftigen Menschen im Sterben.

2.2 Der Pflegeprozess

Die Orientierung am Konzept der Basalen Stimulation ermöglicht es, eine umfassende, patienten-, ressourcen- und caring-orientierte Pflege in der Akutpflege zu gestalten.

Die Verbindung zur Systematik des in **Abbildung 2-1** dargestellten Pflegeprozesses bietet für die Verdeutlichung des basalen Ansatzes in der Umsetzung einen strukturgebenden und qualitätssichernden Rahmen.

Die sorgfältige, systematische Erfassung der Fähigkeiten anhand der Informationssammlung im Pflegeassessment, die klinische Entscheidung und die Zuordnung der passenden Pflegediagnose sowie die Planung, Durchführung und Evaluation der zielgerichteten Maßnahmen ermöglichen es, die Nachhaltigkeit in der Betreuung sicherzustellen.

Pflegediagnosen, welche sich auf die menschlichen Reaktionsmuster in den Bereichen Wahrnehmung, Kommunikation und Bewegung fokussieren, bieten sich besonders an, um basal stimulierende Anwendungen und Interventionen daraus abzuleiten und zu deren Lösung einzusetzen.

Ernährung (Nahrungsaufnahme, Verdauung, Absorption, Metabolismus, Flüssigkeitszufuhr)
- Saug-Schluck-Reaktion des Säuglings, ineffektive
- Schlucken, beeinträchtigtes

Aktivität/Ruhe (Schlaf/Ruhe, Aktivität/Bewegung, Energiehaushalt, kardiovaskuläre/pulmonale Reaktionen, Selbstversorgung)
- Aktivitätstoleranz, verminderte
- Fatigue, übermäßige Belastung durch
- Inaktivitäts-Syndroms, Risiko eines
- Mobilität, beeinträchtigte physische
- Schlafmuster, ineffektives
- Schlafstörung
- Schlaf-Wach-Rhythmus-Umkehr
- Selbstversorgungsdefizit, [...]
- Selbstversorgungsfähigkeit, Syndrom der verminderten
- Weaning, beeintächtigtes beim Erwachsenen

Wahrnehmung/Kognition (Aufmerksamkeit, Orientierung, Empfindung/Wahrnehmung, Kognition, Kommunikation)
- Denkprozesse, gestörte
- Kommunikation, beeinträchtigte verbale
- Neglect, einseitiger
- Orientierungsstörung
- Verwirrtheit, akute
- Verwirrtheit, chronische
- Wahrnehmungsstörung, [...]

Selbstwahrnehmung (Selbstkonzept, Selbstwertgefühl, Körperbild)
- Hoffnungslosigkeit
- Körperbild, gestörtes

Rollenbeziehungen (Fürsorgerollen, Familienbeziehungen, Rollenverhalten)
- Interaktion, beeinträchtigte soziale

Coping/Stresstoleranz (posttraumatische Reaktionen, Coping-Reaktionen, neurobehavioraler Stress)
- Angst
- Coping, fehlangepasstes
- Furcht
- Machtlosigkeit
- Posttraumatisches Syndrom
- Stressüberlastung
- Trauern, fehlangepasstes

Lebensprinzipien (Werte, Glauben, Übereinstimmung von Werten/Glauben/Handlung)
- Spirituelles Wohlbefinden, beeinträchtigtes

Sicherheit/Schutz (Infektion, physische Verletzung, Gewalt, Umweltgefahren, Abwehrprozess, Thermoregulation)
- Aspiration, Risiko einer
- Erholung, verzögerte postoperative
- Stürze bei Erwachsenen, Risiko für

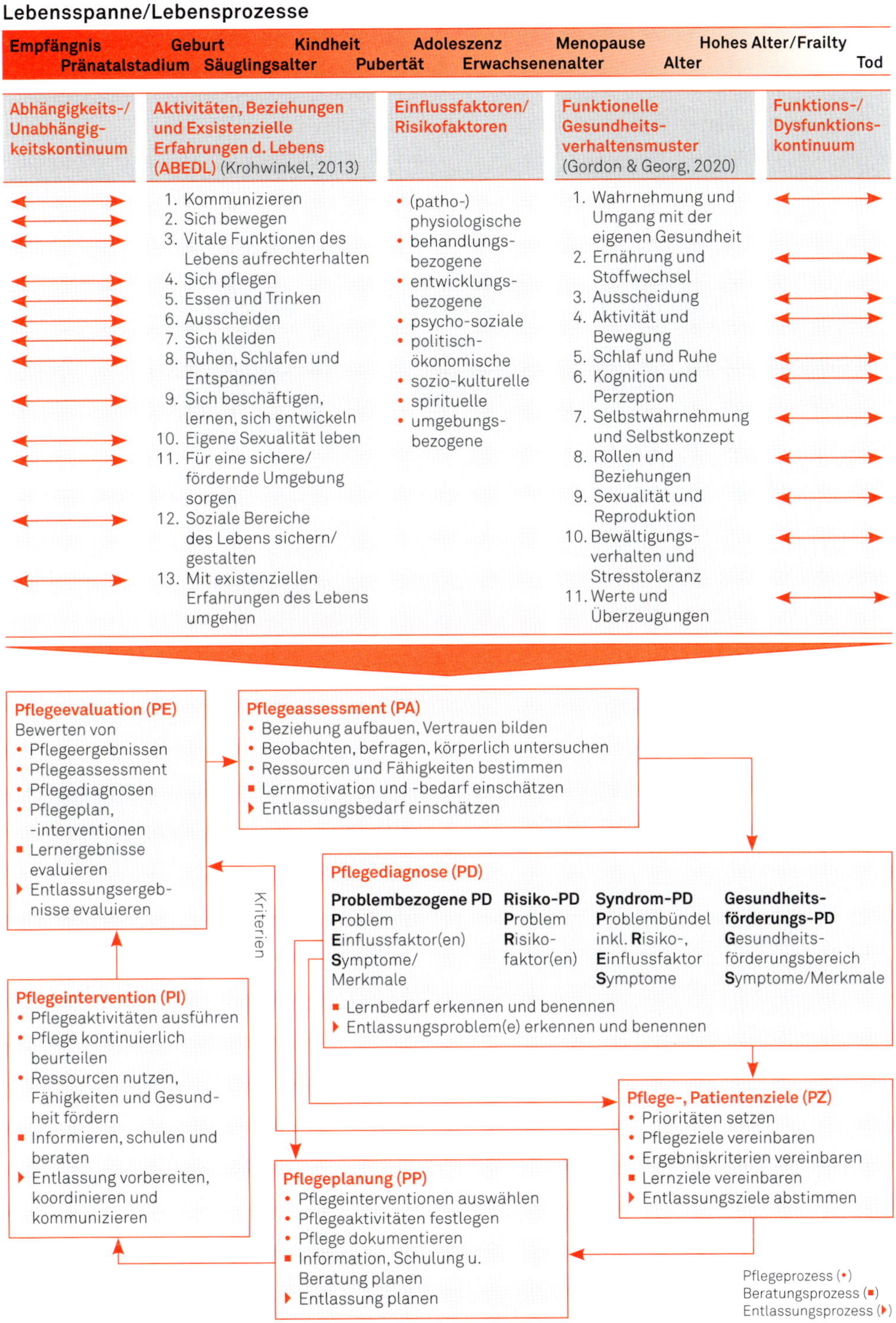

Abbildung. 2-1: Pflegeprozess, Beratungs- und Entlassungsprozess (Quelle: © Georg & Abderhalden, 2024, S. 94) Zusammenhang zwischen Pflegemodellen (ABEDL, Funktionelle Gesundheitsverhaltensmuster) und Pflegeprozess (•). Die Kästchen (■) kennzeichnen die Elemente des parallel verlaufenden Beratungsprozesses. Die Schritte des Entlassungsprozesses (▸) werden durch einen Pfeil gekennzeichnet (Georg & Abderhalden, 2024).

Comfort (physischer Comfort, umfeldbedingter Comfort, sozialer Comfort)
- Pruritus
- Physischer Comfort, beeinträchtigter
- Schmerz, akuter
- Schmerz, chronischer
- Schmerzsyndrom, chronisches
- Nausea-Management, ineffektives

Wachstum/Entwicklung (Wachstum, Entwicklung)
- Entwicklung, Risiko einer verzögerten kindlichen

Die hier genannten Pflegediagnosen orientieren sich an einer Gliederung nach der NANDA-I Taxonomie II der menschlichen Reaktionsmuster (Herdman et al., 2025; Doenges et al., 2024).

In den Beschreibungen der jeweiligen Pflegediagnosen sind in der Regel explizite wie auch implizite Indikationen für Basale Stimulation erkennbar (Doenges et al., 2024).

2.3 Pflegeassessment und Informationssammlung

Um Angebote der Basalen Stimulation patientenzentriert wählen und anbieten zu können, werden spezifische Auskünfte vom Patienten und/oder von seinen Angehörigen benötigt, welche ein vertieftes Verständnis der Patientensituation ermöglichen. Diese Informationssammlung im Rahmen des Pflegeassessments ist allerdings nicht eine einmalige Bestandsaufnahme, sondern ein fortlaufender Prozess, der die jeweilige aktuelle Situation, Probleme, Risiken und Entwicklungspotenziale berücksichtigt.

2.3.1 Ermitteln im Dialog

In Gesprächen mit dem Patienten und/oder seinen Angehörigen werden die möglichen Angebote der Basalen Stimulation und was sie bewirken können, erläutert. Je nach Situation können Fragen, welche sich am Modell der ganzheitlichen Entwicklung orientieren, wie das Hexagon in **Abbildung 2-4** zeigt (Bienstein & Fröhlich, 2021) eine vertiefte Einschätzung der Lebensaktivitäten und Ressourcen ermöglichen. Diese Einschätzung unterstützt die Wahl von weiteren gezielten Angeboten in der bedürfnisorientierten Pflege und Betreuung vulnerabler Patienten. In diesem Zusammenhang können zudem Fragen zur Verständigung, zum Sprachgebrauch, zur Körperpflege, zur Ernährung, zum Schlaf, zu Lebensgewohnheiten und zur Lebensart, zur körperlichen Fitness usw. geklärt werden. So kann es gelingen, gemeinsam individuell abgestimmte Anwendungsangebote zu entwerfen.

Als Ergänzung zu diesen Gesprächen steht die Beobachtung des Patienten im Vordergrund. Seine Reaktionen zu deuten, zu verifizieren und über die nächsten Schritte zu entscheiden, liegt in der Kompetenz der Pflegeperson mit ihrem Wissen, ihrem Können und ihrer Erfahrung sowie der Fähigkeit zum kritischen Denken.

Die wesentlichen Voraussetzungen für eine umfassende Einschätzung des Patienten sind die Aufmerksamkeit der Pflegeperson und ihre Bereitschaft, sich auf den Dialog mit dem Patienten einzulassen. Im Dialog zur Informationssammlung werden die verbalen und nonverbalen Reaktionen des Patienten zur Sprache gebracht, damit dieser die Richtigkeit bestätigen oder ablehnen kann. Ist der Patient ermüdet oder überfordert, sollte der Dialog beendet und zu einem späteren Zeitpunkt wieder aufgenommen werden.

Der Dialogaufbau beginnt mit der Kontaktaufnahme. Die Pflegeperson kündigt die Kontaktaufnahme beispielsweise beim Eintreten in das Zimmer oder durch leichtes Anklopfen auf dem Nachttisch deutlich an. Sie stellt den Blickkontakt her und spricht den Patienten in natürlicher Sprechweise und in angemessener Lautstärke an. Den körperlichen Kontakt stellt die Pflegeperson anschließend mit einer Begrüssungsgeste, einem Händedruck oder einer Initialberührung, also mit der ersten Berührung bei der Kontaktaufnahme, her. Dabei ist folgendes Vorgehen zu beachten:

- Initialberührung möglichst an der Schulter durchführen wie in **Abbildung 2-2** dargestellt, da durch die Atembewegung die Schultermuskulatur mitbewegt und so eine Berührung besser gespürt wird.

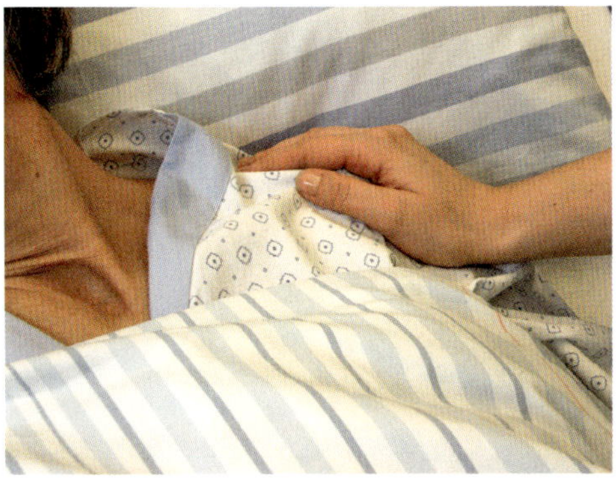

Abb. 2-2: Initialberührung/Berührungsgeste Schulter (Foto: Margrit Hatz-Casparis)

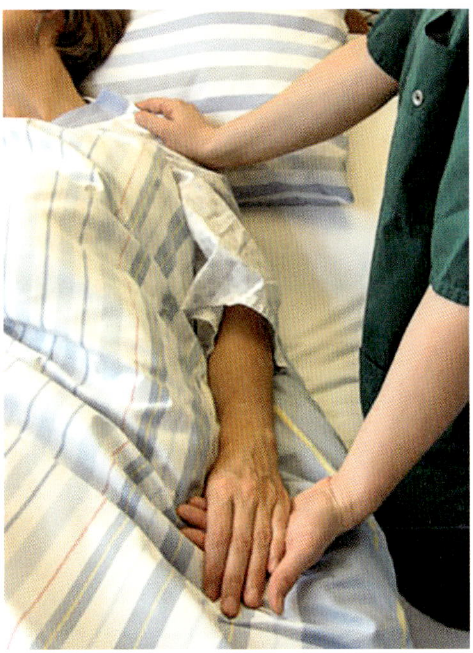

Abb. 2-3: Initialberührung/Berührungsgeste Schulter und Hand (Foto: Margrit Hatz-Casparis)

- Die Schulterberührung kann auch in Kombination mit der Handberührung erfolgen, wie **Abbildung 2-3** zeigt.
- Initialberührung bei Patienten mit Hemiplegie auf der weniger betroffenen Seite ausführen und danach auf die betroffene Seite wechseln.
- Die Körperstelle zur Initialberührung wird gemeinsam durch die Angehörigen und die Pflegeperson bestimmt. Diese Berührung wird dann vom gesamten Behandlungsteam zur Kontaktaufnahme befolgt.
- Zur Verabschiedung oder Beendigung einer Pflegebehandlung wird bei diesen Patienten dieselbe ritualisierte Berührung als Berührungsgeste wie bei der Kontaktaufnahme ausgeführt.

2.3.2 Beispiele einer Dokumentation

Ein strukturiertes Dokumentationsformular, wie nachstehend dargestellt, kann dabei helfen, die richtigen Fragen zu stellen und die erhaltenen Auskünfte fortlaufend zu notieren.

2.3.2.1 Variante A

Bei dieser Variante ist vorgängig eine allgemeine Pflegeanamnese erhoben worden. Darauf aufbauend erfolgt die Erhebung der „Informationssammlung Basale Stimulation". Diese ist als Fokusassessment gedacht, das sich am Modell der ganzheitlichen Entwicklung orientiert, wie im Hexagon in **Abbildung 2-4** dargelegt (Bienstein & Fröhlich, 2021). Sie ermöglicht eine vertiefte Einschätzung der Lebensaktivitäten und Ressourcen. Diese Einschätzung unterstützt die Wahl von weiteren gezielten Angeboten in der bedürfnisorientierten Pflege und Betreuung vulnerabler Patienten.

Zur Befragung können je nach Situation einzelne Aktivitätsbereiche ausgewählt werden. Einige der Fragen können im Gespräch mit dem Patienten und deren Angehörigen beantwortet werden, einige sind als Anregung zur Reflexion gedacht.

Ziel ist es, ein differenziertes Verständnis der Patientensituation zu erlangen. Dieses ist hilfreich, die Interventionen und basal stimulierenden Anwendungen auf die Individualität auszurichten, um Beschwerden zu lindern, Eigenaktivität zu fördern und Wohlbefinden zu steigern.

Patient	
Name:	Fall-Nr.:
Vorname:	Geb. Datum:
Name Pflegefachperson:	
Datum:	
Gesprächspartner:	☐ Patientin/Patient ☐ Angehörige/Bezugsperson:

Informationssammlung Basale Stimulation

Die Informationssammlung Basale Stimulation ist als Fokusassessment gedacht, das sich am Modell der ganzheitlichen Entwicklung im Hexagon (**Abb. 2-4**) orientiert (Bienstein & Fröhlich, 2021). Sie ermöglicht eine vertiefte Einschätzung der Lebensaktivitäten und Ressourcen. Diese Einschätzung unterstützt die Wahl von weiteren gezielten Interventionen in der bedürfnisorientierten Pflege und Betreuung vulnerabler Patientinnen und Patienten.

Zur Befragung können je nach Situation einzelne Aktivitätsbereiche ausgewählt werden. Einige der Fragen können im Gespräch mit den Patientinnen und Patienten und deren Angehörigen beantwortet werden, einige sind als Anregung zur Reflexion gedacht. Ziel ist es, ein differenziertes Verständnis der Patientensituation zu erlangen. Dieses ist hilfreich, die Interventionen und basalen Angebote auf die Individualität auszurichten, um Beschwerden zu lindern, Eigenaktivität zu fördern und Wohlbefinden zu steigern.

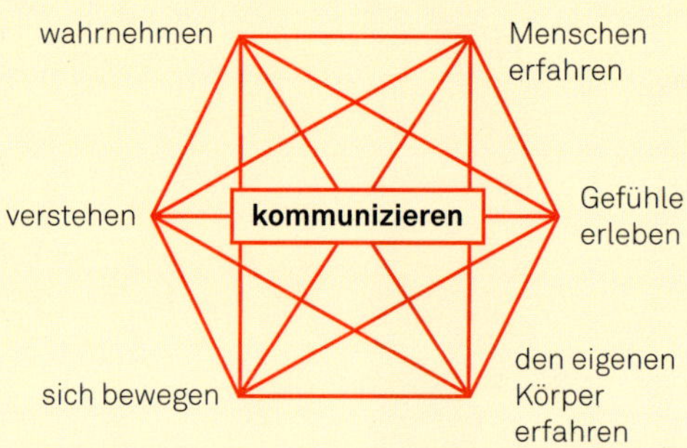

Abbildung 2-4: Hexagon-Modell der ganzheitlichen Entwicklung (Eigendarstellung in Anlehnung an Fröhlich, 2006; Bienstein & Fröhlich, 2021)

Kommunizieren
Wie antwortet die Patientin/der Patient auf die Begrüßung beim Erstkontakt?

Wie kann die Kontaktaufnahme gestaltet werden, wenn sie/er auf die übliche Ansprache nicht reagiert?

Welche Ausdrucksformen nutzt die Patientin/der Patient, um sich mitzuteilen?
z. B. Mimik, Gestik, verbal, paraverbal (Stimmlage, Lautstärke, Modulation) nonverbal

Wie reagiert sie/er auf Berührung?
z. B. bei Begrüßung, Körperpflege, Stress, Interventionen

Zeigt die Patientin/der Patient Interesse an Gesprächen? Wenn ja, welche Themen sind von besonderem Interesse?

Wahrnehmen
Welche Fähigkeiten/Ressourcen nutzt die Patientin/der Patient, um sich in der Situation zu orientieren?
z. B. repetitiv Fragen stellen, Mobiltelefon benutzen, oft klingeln, Angehörige rufen, nesteln

Gibt es Wahrnehmungsbereiche, die beeinträchtigt sind?

Benutzt die Patientin/der Patient Hilfsmittel?

Welche Sinneserfahrungen könnten die Wahrnehmung verbessern?

visuell: z. B. Zimmergestaltung, Bilder, Farbe

auditiv: z. B. Musik, ruhige Atmosphäre, Stimme

taktil-haptisch: z. B. Gegenstände in die Hand geben, Halt durch Greifen ermöglichen

olfaktorisch: z. B. Düfte, vertraute Gerüche

oral-gustatorisch: z. B. Geschmacksvorlieben, Mundpflege- und Befeuchtung

somatisch:	z. B. Berührung, Einreibung, Positionierung
vibratorisch:	z. B. elektrischer Rasierapparat /Zahnbürste, vibrieren an den Fersen, stampfen
vestibulär-propriozeptiv:	z. B. Positionswechsel, Mobilisation, bewegen der Extremitäten

Menschen erfahren

Wie verhält sich die Patientin/der Patient im sozialen Kontakt?
z. B. in sich gekehrt, gesprächig, zugewandt, ablehnend, offen

Welche Personen hat die Patientin/der Patient gerne regelmäßig um sich?

Wie ist der Umgang mit Nähe und Distanz?
z. B. lieber allein oder in Gesellschaft, zu- oder abgeneigt, neugierig, interessiert, respektvoll, sucht/meidet Körperkontakt mit andern

Verstehen

Gibt es frühere Krankheits- und/oder Spitalerfahrungen, die den aktuellen Genesungsprozess beeinflussen?

Über welche der folgenden Fähigkeiten verfügt die Patientin/der Patient?

sich erinnern

sich konzentrieren

sich auf Anregungen und/oder Aktivitäten einlassen

Zusammenhänge in Therapie und Pflege erkennen

darin einen Sinn erkennen

Gefühle erleben

Was könnte Unbehagen, Stress und Angst verursachen?
Wie zeigt sich das? z. B. Gereiztheit, Anspannung, Weinen, Verweigerung von Pflegehandlungen …

Welche Interventionen werden als entspannend, unterstützend und/oder wohltuend erlebt?

Welche emotionalen Ressourcen der Patientin/des Patienten können besonders unterstützt und aktiviert werden? z. B. positive Grundüberzeugungen, Humor, Glaube, Zuversicht, Hoffnung

Sich bewegen
Welche Bewegungen führt die Patientin/der Patient selbstständig aus?

Wie ist das Bewegungsbedürfnis der Patientin/des Patienten?
z. B. Bewegungsdrang, Weglauftendenz, Ablehnung

Wie sind die Fähigkeiten in Bezug auf:

Gleichgewicht
zu halten

Bewegung
zu koordinieren

Kraft einzusetzen

Ist sie/er Rechts- oder Linkshänder/in?

☐ Rechtshänder/in ☐ Linkshänder/in

Den eigenen Körper erfahren
Gibt es körperliche Beschwerden, die die aktuelle Situation beeinflussen?

Verursacht die Krankheit oder Therapie eine Veränderung des Körperbildes? Welche?

Was fördert das Wohlbefinden in Bezug auf die Körperwahrnehmung?
z. B. Wärme, Erfrischung, Kleidung, Bewegung, Luft, Ausscheidung

Fragen zum Bedürfnis nach Autonomie und Sicherheit
Wichtige Gewohnheiten im Tagesablauf?
z. B. Rituale, Ruhezeiten, Tag/Nachtrhythmus, Alltagsgestaltung

Wie zeigt sich das Bedürfnis nach Selbstbestimmung?
z. B. Bewegungsdrang, fordernd sein, fixiert sein auf etwas, Kontrollbedürfnis

In welchen Bereichen kann die Patientin/der Patient selber bestimmen?

Was könnte Sicherheit und Stabilität vermitteln?
z. B. persönliche Gegenstände, eigene Pflegeprodukte, strukturierter Tagesablauf

(Zwimpfer et al., 2022, persönliche Kommunikation; Bienstein & Fröhlich, 2021)

2.3.2.2 Variante B

Diese Variante kann als eigenständiges strukturiertes Dokumentationsformular unabhängig von einer allgemeinen Pflegeanamnese genutzt werden.

Basale Stimulation®	Personalienkleber
Dokumentation Auskünfte von Patientinnen/ Patienten und Angehörigen	

Geschätzte Pflegefachperson

Bei der Patientin/dem Patienten werden Anwendungen der Basalen Stimulation angeboten. Je nach Situation und möglichen Anwendungen benötigen Sie spezifische Auskünfte von der Patientin/dem Patienten und/oder von Angehörigen.

Bitte führen Sie mit der Patientin/dem Patienten und/oder der angehörigen Person ein Gespräch über die Anwendungsmöglichkeiten. Beschränken Sie sich dabei auf die Fragen, deren Antworten Ihnen in der bestimmten Situation dienen können. Die nachfolgenden Fragestellungen sind als Impulse gedacht und sollen Sie bei der Gesprächsführung unterstützen. So kann es gelingen, gemeinsam individuell abgestimmte Anwendungsangebote zu entwerfen.

Die erhaltenen Auskünfte sind auf dem Dokumentationsformular fortlaufend zu notieren. Hinter jeden Eintrag Datum und Namenskürzel setzen.

1 Verständigung

Versteht die Patientin/der Patient Schweizerdeutsch? ☐ Ja ☐ Nein

Versteht die Patientin/der Patient die schriftdeutsche Sprache? ☐ Ja ☐ Nein

Wenn nein, welche Sprache spricht die Patientin/der Patient:

....

Name und Telefonnummer einer angehörigen Person, die angefragt werden kann und informiert werden soll:

....

Wie darf die Patientin/der Patient angesprochen werden, wenn sie/er nicht auf den Nachnamen reagiert?

....

Hat die Patientin/der Patient eine Höreinschränkung? ☐ Ja ☐ Nein

Wenn ja, benutzt sie/er ein Hörgerät? ☐ Ja ☐ Nein

☐ re ☐ li

Weitere Informationen zur Höreinschränkung resp. zur besseren Verständigung:

....

....

....

Benutzt die Patientin/der Patient eine Brille/Kontaktlinsen? ☐ Ja ☐ Nein

Wenn ja, wofür braucht sie/er die Brille/Kontaktlinsen?
☐ für fern und nah
☐ zum Lesen
☐ zum TV schauen

Weitere Informationen zur Sehschwäche resp. zur besseren Verständigung:

....

....

....

Welche persönlichen Ressourcen und/oder Hilfsmittel unterstützten die Patientin/den Patienten bisher in ihrer/seiner Verständigung?

....

....

....

2 Körperpflege

Was bevorzugt die Patientin/der Patient?	☐ Duschen ☐ Baden
Welche Wassertemperatur wird bevorzugt?	☐ kühl ☐ lauwarm ☐ warm
Wie oft und wann putzt sich die Patientin/der Patient die Zähne?	......................................-mal täglich ☐ nach dem Aufstehen ☐ nach dem Essen ☐ vor dem Zubettgehen
Trägt die Patientin/der Patient eine Zahnprothese?	☐ Ja ☐ oben ☐ unten ☐ Nein ☐ Tag ☐ Nacht
Hat die Patientin/der Patient Zahnfleisch probleme, welche sie/er behandelt?	☐ Ja, mit .... ☐ Nein
Wie oft wäscht sich die Patientin/der Patient die Haare?	☐ täglich ....-mal wöchentlich
Wie oft und wie rasiert sich der Patient?	☐ täglich ☐ nass ☐ jeden ....-ten Tag ☐ elektr.
Bevorzugt die Patientin/der Patient bestimmte Pflege- und Kosmetikprodukte?	☐ Ja ☐ Nein

Wenn ja, Angehörige bitten, die Produkte ins Spital zu bringen.

Spezielle Gewohnheiten, die bei der Körperpflege/Zahn-/Mundhygiene beachtet werden sollen:

....

....

....

Welche persönlichen Ressourcen und/oder Hilfsmittel unterstützten die Patientin/den Patienten bisher in ihrer/seiner Körperpflege?

....

....

....

3 Ernährung

Was isst die Patientin/der Patient besonders gerne?

....

....

....

Welche Geschmacksrichtung und Konsistenz wird bevorzugt?
☐ scharf ☐ süß ☐ hart
☐ mild ☐ sauer ☐ weich

Was isst die Patientin/der Patient nicht gerne?

....

....

....

Welche Getränke bevorzugt die Patientin/der Patient?

Zum Frühstück:...

Zum Essen:..

Zwischendurch:...

Alkoholische Getränke:...

Könnte die Patientin/der Patient unter dem Entzug von Alkohol leiden? ☐ Ja ☐ Nein

Spezielle Gewohnheiten, die bei der Ernährung beachtet bzw. genutzt werden sollen:

....

....

....

Welche persönlichen Ressourcen und/oder Hilfsmittel unterstützten die Patientin/den Patienten bisher in ihrer/seiner Ernährung?

....

....

....

4 Schlafen

Wie liegt die Patientin/der Patient zum Einschlafen?	☐ auf dem Rücken ☐ auf dem Bauch ☐ auf der Seite re/li ☐ Oberkörper erhöht
Benutzt die Patientin/der Patient ein spezielles Kissen? Wenn ja, Angehörige bitten, es ins Spital zu bringen.	☐ Ja ☐ Nein

Was trägt die Patientin/der Patient mit Vorliebe zum Schlafen?

....

Steht die Patientin/der Patient nachts auf, um auf die Toilette zu gehen?	☐ Ja ☐ Nein
Wenn ja, geschieht dies immer zur selben Zeit?	☐ Ja ☐ Nein ☐ Ja, um .... Uhr ☐ Nein

Spezielle Gewohnheiten/Rituale/Hilfsmittel, die bei der Patientin/dem Patienten einen guten Schlaf unterstützen können:

....

....

....

5 Lebensgewohnheiten und Lebensart

Möchte die Patientin/der Patient hier im Spital gerne Musik hören?	☐ Ja ☐ Nein
Wenn ja, Angehörige bitten, ein Abspielgerät (z. B. CD-Player, MP3-Player, Smartphone) mit Kopfhörern und entsprechende CDs bzw. Tonträger mitzubringen.	☐ Ja ☐ Nein
Möchte die Patientin/der Patient hier im Spital gerne Radio hören?	☐ Ja ☐ Nein

Wenn ja, welche Sender und welche Sendungen?

....

....

Möchte die Patientin/der Patient hier im Spital gerne den Fernseher eingeschaltet haben?	☐ Ja ☐ Nein

Wenn ja, welche Sender und welche Sendungen?

....

....

Sind für die Patientin/den Patienten digitale Medien (z. B. Smartphone, Tablet, Laptop) wesentlicher und alltäglicher Bestandteil des Kontaktes zur Außenwelt? ☐ Ja ☐ Nein

Wenn ja, Angehörige bitten, diese digitalen Medien (z. B. Smartphone, Tablet, Laptop) zur gezielten individuellen Angebotsgestaltung mitzubringen.

Dinge, welche die Patientin/der Patient gerne um sich hat, beispielsweise Fotos, Bilder, Maskottchen, Plüschtiere, Kissen:

....

....

....

Angehörige ermutigen und bitten, solche Dinge ins Spital zu bringen.

Möchte die Patientin/der Patient hier im Spital gerne etwas vorgelesen haben? ☐ Ja ☐ Nein

Wenn ja, was könnte vorgelesen werden und wer könnte dies tun?

....

....

Welche Farben mag die Patientin/der Patient besonders gerne?

....

....

Welche Düfte und Gerüche mag die Patientin/der Patient besonders gerne und/oder erinnern sie/ihn an etwas Angenehmes?

....

....

Raucht die Patientin/der Patient? ☐ Ja ☐ Nein

Wenn ja, könnte die Patientin/der Patient unter dem Entzug von Nikotin leiden? ☐ Ja ☐ Nein

Ist die Patientin/der Patient Rechts- oder Linkshänder/in? ☐ Ja ☐ Nein

Bezogen auf die persönlichen Lebensgewohnheiten und die Lebensart: worauf legt die Patientin/der Patient besonders Wert, was war der Patientin/dem Patienten bisher sehr wichtig?

....

....

....

Welche Gesprächsinhalte könnten für die Patientin/den Patienten von Interesse sein?

....

....

....

Was könnte bei der Patientin/dem Patienten Unbehagen, Unwohlsein, Stress, Angst und/oder Schmerz verursachen?

....

....

....

Was könnte der Patientin/dem Patienten helfen, Stress, Angst, Schmerz zu reduzieren?

....

....

....

6 Beweglichkeit

Betreibt die Patientin/der Patient körperliche Aktivitäten und/oder Sport? ☐ Ja ☐ Nein

Wenn ja, welche körperliche Aktivität und/oder welchen Sport?

....

Leidet die Patientin/der Patient unter einer Bewegungseinschränkung, z.B. durch Arthrose? ☐ Ja ☐ Nein

Wenn ja, welche Bewegungseinschränkung und wodurch wird sie hervorgerufen?

....

....

Benutzt die Patientin/der Patient Hilfsmittel zur Fortbewegung?
☐ einen Stock
☐ 2 med. Gehstöcke
☐ Rollator
☐ Rollstuhl

Welche persönlichen Ressourcen und/oder Hilfsmittel unterstützten die Patientin/den Patienten bisher in ihrer/seiner Beweglichkeit?

....

....

....

7 Körperkontakt

Gibt es bei der Patientin/dem Patienten bei der Pflege und der Aktivierung Vorbehalte im Körperkontakt, die beachtet werden sollten?

....

....

....

8 Weitere persönliche Hinweise

....

....

....

2.4 Planung und Durchführung basal stimulierender Anwendungen

Aufbauend auf der erfolgten sorgfältigen, systematischen Erfassung der Fähigkeiten und Einschränkungen anhand der Informationssammlung im Pflegeassessment, der klinischen Entscheidung und die Zuordnung der passenden Pflegediagnose sowie deren Planung erfolgt nun die Durchführung der zielgerichteten Maßnahmen. Eine detaillierte Beschreibung wahrnehmungsorientierter Anwendungen, welche die Sinnesbereiche der Wahrnehmung ansprechen sowie die Bewegung als auch die Kommunikation ermöglichen, fördern und unterstützen, sind in den Kapiteln „Anwendungen“ **(Kap. 3)** bzw. „Anwendungen in der Pädiatrie“ **(Kap. 4)** praxisnah beschrieben und illustriert. Basal stimulierende Anwendungen bezogen auf Pflegediagnosen werden im Kapitel „Anwendungen bei spezifischen Pflegediagnosen“ **(Kap. 5)** aufgezeigt.

2.5 Dokumentation und Evaluation basal stimulierender Anwendungen

Ein wichtiger Bestandteil des pflegediagnostischen Prozesses ist die Dokumentation von durchgeführten basal stimulierenden Anwendungen. Neben der Benennung der Anwendung und der Beschreibung seiner Gestaltung ist die Dokumentation der Reaktionen auf die basal stimulierende Anwendung von essenzieller Bedeutung. Durch die sorgfältige Auswertung der Dokumentation kann die Anwendung anschliessend evaluiert werden und notwendige Anpassungen können vorgenommen werden. So wird die Nachhaltigkeit der basal stimulierenden Pflege gewährleistet.

Bei der Beschreibung der Reaktion ist es wichtig zu beachten, dass sowohl das Ziel einer basal stimulierenden Anwendung als auch die innere Einstellung des Beobachters die Wahrnehmung des Beobachtenden beeinflusst. Als unvoreingenommener, dialogbereiter Handlungspartner gelingt es, Reaktionen auf verbaler, nonverbaler wie auch vegetativer Ebene zu erfassen und diese in der Dokumentation zu beschreiben. Als Reaktionen sind die beobachtbaren Veränderungen am Patienten zu beschreiben und *nicht* die Interpretation der Reaktionen, wie z.B. „*Der Patient hat sich wohlgefühlt/Der Patient schätzte das Angebot sehr*".

Zu beobachtende Reaktionen sind beispielsweise:

- verbale Reaktionen: konkrete Äußerungen des Betroffenen
- nonverbale Reaktionen: Mimik, Gestik, Bewegungen, Zittern, Schlucken, Kauen, Schmatzen, Husten, Würgen, Lidschluss, Augenbewegungen, Blickkontakt suchen/abwenden, bewusste Inkontinenz, Zeichen von Anspannung oder Entspannung, ...
- vegetative Reaktionen: Veränderungen von Atmung, Herz-Kreislauf und Körpertemperatur, Schwitzen, veränderter Muskeltonus, Spastizität, ...

2.6 Basale Stimulation im Kontext von Technik und Digitalisierung

Die zunehmende Digitalisierung in der Pflege verändert auch die Form der zwischenmenschlichen Kommunikation. Technik und Apparate binden die Aufmerksamkeit des Behandlungsteams und es besteht immer die Gefahr, dabei den Menschen als Gegenüber und als wichtigsten Interaktionspartner aus den Augen zu verlieren. Vor allem unterstützungsbedürftige, vulnerable Patienten mit eingeschränkter Kommunikation sind besonders gefährdet.

Die digitalisierte und technisierte Umgebung im Setting der Akutpflege wird von Patienten oft als verwirrend, beängstigend oder gar (lebens-)bedrohlich wahrgenommen.

Professionalität bedeutet, sich in jeder Situation bewusst zu sein, dass der Mensch im Mittelpunkt des Interesses und des Handelns der Pflegenden stehen muss. Die Präsenz der Pflegeperson ist unabdingbar und die direkte Aufmerksamkeit der Pflegenden muss immer auf das Gegenüber gerichtet sein. Es gilt, Bedürfnisse und Ängste wahrzunehmen sowie Verständnis, Sicherheit und Orientierung zu vermitteln und die vorhandenen Ressourcen gezielt zu nutzen.

3 Anwendungen

In diesem Kapitel werden wahrnehmungsorientierte Anwendungen, welche die Sinnesbereiche der Wahrnehmung ansprechen sowie die Bewegungen als auch die Kommunikation unterstützen, praxisnah beschrieben und illustriert:

- somatische Anwendungen (**Kap. 3.2**)
- vibratorische Anwendungen (**Kap. 3.3**)
- vestibuläre Anwendungen (**Kap. 3.4**)
- propriozeptive Anwendungen (**Kap. 3.5**)
- taktil-haptische Anwendungen (**Kap. 3.6**)
- visuelle Anwendungen (**Kap. 3.7**)
- auditive Anwendungen (**Kap. 3.8**)
- olfaktorische Anwendungen (**Kap. 3.9**)
- oral-gustatorische Anwendungen (**Kap. 3.10**).

Die Auswahl der aufgeführten Anwendungen baut auf einer breiten Erfahrung in der Anwendung der Basalen Stimulation im Akutspital auf. Im pflegediagnostischen Prozess sind diese Anwendungen im Rahmen der entsprechenden Pflegediagnose in der Pflegeplanung zu dokumentieren. Diese kommen so individuell auf den Betroffenen zugeschnitten im Rahmen einer basal stimulierenden Pflege im Sinne eines 24/7 Konzeptes zur Anwendung.

Bei sehr kritisch kranken, instabilen, vulnerablen (intensiv-)pflegepflichtigen Menschen kommt das Konzept Basale Stimulation im Sinne eines **„Basal Optimal Handling“** zur Anwendung (Remer, 2014). Dies wird in **Kapitel 3.11.1** näher erläutert.

Hinweis zu den basal stimulierenden Anwendungen:

Die in diesem Kapitel aufgeführten wahrnehmungsorientierten Anwendungen, welche die Sinnesbereiche der Wahrnehmung ansprechen sowie die Bewegungen als auch die Kommunikation unterstützen, werden am Beispiel eines Erwachsenen beschrieben und illustriert. Alle aufgeführten Anwendungen können individuell und situativ angepasst in jedem Alter, unabhängig von akuter/chronischer Erkrankung, eines Unfallgeschehens, bei angeborener oder erworbener schwerer und mehrfacher Beeinträchtigung sowie in der Sterbephase eines Pflegebedürftigen zur Anwendung kommen.

3.1 Tagesplanung und Ruhezeiten

Anwendungen der Basalen Stimulation werden häufig in Kombination mit Pflegehandlungen zur Unterstützung der Aktivitäten des täglichen Lebens angeboten. Dies hat den Vorteil, dass der Patient rund um die Uhr in seinem Wahrnehmungsvermögen unterstützt wird. Eine ausgewogene Tagesplanung der Anwendungen schützt dabei den Patienten vor Über- oder Unterstimulation. Die ausgeglichene Tagesplanung vereinfacht die gezielte, situativ angepasste und ressourcenorientierte Förderung und vermeidet eine Überforderung des Betroffenen. Insbesondere die Berücksichtigung des Aufmerksamkeits- und Konzentrationsvermögens ist für eine gelingende entwicklungsfördernde Gestaltung von basal stimulierenden Anwendungen von Bedeutung. Ein Anknüpfen an „etwas Bekanntes“ bzgl. Aktivitäten, Rhythmen und Lebensgewohnheiten aus dem sozialen, häuslichen Umfeld (Biografiearbeit) ermöglicht den betroffenen Menschen das Erleben der eigenen Selbstwirksamkeit, vermittelt Sicherheit und bietet Orientierung.

- **Abbildung 3-1** zeigt die Tagesplanung. Sie beinhaltet die Uhrzeit sowie die pflegerischen, therapeutischen und medizinischen Interventionen.
- Der Tagesplan soll so positioniert werden, dass auch der Patient Einblick nehmen kann. Der Plan kann beispielsweise an einer Orientierungswand neben dem Bett aufgehängt werden. **Abbildung 3-2** zeigt ein Beispiel.
- Es ist immer darauf zu achten, dass die Patienten im Anschluss an Anwendungen der Basalen Stimulation ruhen können. Die Ruhe schafft den Patienten Raum und Zeit, um den Wirkungen der Anwendungen nachzuspüren und sie zu verarbeiten. Laminierte Hinweistafeln für die Zimmertüren eignen sich gut, um auf die Ruhezeit hinzuweisen, wie in **Abbildung 3-3a** und **3-3b** beispielhaft dargestellt.

Tagesplanung **Pflege, Therapie, medizinische Behandlung** **Datum** **Name des Patienten**		
	Aktivität	**Beteiligte Personen**
06.00 **08.00**		
08.00 **10.00**		
10.00 **12.00**		
12.00 **14.00**		
14.00 **16.00**		
16.00 **18.00**		
18.00 **20.00**		
20.00 **22.00**		
22.00 **24.00**		
24.00 **02.00**		
02.00 **04.00**		
04.00 **06.00**		

Abbildung 3-1: Tagesplanung (Foto: Hatz-Casparis et al., 2020)

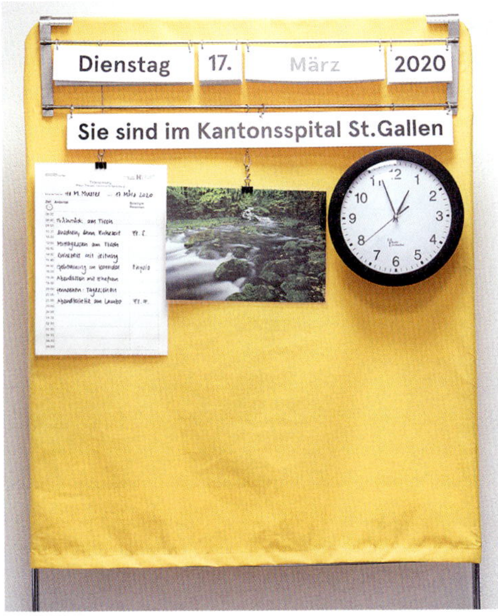

Abbildung 3-2: Tagesplan an einer Orientierungswand (Foto: Bodo Ruedi)

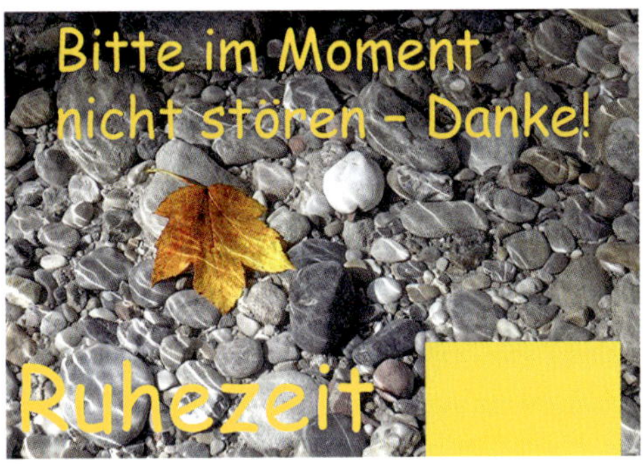

Abbildung 3-3a: Laminierte Hinweistafeln für Ruhezeiten (Foto: Margrit Hatz-Casparis)

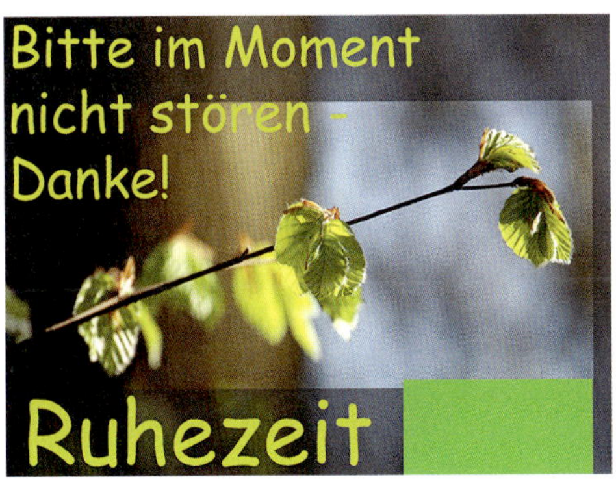

Abbildung 3-3b

3.2 Somatische Anwendungen

Die *somatische Wahrnehmung* dient der Orientierung und Neuorganisation nach Unfall oder Krankheit zum eigenen Körper-Ich, d.h. zur körperlichen und geistigen Identität.

Informationen aus der Umgebung werden durch die Oberflächensensibilität der Hautrezeptoren und die Tiefensensibilität von Muskel- und Gelenkrezeptoren aufgenommen. Die Informationen werden zerebral verarbeitet und lösen eine individuelle Reaktion sowie ein selbstorganisiertes Handlungsschema aus.

Somatische Pflegeangebote wie Waschungen, Einreibungen oder Positionierungen vermitteln Informationen zum Körperschema, Körperbild und Körpergefühl, indem die eigenen Körperflächen, die Körpergrenzen, die Körperschwere usw. verdeutlicht werden. Oftmals wird die emotionale Befindlichkeit der Patienten positiv beeinflusst.

Die Anwendungen werden im Bereich der täglichen Aktivitäten des Patienten angeboten. Dies geschieht unter Berücksichtigung der zentralen Ziele zur individuellen Förderung der gesundheitlichen Entwicklung. Die zentralen Ziele bzw. deren Neufassung in Form der zehn Lebensthemen werden ausführlich in Bienstein und Fröhlich (2012, 2021) beschrieben.

Bei somatischen Anwendungen entwickelt sich durch die professionelle Berührung der somatische Dialog, welcher in **Kapitel 1.5.1** und **Kapitel 1.5.3** näher erläutert wird. Der somatische Dialog als eine Form von Körperbasierter Kommunikation ist die Kommunikationsbasis zwischen schwerst beeinträchtigten Patienten und dem Behandlungsteam und beruht vorwiegend auf der Reaktion auf körperliche Signale. Die Wahrnehmung dieser Signale entsteht aufgrund körperlicher Nähe, in der es dem Patienten möglich wird, einen anderen Menschen zu spüren und sich ihm mitzuteilen. Es obliegt der Kunst der Pflege, die Signale schwerst beeinträchtigter Patienten richtig zu deuten und entsprechend darauf zu reagieren.

Übersicht über die somatischen Anwendungen

Wahrnehmungsorientierte Waschungen, dargestellt in den **Abbildungen 3-4a, 3-4b, 3-4c**:

- belebende Waschung (S. 57)
- beruhigende Waschung (S. 60)
- symmetrische Waschung (S. 56)
- orientierende Waschung (S. 56)
- diametrale Waschung (S. 56)
- neurophysiologische Waschung (S. 63).

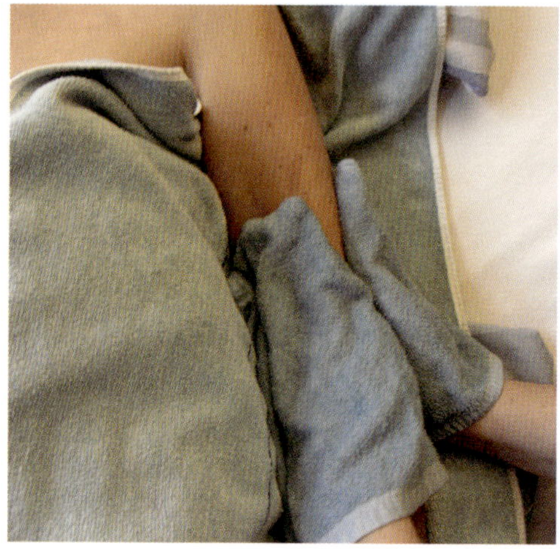

Abbildung 3-4b

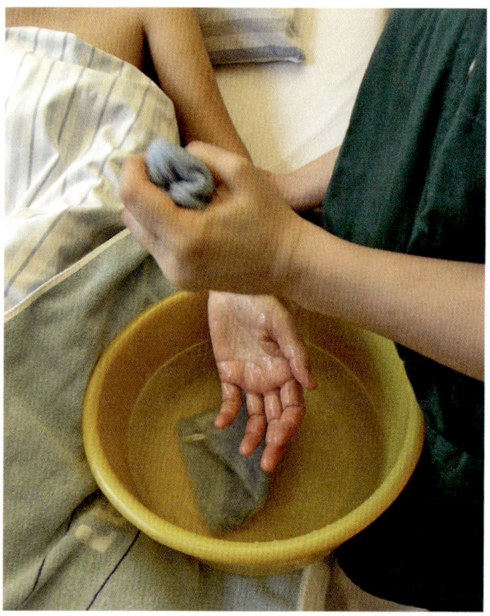

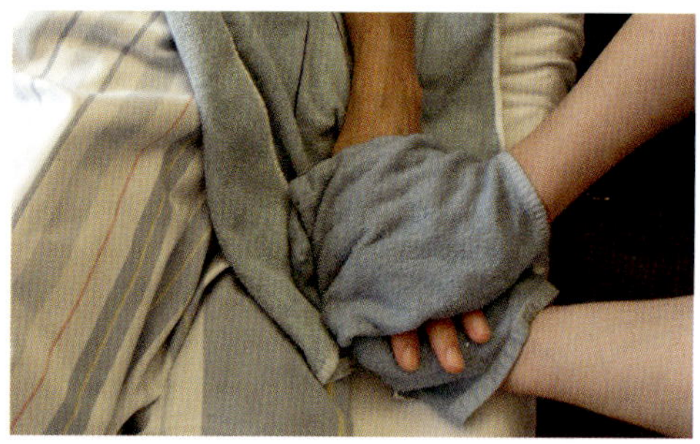

Abbildung 3-4c

Abbildungen 3-4a–3-4c: Belebende Waschungen (Foto: Margrit Hatz-Casparis)

Wahrnehmungsorientierte Einreibungen und Ausstreichungen zeigen die Abbildungen **3-5a und 3-5b:**

- atemstimulierende Einreibung (S. 68)
- Hand- oder Fußeinreibungen (S. 68).

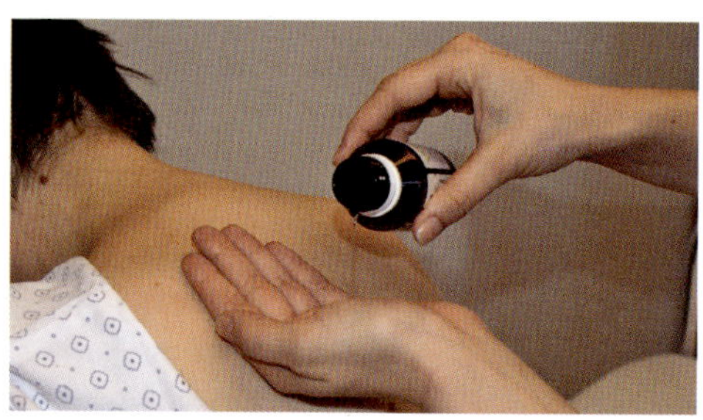

Abbildung 3-5a und 3-5b: Atemstimulierende Einreibung (Foto: Margrit Hatz-Casparis)

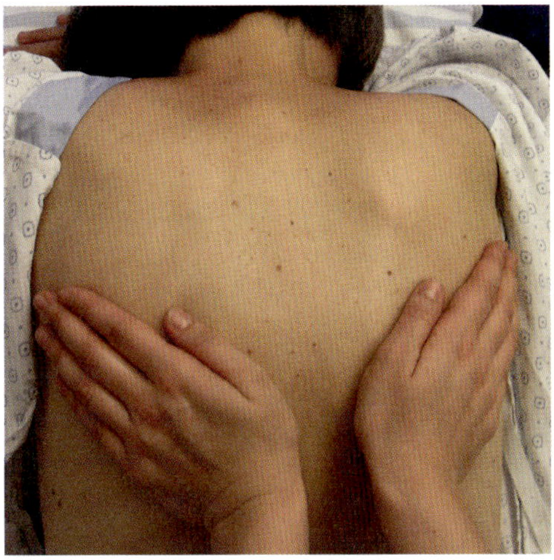

Abbildung 3-5b

Wahrnehmungsorientierte Positionierungen, dargestellt in **Abbildung 3-6:**

- körperumgrenzende Positionierung (S. 79)
- körperlängen-, körperflächen- oder körperteileorientierende Positionierung (S. 76)
- Körperteile verbindende Positionierung (S. 79)
- bewegungsfördernde Positionierung (S. 80).

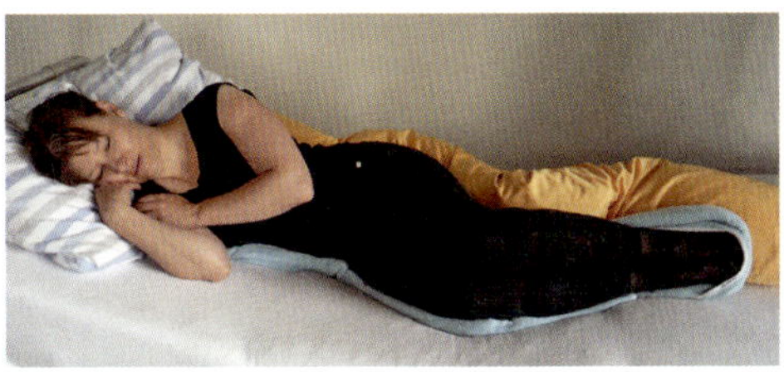

Abbildung 3-6: Wahrnehmungsorientierte Positionierung (Foto: Margrit Hatz-Casparis)

3.2.1 Wahrnehmungsorientierte Waschungen

Zur Wahrnehmungsförderung der Patienten wurden von Christel Bienstein verschiedene zielorientierte Waschungen entwickelt. Die einzelnen wahrnehmungsfördernden Ganzkörperwaschungen werden mit einer spezifisch vorgegebenen Waschrichtung ausgeführt. Waschungen mit der Haarwuchsrichtung wirken erfahrungsgemäß mehrheitlich beruhigend. Waschungen gegen die Haarwuchsrichtung wirken hingegen deutlich belebender. Anhand der Pfeilrichtung werden die einzelnen Waschungen dargestellt:

- Die *belebende Waschung* wird zur Förderung der Konzentration und Wachheit oder als Vorbereitung auf andere Aktivitäten angewendet, dargestellt in **Abbildung 3-7**.

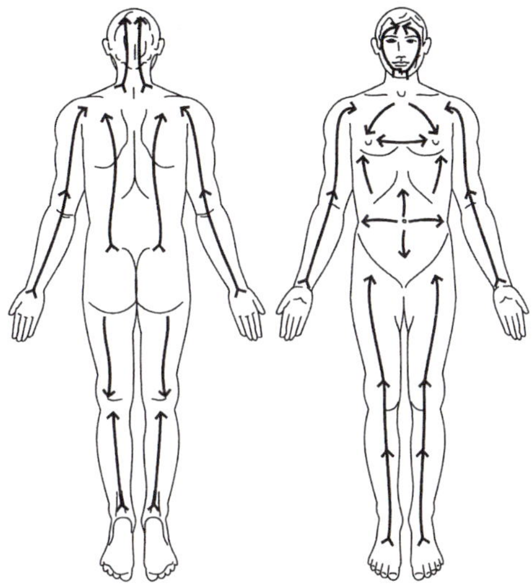

Abbildung 3-7: Belebende Waschung (Bienstein & Fröhlich, 2010, S. 143; © Hogrefe)

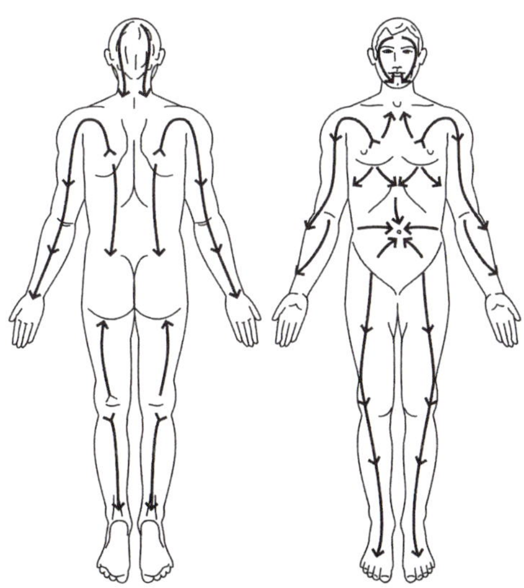

Abbildung 3-8: Beruhigende Waschung (Bienstein & Fröhlich, 2010, S. 149; © Hogrefe)

- Die *beruhigende Waschung* wird zur Entspannung, zur Ruhefindung und zur Konzentration auf sich selbst angewendet zeigt **Abbildung 3-8.**
- Die *symmetrische Waschung* zur Unterstützung des Gleichgewichts durch die Vermittlung der Symmetrie des Körpers veranschaulicht **Abbildung 3-9.**
- Die *orientierende Waschung* wird zur Unterstützung der Umgebungsorientierung und zur Anregung aller Sinne angewendet, dargestellt in **Abbildung 3-10.**
- Die *diametrale Waschung* wird zur Entspannung von muskulären Kontrakturen und gegen Ungleichheiten in der körperlichen Haltung angewendet. **Abbildung 3-11** veranschaulicht die Ausführung.
- Die *neurophysiologische Waschung* wird bei Patienten mit einer Hemiplegie oder Hemiparese angewendet, wie in **Abbildung 3-12** dargestellt.

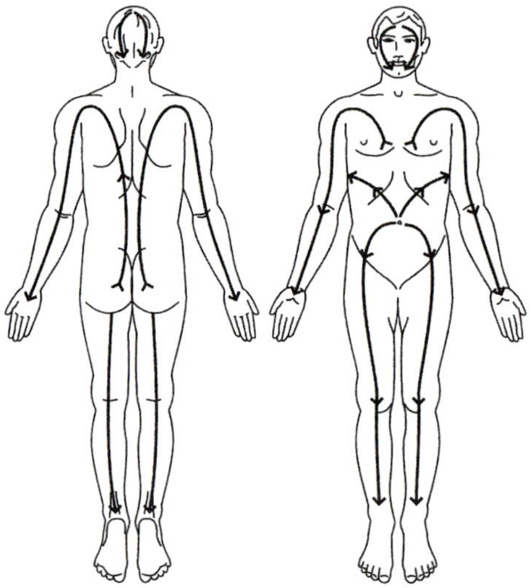

Abbildung 3-9: Symmetrische Waschung (Bienstein & Fröhlich, 2010, S. 153; © Hogrefe)

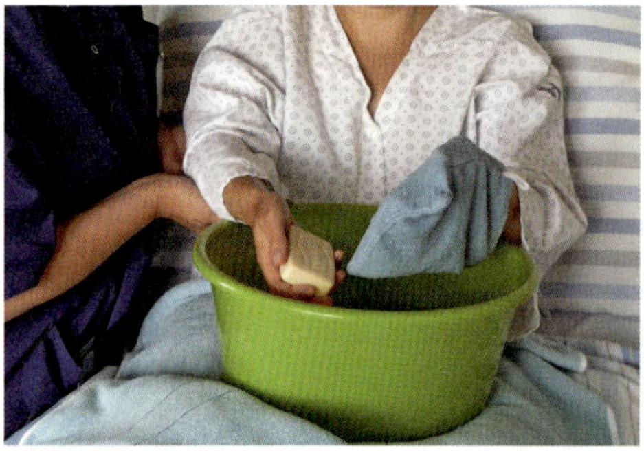

Abbildung 3-10: Orientierende Waschung (Foto: Margrit Hatz-Casparis)

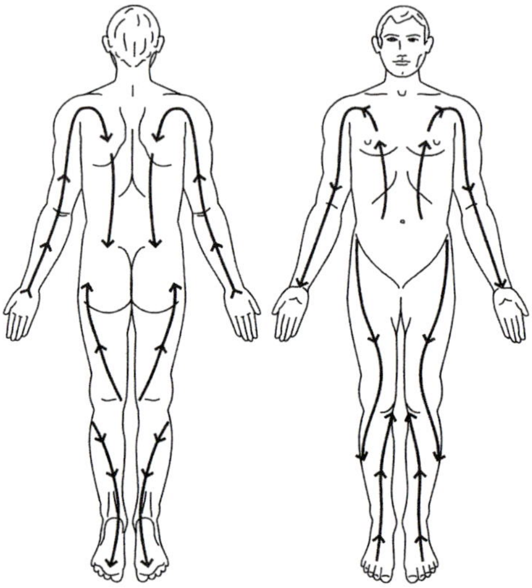

Abbildung 3-11: Diametrale Waschung (Bienstein & Fröhlich, 2010, S. 161; © Hogrefe)

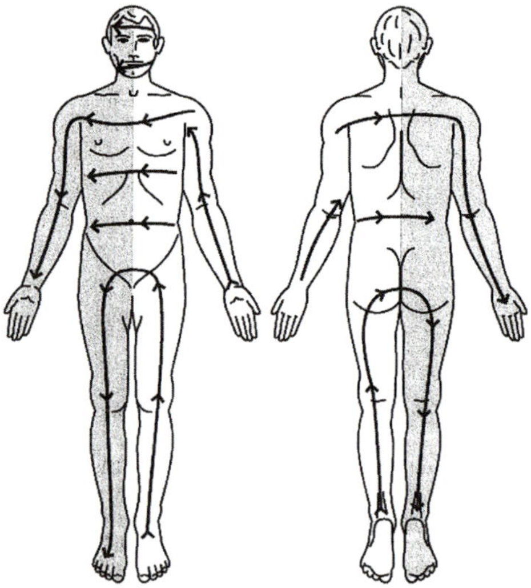

Abbildung 3-12: Neurophysiologische Waschung (Bienstein & Fröhlich, 2010, S. 168; © Hogrefe)

Durch wahrnehmungsorientierte Waschungen werden sich Patienten z.B. der Fläche des Rückens oder der Länge der Beine und Arme bewusst. Sie können ihren Körper als Einheit und in Abgrenzung zum Bett erleben. Der Körper kann bewusster wahrgenommen oder spürbar werden.

Oftmals werden wahrnehmungsorientierte Waschungen auch als Teilwaschungen wie Hand- oder Fußbad, als Oberkörper-Teilwaschung oder Bein- und Rückenwaschung angeboten. Jede einzelne Teilwäsche wird nach gleichen Prinzipien und Vorgaben wie die einzelne Ganzkörperwaschung durchgeführt.

Wahrnehmungsorientierte Waschungen werden durch den Austausch zwischen Patient und Pflegeperson geleitet. Durch die feinfühlige Bewegungsunterstützung der Pflegeperson wird die Aktivität des Patienten mit ihm gemeinsam entwickelt. Die Patienten konzentrieren sich dadurch vermehrt auf sich, werden aktiv und erlangen Autonomie und Sicherheit. Wenn immer möglich werden die Pflegeprodukte und -materialien des Patienten verwendet. So wird die Waschung über möglichst viele Sinne erfahrbar gemacht. Oft wird mit zwei Waschhandschuhen gearbeitet, um damit den Körper besser nachformen zu können und somit die Körperkonturen wahrnehmbarer zu machen. Die Waschung sollte nur von einer Pflegeperson durchgeführt werden, wenn dies die Umstände zulassen.

Es gilt zu erkunden, in welchem Umfang Angehörige wünschen und/oder bereit sind, solche Waschungen durchzuführen. Die Nähe der Angehörigen kann zur Förderung des Genesungsprozesses und des Wohlbefindens beitragen und dem Patienten Sicherheit vermitteln. Neben der Bereitschaft der Angehörigen ist eine gute Anleitung die Voraussetzung dafür, dass sie selbst wahrnehmungsorientierte Waschungen durchführen.

Die gebräuchlichsten Waschungen sind die *belebende* und die *beruhigende* sowie die *neurophysiologische* Körperwaschung. Diese drei Typen der Körperwaschung werden nachfolgend näher beschrieben. Die Wahl der jeweiligen Waschung wird auf die aktuelle Patientensituation abgestimmt. Die erste Waschung wird immer ohne Waschzusatz und ätherisches Öl durchgeführt. Dadurch können die Reaktionen des Patienten eindeutiger wahrgenommen, interpretiert und weiterentwickelt werden.

Belebende Waschung

Die belebende Körperwaschung wird grundsätzlich bei Patienten angewendet, welche aktiviert und angeregt werden sollen. Sie dient dem Patienten zur eigenen körperlichen Orientierung, steigert die Konzentrationsfähigkeit und fördert die Eigenaktivität und das Interesse an seiner Mitwelt und wird beispielsweise bei Patienten angewendet, die:

- somnolent und antriebsreduziert sind
- unaufmerksam wirken
- sich kaum bewegen
- durch Lähmungen eingeschränkt sind
- depressiv verstimmt sind.

In der Regel wird die belebende Waschung morgens angeboten, als Vorbereitung auf weitere Aktivitäten, wie beispielsweise mobilisiert zu werden und in sitzender Position das Essen einzunehmen. Ferner ist die belebende Waschung eine geeignete Vorbereitung vor physio-, ergo- und logotherapeutischen Behandlungen.

Wichtiger Hinweis

Kontraindiziert ist die belebende Waschung bei desorientierten oder unruhigen Patienten oder bei Patienten mit einer akuten Hirnblutung oder einem Risiko von erhöhtem Hirndruck. Auch bei schwer depressiven Patienten wird von dieser Behandlung abgesehen.

Vor der basal stimulierenden Anwendung werden der Zustand und die Möglichkeiten des Patienten zur Mitwirkung gezielt eingeschätzt, damit der Patient situativ in die basal stimulierende Anwendung integriert werden kann. Dieses Vorgehen soll ein größtmögliches

Selbstwirksamkeitserleben unterstützen bzw. ermöglichen.

Die *Abfolge der Waschung* der einzelnen Körperteile orientiert sich an den Gewohnheiten des Patienten. Wenn die Gewohnheiten nicht erfragt werden können, orientiert sich die Pflegeperson am grundlegenden Prinzip der Ganzkörperwaschung, nach dem der Körperstamm zuerst gewaschen wird. Der Ausgangspunkt bei der Waschung des Körperstamms bildet der obere Brustraum.

- Mit der Waschung am Körperstamm beginnen. Wie die Pfeile in **Abbildung 3-13** zeigen, *gegen* die Haarwuchsrichtung waschen.
- Die Waschrichtung wird immer beibehalten. Beim Abtrocknen sowie beim Auftragen weiterer Körperpflegeprodukte ist die gleiche Richtung einzuhalten. Nicht hin und her rubbeln!
- Alle Materialien und Hilfsmittel bereitstellen wie in **Abbildung 3-14** angezeigt, damit der Patient während der Waschung nicht verlassen werden muss.
- Genügend Frottiertücher und zwei Waschhandschuhe bereithalten.

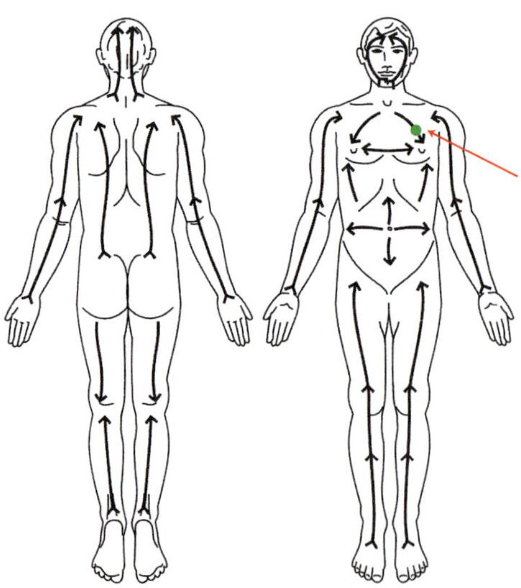

Abbildung 3-13: Am Körperstamm beginnen (Bienstein & Fröhlich, 2010, S. 143; © Hogrefe Verlag)

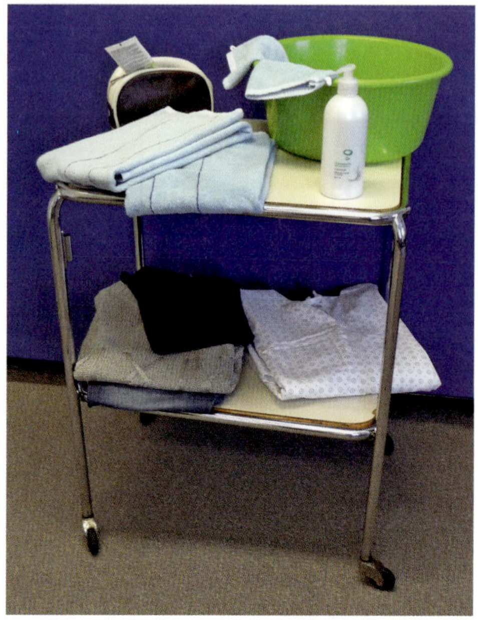

Abbildung 3-14: Materialien und Hilfsmittel bereitstellen (Foto: Margrit Hatz-Casparis)

- Die Wassertemperatur soll bis zu 10 Grad kühler als die Körpertemperatur sein, zirka 26–32 °C.
- Waschzusatz und ätherisches Öl werden bei der ersten Waschung weggelassen, um die Konzentration des Patienten auf das somatische Angebot zu lenken. Ein Duft kann irritierend wirken.
- Patient möglichst in einer aufrechten Sitzhaltung positionieren. Das Bett am Fußende tiefstellen. Dies unterstützt zusätzlich die aufrechte Position des Patienten, zu sehen in **Abbildung 3-15**.
- Zuerst wird über die Hand des Patienten der Kontakt zum Wasser hergestellt, z. B. durch Eintauchen der Hand in das Waschbecken, wie **Abbildung 3-16** zeigt.
- Gewaschen wird mit zwei Waschhandschuhen, dargestellt in **Abbildung 3-17**, um den Patienten mehr Fläche eines Körperteils erfahren zu lassen.
- Durch feinfühlige Bewegungsunterstützung der Pflegeperson wird die Aktivität des Pa-

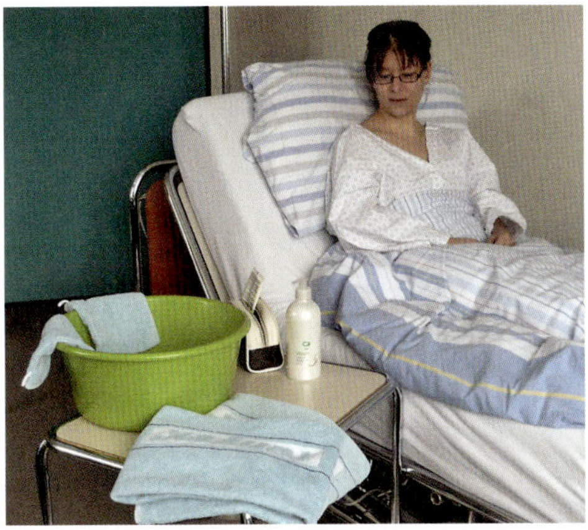

Abbildung 3-15: Der Patient wird in aufrechter Sitzhaltung positioniert (Foto: Margrit Hatz-Casparis)

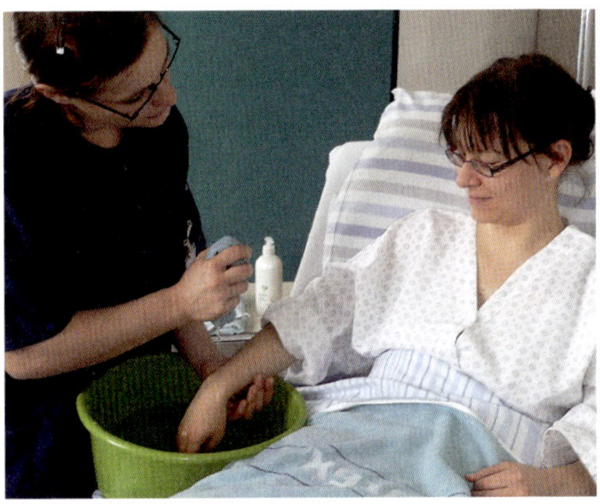

Abbildung 3-16: Kontakt zum Wasser herstellen (Foto: Margrit Hatz-Casparis)

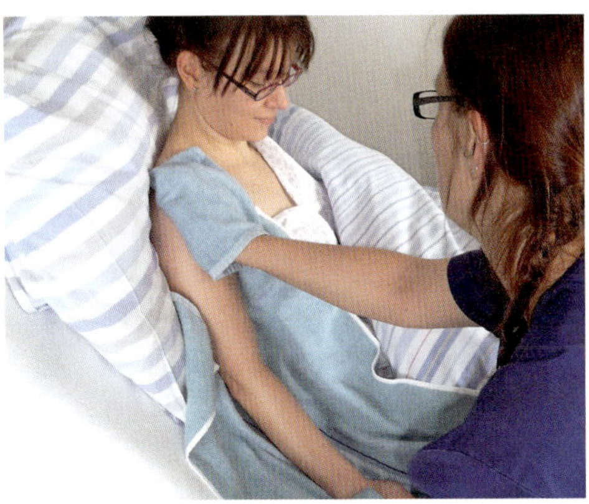

Abbildung 3-17: Waschen mit zwei Handschuhen (Foto: Margrit Hatz-Casparis)

tienten mit diesem gemeinsam entwickelt. Der Patient kann sich auf diese Weise bei der Waschung mitbestimmend erfahren.

- **Abbildung 3-18** verdeutlicht, dass dies durch ein Auflegen der Hand oder des Vorderarmes des Patienten auf die ausführende Hand der Pflegeperson erfolgen kann ...
- ... oder wie in **Abbildung 3-19**, indem die Hand des Patienten durch flächiges Halten unterstützt wird.

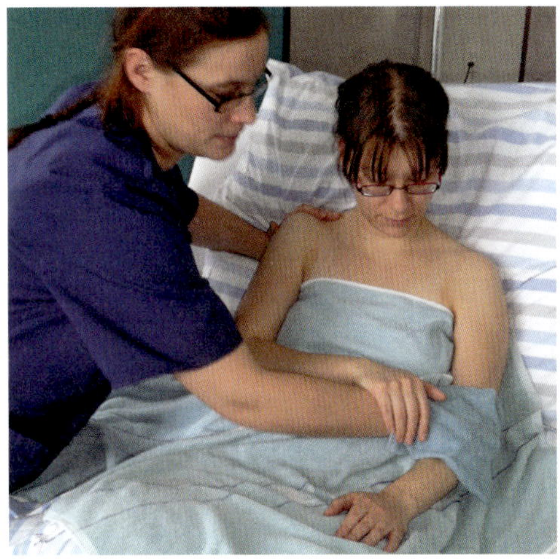

Abbildung 3-18: Die Hand des Patienten liegt auf der ausführenden Hand der Pflegeperson (Foto: Margrit Hatz-Casparis)

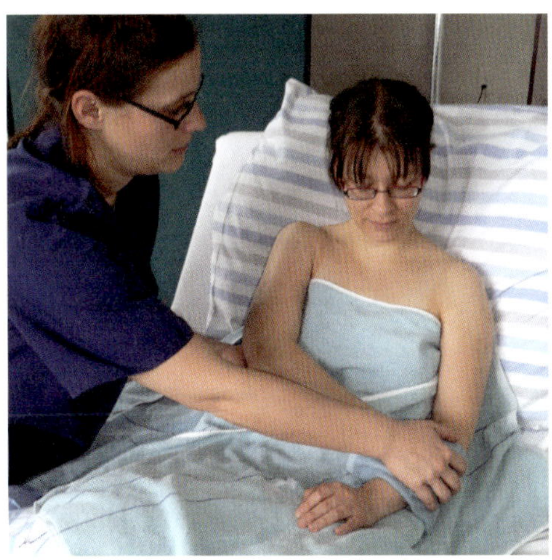

Abbildung 3-19: Flächiges Halten der Hand des Patienten (Foto: Margrit Hatz-Casparis)

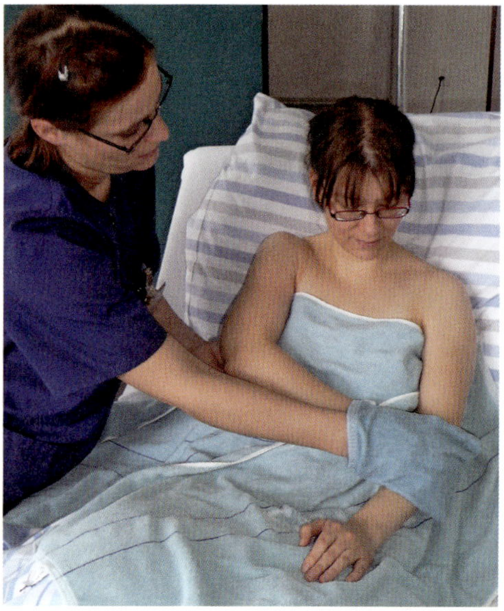

Abbildung 3-20: Im selben Waschhandschuh die feinen/schwachen Bewegungsimpulse des Patienten wahrnehmen und in eine gemeinsame Bewegung/Streichung überführen (Foto: Margrit Hatz-Casparis)

- Die dritte Alternative zeigt **Abbildung 3-20:** Die Pflegeperson kann die Hand des Patienten unterstützen, indem sie im selben Waschhandschuh die feinen oder schwachen Bewegungsimpulse des Patienten wahrnimmt und in eine gemeinsame Bewegung/Streichung überführt.

Beruhigende Waschung

Die beruhigende Körperwaschung wird grundsätzlich bei Patienten angewendet, die der Entspannung und Ruhe bedürfen sowie Wohlbefinden und Erholung erfahren möchten. Dies sind beispielsweise Patienten, die:

- sich in ständiger Unruhe befinden
- nervös sind
- nicht einschlafen können
- Angst bewältigen müssen
- eine hohe Körperspannung aufweisen
- erschöpft wirken
- unter chronischen Schmerzen leiden.

In der Regel wird die beruhigende Waschung vorbereitend auf eine nachfolgende Ruhephase geplant. Die beruhigende Waschung dient dem Patienten zur deutlicheren Körperwahrnehmung und Körperintegrität. Dies fördert auch das Gefühl der Sicherheit. Stress und körperliche Anspannung können sich verringern und das Ausruhen und Einschlafen wird unterstützt.

Vor der basal stimulierenden Anwendung werden der Zustand und die Möglichkeiten des Patienten zur Mitwirkung gezielt eingeschätzt, damit der Patient situativ in die basal stimulierende Anwendung integriert werden kann. Dieses Vorgehen soll ein größtmögliches Selbstwirksamkeitserleben unterstützen bzw. ermöglichen.

Die *Abfolge der Waschung* der einzelnen Körperteile orientiert sich an den Gewohnheiten des Patienten. Wenn die Gewohnheiten nicht erfragt werden können, orientiert sich die Pflegeperson am grundlegenden Prinzip der Ganzkörperwaschung, nach dem der Körperstamm zuerst gewaschen wird. Der Ausgangspunkt bei der Waschung des Körperstamms bildet der obere Brustraum.

- Mit der Waschung am Körperstamm beginnen. Wie die Pfeilrichtung in **Abbildung 3-21** zeigen, *mit* der Haarwuchsrichtung waschen.
- Die Waschrichtung wird immer beibehalten und auch beim Abtrocknen sowie beim Auftragen weiterer Körperpflegeprodukte ist die gleiche Richtung einzuhalten. Nicht hin und her rubbeln!
- Alle Materialien und Hilfsmittel wie in **Abbildung 3-22** bereitstellen, damit der Patient während der Waschung nicht verlassen werden muss.
- Genügend Frottiertücher und zwei Waschhandschuhe bereithalten.
- Die Wassertemperatur soll leicht höher als die Körpertemperatur sein, zirka 37–40 °C.
- Waschzusatz und ätherisches Öl werden bei der ersten Waschung weggelassen, um die Konzentration des Patienten auf das somati-

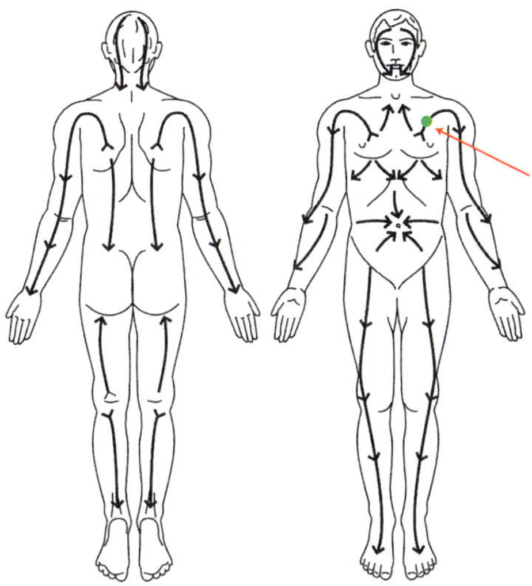

Abbildung 3-21: Am Körperstamm beginnen (Bienstein & Fröhlich, 2010, S. 149; © Hogrefe)

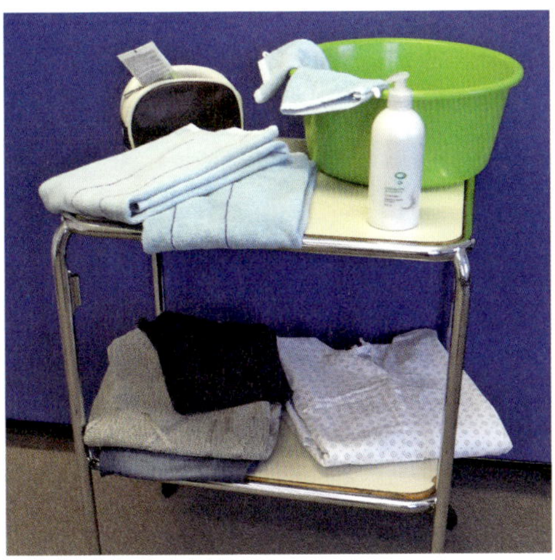

Abbildung 3-22: Materialien und Hilfsmittel bereitstellen (Foto: Margrit Hatz-Casparis)

sche Angebot zu lenken. Ein Duft kann irritierend wirken.

- Eine angenehm warme Zimmertemperatur ist wichtig, um zu vermeiden, dass der Patient bei feucht-nasser Haut fröstelt oder friert.
- Den Patienten möglichst in einer entspannten Lage, bevorzugt Rückenlage, positionieren. So kann er sich nach der beruhigenden Waschung in der gleichen Position ausruhen oder schlafen legen, wie in **Abbildung 3-23** dargestellt.
- Es wird in einem ruhigen, eher langsamen Rhythmus gewaschen.
- Die Pflegeperson achtet auf eine ruhige Atmosphäre, spricht während der Waschung wenig und in beruhigendem Ton mit dem Patienten.
- Zuerst wird der Kontakt zum Wasser über die Hand des Patienten hergestellt, z.B. durch Eintauchen der Hand in das Waschbecken – siehe **Abbildung 3-24.**

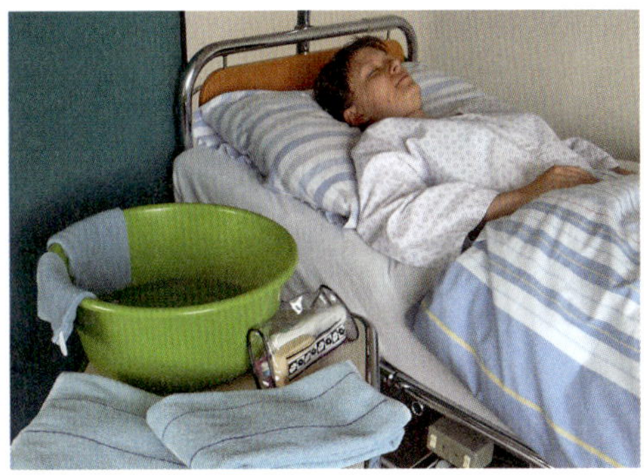

Abbildung 3-23: Den Patienten in entspannter Lage positionieren (Foto: Margrit Hatz-Casparis)

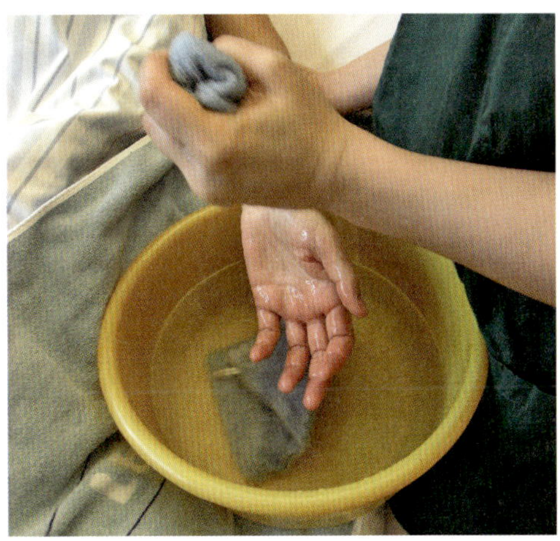

Abbildung 3-24: Kontakt zum Wasser herstellen (Foto: Margrit Hatz-Casparis)

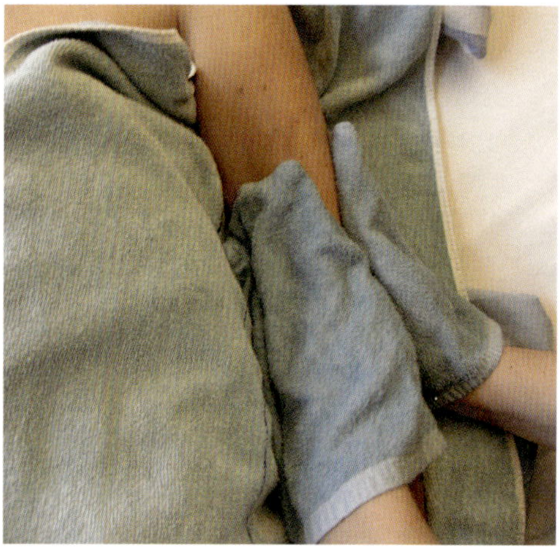

Abbildung 3-25: Waschen mit zwei gut ausgewrungenen Waschhandschuhen (Foto: Margrit Hatz-Casparis)

- Gewaschen wird, wie **Abbildung 3-25** zeigt, mit zwei gut ausgewrungenen Waschhandschuhen, um den Patienten mehr Fläche eines Körperteils erfahren zu lassen.
- Das Waschen der einzelnen Körperteile erfolgt durch fließende, repetitive Bewegungen.
- Der Körperkontakt zum Patienten ist kontinuierlich zu halten. So kann sich der Patient passiv mit geschlossenen Augen der Waschung hingeben.
- Es ist zu beachten, dass der Patient möglichst nicht friert; gewaschene Körperteile umgehend warm zudecken oder in ein warmes Tuch einwickeln.
- Dem Gesicht nähert sich die Pflegeperson langsam an und, sofern vom Patienten nicht anders gewünscht, zum Abschluss der Waschung. Das Gesicht wird feinfühlig mit zwei Waschlappen gewaschen.
- Von der Stirn wird über die Außenseiten der Wangen zum Kinn in ruhiger Abfolge gewaschen. Danach werden die Augen, die Nase und die besonders sensible Mundregion gewaschen. Die Pfeile in **Abbildung 3-26** weisen auf das Vorgehen hin.
- Anschließend werden die Ohren nacheinander von oben nach unten gewaschen – siehe

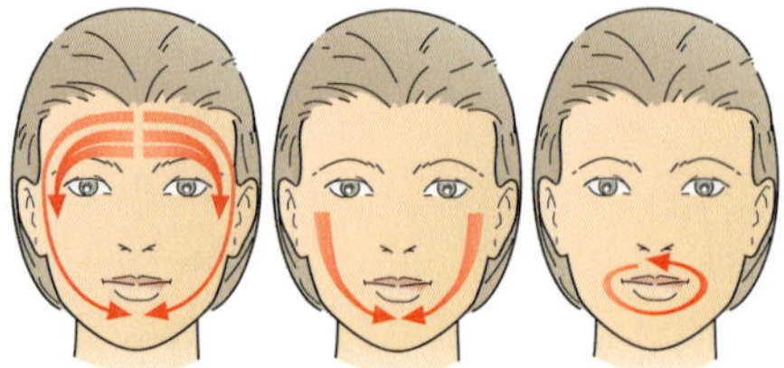

Abbildung 3-26: Abfolge der Waschung in angegebener Pfeilrichtung (Eigendarstellung nach Schalch, 1999, S. 133)

Abbildung 3-27a. Der Hals stellt die Verbindung zum Körperstamm dar und wird zum Schluss gewaschen, wie **Abbildung 3-27b** zeigt.

- Die beruhigende Waschung wird vorne auf dem Brustbein mit einer anhaltenden Berührung beendet, veranschaulicht in **Abbildung 27c.**
- Nachfolgend wird das Gesicht mit den gewünschten Pflege- und Kosmetikprodukten gepflegt.

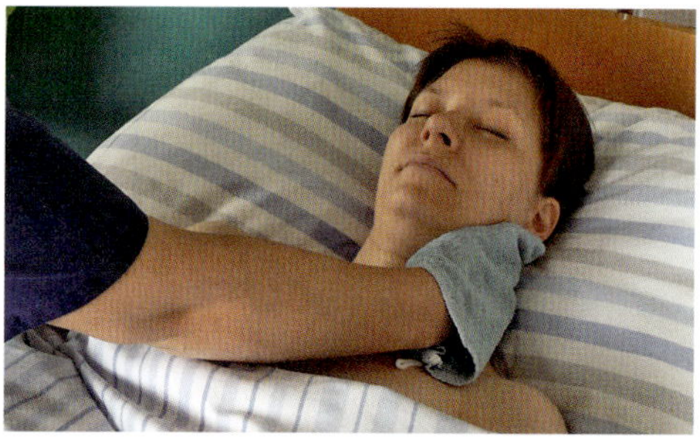

Abbildung 3-27a, c: Der Hals als Verbindung Kopf-Körperstamm wird zum Schluss gewaschen (Foto: Margrit Hatz-Casparis)

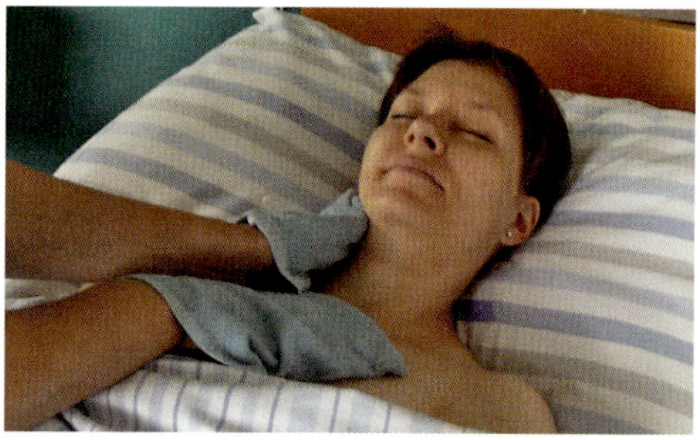

Abbildung 3-27b

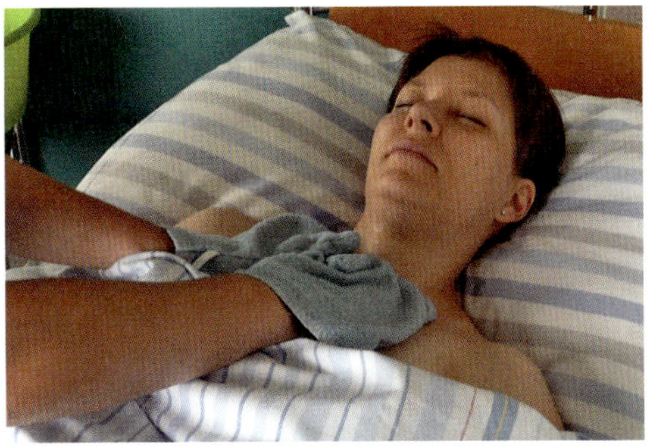

Abbildung 3-27c

Neurophysiologische Waschung

Die neurophysiologische Körperwaschung wird bei Patienten angewendet, die aufgrund einer neuronalen Störung einen Teil ihres Körpers nicht mehr oder nicht mehr deutlich wahrnehmen. Dies sind z. B. Patienten, mit einer:

- Hemiplegie oder Hemiparese
- neuralen Läsion (Nervenschädigung).

In der Regel wird die neurophysiologische Waschung vorbereitend auf eine nachfolgende Ruhephase geplant. Die neurophysiologische Waschung dient dem Patienten zur deutlicheren Körperwahrnehmung und Körperintegrität. Dies fördert auch das Gefühl der Sicherheit. Stress und körperliche Anspannung können sich verringern, der Muskeltonus auf der betroffenen Seite kann sich ausgleichen.

Wichtiger Hinweis

Niemals am betroffenen Arm ziehen. Dies könnte zu einer Subluxation des Armes aus dem Schultergelenk führen – eine äußerst schmerzhafte und meist irreversible Schädigung.

Vor der basal stimulierenden Anwendung werden der Zustand und die Möglichkeiten des Patienten zur Mitwirkung gezielt eingeschätzt, damit der Patient situativ in die basal stimulierende Anwendung integriert werden kann. Dieses Vorgehen soll ein größtmögliches Selbstwirksamkeitserleben unterstützen bzw. ermöglichen.

Die *Abfolge der Waschung* der einzelnen Körperteile orientiert sich an den Gewohnheiten des Patienten. Wenn die Gewohnheiten nicht erfragt werden können, orientiert sich die Pflegeperson am grundlegenden Prinzip der Ganzkörperwaschung, nach dem der Körperstamm zuerst gewaschen wird. Der Ausgangspunkt bei der Waschung des Körperstamms bildet der obere Brustraum.

- Alle Materialen und Hilfsmittel wie in **Abbildung 3-27d** bereitstellen, damit der Patient während der Waschung nicht verlassen werden muss.
- Genügend Frottiertücher und zwei Waschhandschuhe bereithalten.
- Die Wassertemperatur soll den Vorlieben des Patienten entsprechen. Tendenziell wirkt eine höhere Wassertemperatur von 37–40 °C muskelentspannend, z. B. bei Spastik. Eine kühlere Temperatur von 26–32 °C kann die Aufmerksamkeit erhöhen, z. B. bei einer schlaffen Lähmung.

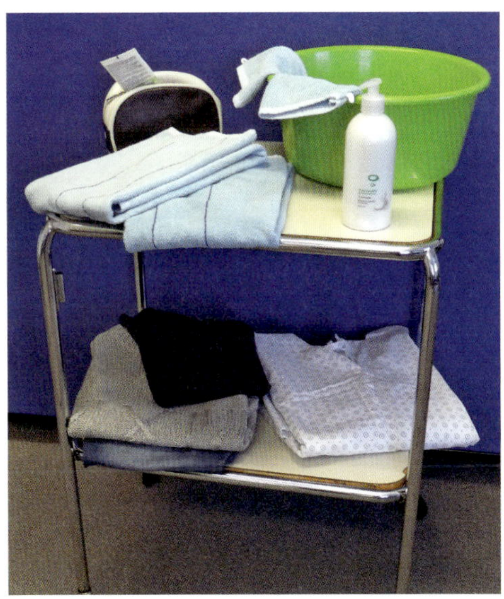

Abbildung 3-27d: Materialien und Hilfsmittel bereitstellen (Foto: Margrit Hatz-Casparis)

- Waschzusätze und ätherische Öle werden bei der ersten Waschung weggelassen, um die Konzentration des Patienten auf das somatische Angebot zu lenken. Ein Duft kann irritierend wirken.
- Eine angenehm warme Zimmertemperatur ist wichtig, um zu vermeiden, dass der Patient bei feucht-nasser Haut fröstelt oder friert.
- Den Patienten im Bett oder im Rollstuhl in die entsprechende Position bewegen.
- In flachliegender Position kann der Patienten visuell den eigenen Körper, das Umfeld und die handelnden Personen weniger gut wahrnehmen wie aus in **Abbildung 3-27e** ersichtlich ist. In sitzender Position hat der Patient die Möglichkeit, auch visuell mitzuverfolgen, welche Körperregion gerade gewaschen/abgetrocknet wird, wie in **Abbildung 3-27f** dargestellt.

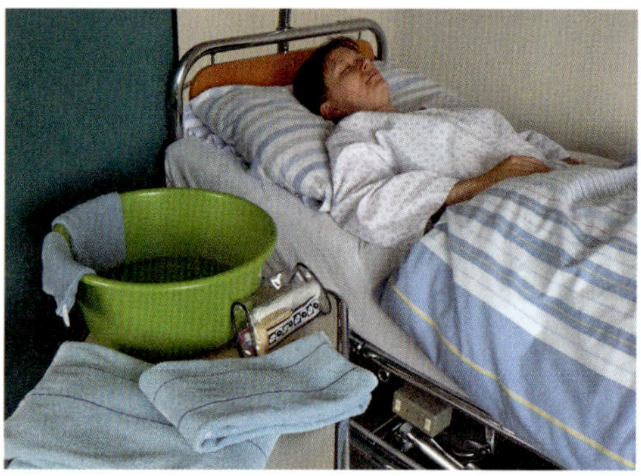

Abbildung 3-27e: In flachliegender Position hat der Patient weniger gut die Möglichkeit, den eigenen Körper, das Umfeld und die handelnden Personen wahrzunehmen (Foto: Margrit Hatz-Casparis)

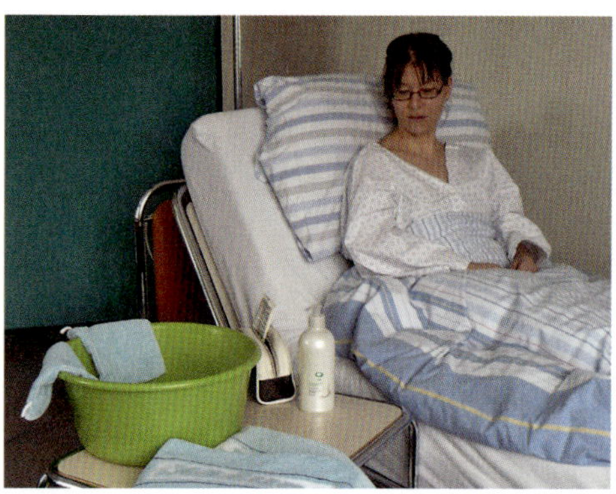

Abbildung 3-27f: In sitzender Position hat der Patient die Möglichkeit, auch visuell mitzuverfolgen, welche Körperregion gerade gewaschen/abgetrocknet wird (Foto: Margrit Hatz-Casparis)

- Die Pflegeperson steht an der Körperseite, an der sich die Beeinträchtigung auswirkt.
- Mit der Waschung auf der weniger betroffenen Körperseite (Arm) des Patienten beginnen. Dies zeigt **Abbildung 3-27g.**
- Gewaschen wird mit zwei gut ausgewrungenen Waschhandschuhen, um den Patienten mehr Fläche eines Körperteils erfahren zu lassen.
- Der Körperkontakt zum Patienten ist kontinuierlich zu halten.
- Die Waschrichtung verläuft von der Hand der weniger betroffenen Körperseite über die Körpermittellinie hinaus zum betroffenen Arm hin. Die Bewegungen erfolgen mit deutlichem Druck.
- Den Patienten dabei auffordern, dieser Bewegung geistig zu folgen und die Spürinformationen von der weniger betroffenen Kör-

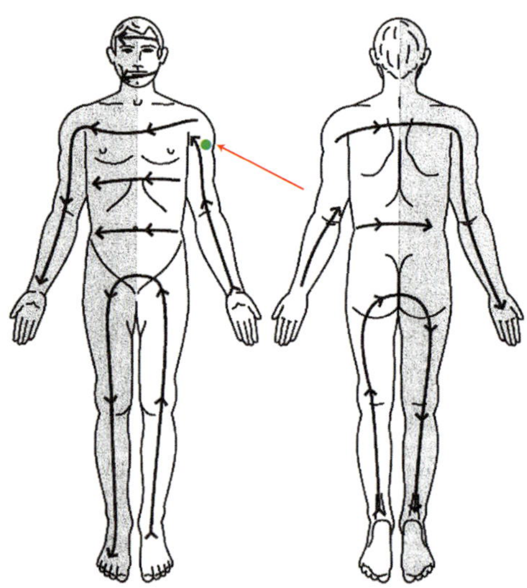

Abbildung 3-27g: Auf der weniger betroffenen Körperseite beginnen (Bienstein & Fröhlich, 2010, S. 168. © Hogrefe Verlag)

perseite auf die betroffene Körperseite „mitzunehmen“ und in sich „hineinzuspüren“.

- Die Vorder- und Rückseite des Rumpfes können je nach Belastbarkeit und Bewegungsmöglichkeit des Patienten nacheinander gewaschen werden.
- Das Gesicht kann nach den Armen unter Beachtung der entsprechenden Vorgehensweise vom Patienten selbst gewaschen werden.
- Die Zahn- und Lippenpflege sowie das Rasieren und Kämmen sollte ebenfalls unter Berücksichtigung dieser Prinzipien erfolgen.
- Die Pflegeperson unterstützt hierbei ggf. den hemiplegischen Arm und begleitet den Patienten in seiner Bewegung.
- Die Beine werden analog zu den Armen gewaschen.
- Die Waschrichtung wird auch beim Abtrocknen sowie beim Auftragen weiterer Körperpflegeprodukte beibehalten und wird mehrmals nacheinander ausgeführt.

3.2.2 Wahrnehmungsorientierte Einreibungen und Ausstreichungen

Zur Wahrnehmungsförderung von Patienten werden mit Erfolg rhythmische Einreibungen und Ausstreichungen angewendet. Die einzelnen Einreibungen bzw. Ausstreichungen können sowohl mehr Bereitschaft zur Kommunikation als auch Wohlbefinden und Entspannung bewirken. Als Vorbereitung im Hinblick auf Aktivitäten angewendet, verhelfen sie den Patienten zur aktiveren Teilnahme am Geschehen.

Die folgenden körperteilbezogenen Einreibungen bzw. Ausstreichungen werden je nach Bedürfnis und Zielsetzung angewendet:

- Die *atemstimulierende Einreibung* wird zur Wahrnehmung des Rückens, zur Unterstützung der Atmung und zur Förderung des Wohlbefindens angewendet – siehe **Abbildung 3-28**. Sie eignet sich sehr gut dafür, das Einschlafen zu erleichtern.
- Die *Arm- und Handausstreichung mit trockenen Waschhandschuhen* unterstützt das Entspannen und die Stressreduktion, dargestellt in **Abbildung 3-29a** und **3-29b**. Sie fördert Aufmerksamkeit, Konzentration, Wachheit sowie das Wohlbefinden. Motorik und Sensorik werden einerseits für Aktivitäten wie z.B. Schreiben, Zeitunglesen, Essen, Trinken, Zähneputzen, u.a. stimuliert. Andererseits führt diese Art der Ausstreichung zur Aktivierung des Mundbereiches, was sich wiederum unterstützend auf das Sprechen und Schlucken auswirken kann. Durch die erzeugte Aktivität auf dem sensorischen und motorischen Kortex kommt es zur positiven Beeinflussung eines möglichen Angst-, Panik- und Stresserlebens (Annunciato, 2014; Croos-Müller, 2014a, 2014b, 2015).

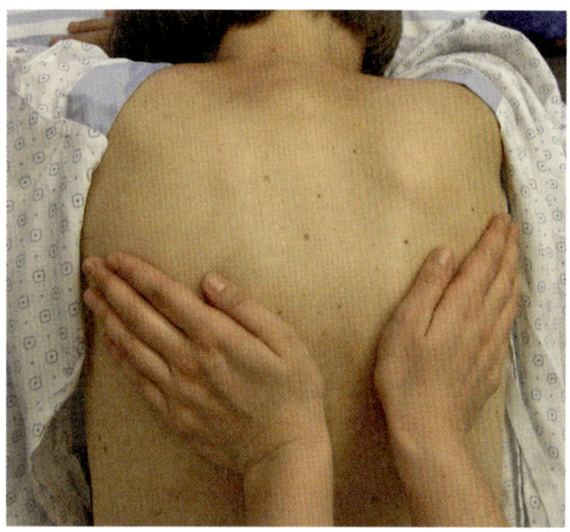

Abbildung 3-28: Atemstimulierende Einreibung des Rückens (Foto: Margrit Hatz-Casparis)

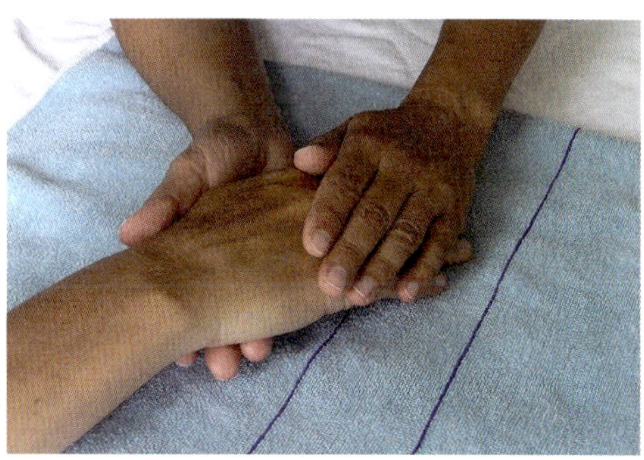

Abbildung 3-29a: Handausstreichung ohne Lotion (Foto: Margrit Hatz-Casparis)

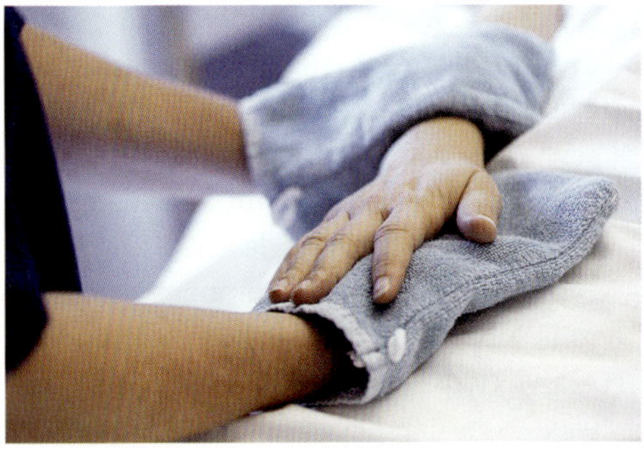

Abbildung 3-29b: Arm- und Handausstreichung mit trockenen Waschhandschuhen (Foto: Bodo Ruedi)

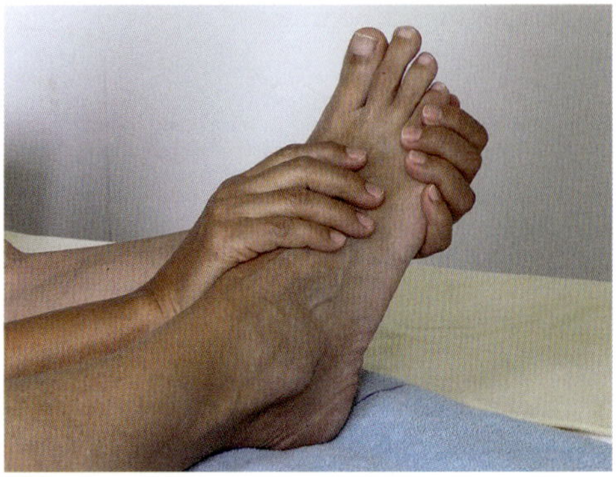

Abbildung 3-31a: Fußausstreichung ohne Lotion (Foto: Margrit Hatz-Casparis)

- Die **Abbildung 3-30** zeigt die *Handeinreibung mit Mandelöl.* Sie wird beim Patienten v.a. zur Wahrnehmung seiner Hand angewendet. Dies kann zur Linderung von Schmerzen und zur Entspannung der Hand führen. Diese Handeinreibung fördert zudem die Aktivität der Hand.
- Die *Fußausstreichung ohne Lotion*, dargestellt in **Abbildung 3-31a**, hilft dem Patienten, seine Füße deutlicher zu spüren, sich zu entspannen und sich sicher zu fühlen. Das Einschlafen kann damit erleichtert werden.
- Die *Bein- und Fußausstreichung mit trockenen Waschhandschuhen* unterstützt die Entspannung wie auch die Stressreduktion – siehe **Abbildung 3-31b.** Sie fördert das Körperbilderleben und unterstützt die sichere Mobilisierung in den Stand und in das Gehen.
- Die **Abbildung 3-32** veranschaulicht die *Fußeinreibung mit Mandelöl.* Sie wird beim Patienten v.a. zur Wahrnehmung seiner Füße angewendet. Dies kann zur Entlastung von Schmerzen und zur Entspannung der Füße führen. Sie fördert die Beweglichkeit und steigert die Wahrnehmung des Bodenkontaktes der Füße. Oft wird diese Einreibung auch zur Einschlafförderung angewendet.

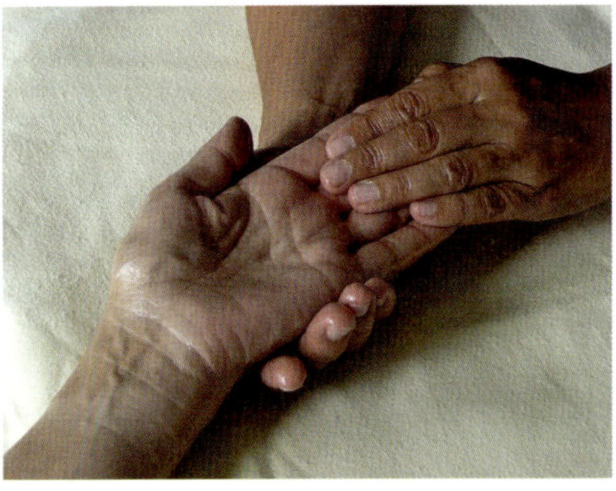

Abbildung 3-30: Handeinreibung mit Mandelöl (Foto: Margrit Hatz-Casparis)

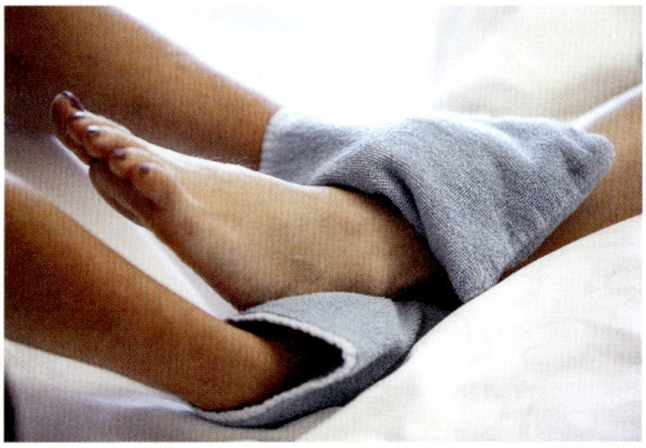

Abbildung 3-31b: Bein- und Fußausstreichung mit trockenen Waschhandschuhen (Foto: Bodo Ruedi)

Wahrnehmungsorientierte Einreibungen und Ausstreichungen werden durch den Austausch zwischen Patient und Pflegeperson, den somatischen Dialog, geleitet. Der Rhythmus bei der

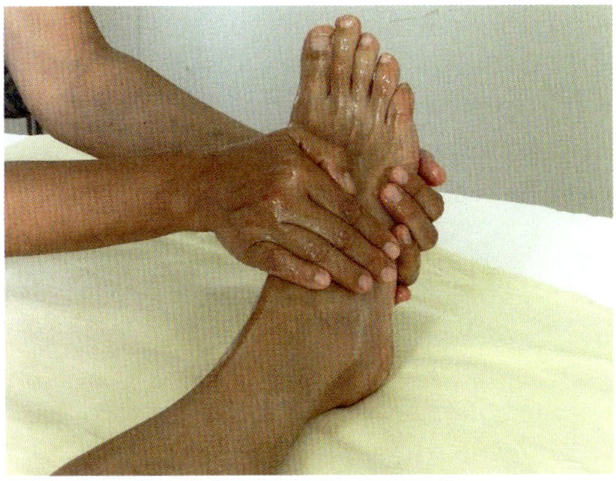

Abbildung 3-32: Fußeinreibung mit Mandelöl (Foto: Margrit Hatz-Casparis)

Einreibung steht im Vordergrund und begünstigt zusammen mit dem professionellen Handling und den Berührungsprinzipien die Qualität des Angebots. Die Einreibungen und Ausstreichungen bewirken, dass sich der Patient im Innersten angesprochen fühlt, dadurch neue Kraft schöpfen kann und mehr Vertrauen in sich und die Mitwelt gewinnt.

Die wahrnehmungsorientierten Einreibungen und Ausstreichungen führen oft zu einer verbesserten Kommunikation. In Situationen von gestörter oder angespannter Kommunikation und Beziehung kann man durch diese körperbezogenen Anwendungen den Kontakt entspannen. Die Beziehung erfährt oftmals eine Bereicherung und erlaubt ein gemeinsames Weitergehen.

Es gilt zu erkunden, in welchem Umfang Angehörige wünschen und/oder bereit sind, solche Einreibungen bzw. Ausstreichungen durchzuführen. Die Nähe der Angehörigen kann zur Förderung des Wohlbefindens und der Genesung beitragen und dem Patienten Sicherheit vermitteln. Neben der Bereitschaft der Angehörigen ist eine gute Anleitung die Voraussetzung dafür, dass sie selbst wahrnehmungsorientierte Einreibungen bzw. Ausstreichungen durchführen können.

Die gute Vorbereitung jeder Anwendung ist wichtig. Der Patient soll eine angenehme und sichere Position einnehmen, indem auch seine Umgebung schützend und ruhig gestaltet wird. So kann sich die Pflegeperson präsent und konzentriert auf den Patienten einlassen.

Alle erforderlichen Materialien und Hilfsmittel bereitstellen – siehe **Abbildung 3-33.** Für die Einreibungen eignen sich Mandelöl, je nach Situation angereichert mit ätherischen Ölen, oder eine Körperlotion mit hohem Fettanteil. Auf Wunsch des Patienten kann auch die persönliche Körperlotion benutzt werden, sofern diese einen genügenden Anteil an Fetten respektive Ölen aufweist.

Bei der Verwendung von Mandelöl in Kombination mit ätherischen Ölen soll, wenn immer möglich, der Patient den Duft wählen. Der Duft steht im Vordergrund und nicht die spezifische Wirkung des Öls. In der Regel werden nicht mehr als drei bis vier verschiedene Düfte zur Auswahl angeboten.

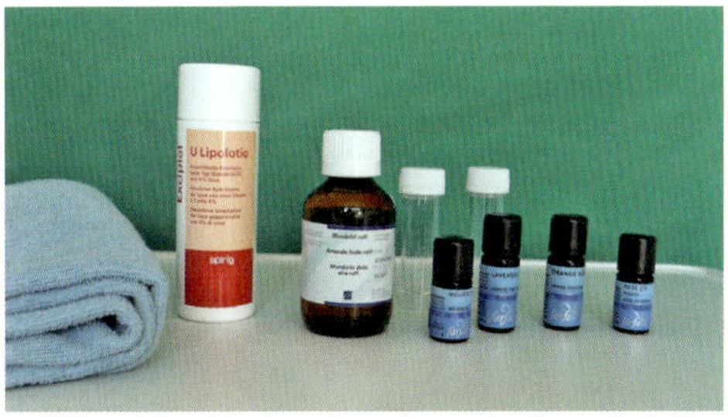

Abbildung 3-33: Materialien und Hilfsmittel bereitstellen (Foto: Margrit Hatz-Casparis)

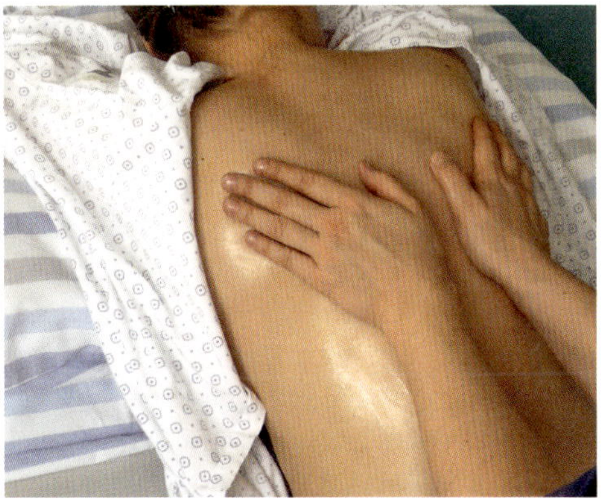

Abbildung 3-34: Die Hände der Pflegeperson gleiten auf der öligen Haut über den Rücken (Foto: Margrit Hatz-Casparis)

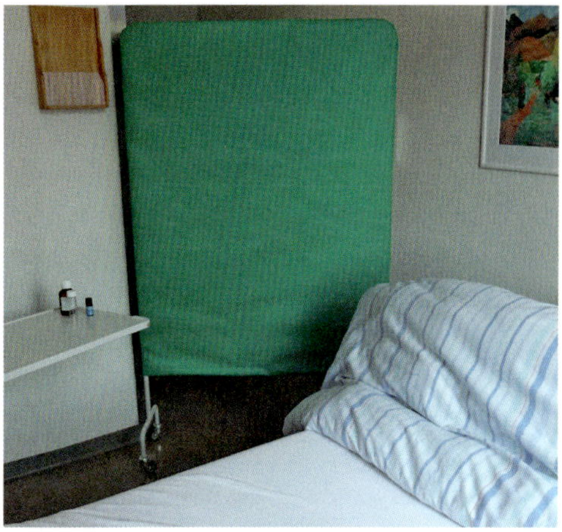

Abbildung 3-35: Ein Blickschutz sorgt für eine ruhige Umgebung (Foto: Margrit Hatz-Casparis)

Die Hände der Pflegeperson sollen angenehm auf der öligen Haut des Patienten über die betreffende Körperfläche oder das betreffende Körperteil gleiten, wie in **Abbildung 3-34** dargestellt. Zur Anregung wird *gegen* die Haarwuchsrichtung und zur Beruhigung *mit* der Haarwuchsrichtung gearbeitet.

Die Umgebung ist ruhig zu gestalten und es soll ein Blickschutz angebracht werden, gezeigt in **Abbildung 3-35**. Durch eine gut abgesprochene Planung sowie die Information der Mitpatienten und des Betreuungsteams können Störungen weitgehend vermieden werden.

Atemstimulierende Einreibung

Um den fortschreitenden Prozess der Wahrnehmungseinschränkung zu verlangsamen oder aufzuhalten, hat Christel Bienstein die atemstimulierende Einreibung entwickelt. Im Lauf der Zeit konnten systematisch Erfahrungen mit den Auswirkungen dieser Methode gewonnen werden. Ziel der atemstimulierenden Einreibung ist es, dem Patienten zu einer gleichmäßigen, ruhigen und tiefen Atmung zu verhelfen. Dies unterstützt seine Bereitschaft für Aktivität sowie die Entspannung und das Wohlbefinden. Oftmals wird sie zur Einschlafförderung angewendet. Die atemstimulierende Einreibung wird bei Patienten angewendet, die:

- sich in ständiger Unruhe befinden
- nervös wirken
- nicht einschlafen können
- ängstlich erscheinen
- unter reduzierter Atmung leiden
- sich auf eine (Lungen-)Operation vorbereiten
- künstlich beatmet werden oder wieder selbst zu atmen beginnen
- eine hohe Körperspannung aufweisen
- erschöpft wirken
- schlechte Nachrichten verarbeiten müssen
- unter chronischen Schmerzen leiden
- im Sterben liegen.

Wichtiger Hinweis

Bei Patienten mit einer **fortgeschrittenen chronisch obstruktiven Lungenerkrankung** darf eine Einreibung nur durch erfahrene Pflegepersonen und unter differenzierter Beobachtung der Atemsituation des Patienten (Atemrhythmus, Muskeltonus, allgemeines Befinden des Patienten usw.) durchgeführt werden. Es besteht die Gefahr einer Atemirritation bis hin zum Bronchospasmus.

Die atemstimulierende Einreibung ist eine rhythmische Einreibung am Rücken des Patienten. Diese äußere Anregung wirkt sich automatisch auf die Atmung aus. Die durch die Einreibung deutlich gespürte Fläche des Rückens lässt den Patienten, ohne verbale Aufforderung, tiefer und ausgedehnter atmen. Die erweiterte Atmung wirkt sich positiv auf die Gesamtbefindlichkeit des Patienten aus. Der Rücken wird bewusster als tragender Körperteil wahrgenommen.

- Der Patient wird in eine bequeme, sitzende Lage positioniert, wie in **Abbildung 3-36** dargestellt. Oberkörper und Kopf sollen abgestützt und entlastet werden können, beispielsweise mit einem Kissen auf einem Beistelltisch.

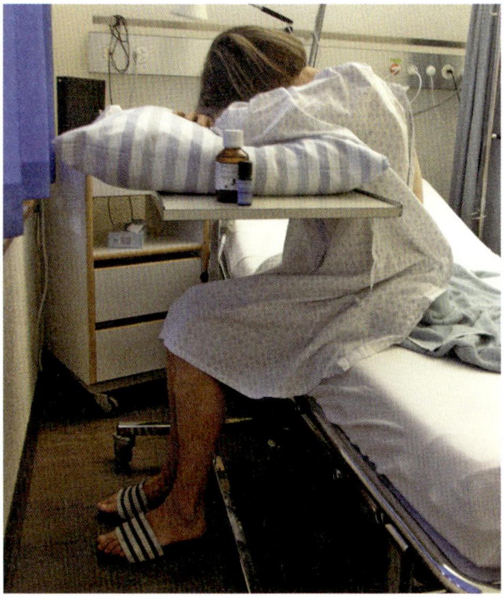

Abbildung 3-36: Der Patient sitzt bequem mit Entlastung von Kopf und Oberkörper (Foto: Margrit Hatz-Casparis)

- Der Patient muss mit beiden Füßen Bodenkontakt haben, eventuell einen Fußschemel verwenden – siehe **Abbildung 3-37**
- Die atemstimulierende Einreibung kann auch liegend in einer 135-Grad-Seitenlage oder in Bauchlage angeboten werden.

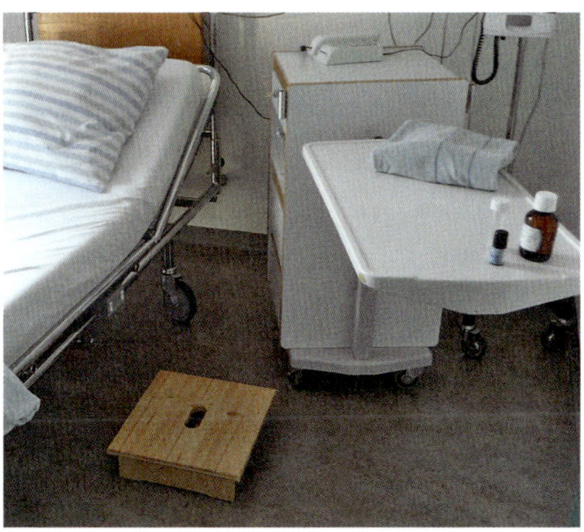

Abbildung 3-37: Die Füße des Patienten haben Bodenkontakt, evtl. mit Hilfe eines Fußschemels (Foto: Margrit Hatz-Casparis)

- Die Pflegeperson achtet darauf, dass sie während der Einreibung eine physiologische Körperhaltung einnimmt, wie es die **Abbildung 3-38a** und **3-38b** zeigen.
- Die Pflegeperson verteilt das Öl bzw. die Lotion wie in **Abbildung 3-39a** gezeigt auf ihren Handinnenflächen und trägt sie dann von oben nach unten auf den Rücken des Patienten auf. In der kalten Jahreszeit kann die Flüssigkeit in der Hand etwas angewärmt werden.
- Dann werden die Hände flächig und mit beidseitig gleichem Druck auf den Ausgangspunkt der Einreibung, den Nacken, gelegt,

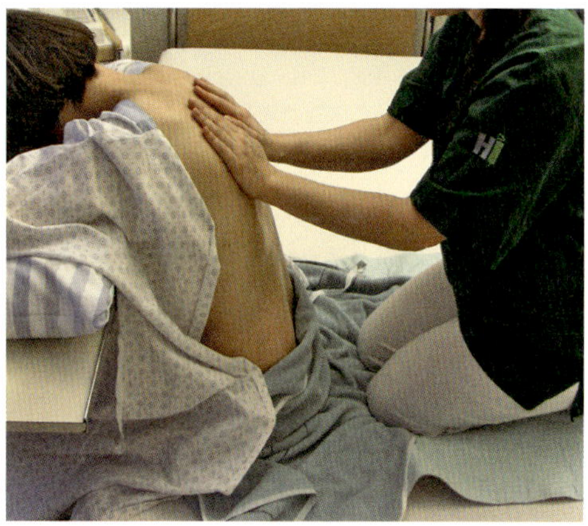

Abbildung 3-38a, b: Die Pflegeperson nimmt eine physiologische Körperhaltung ein (Foto: Margrit Hatz-Casparis)

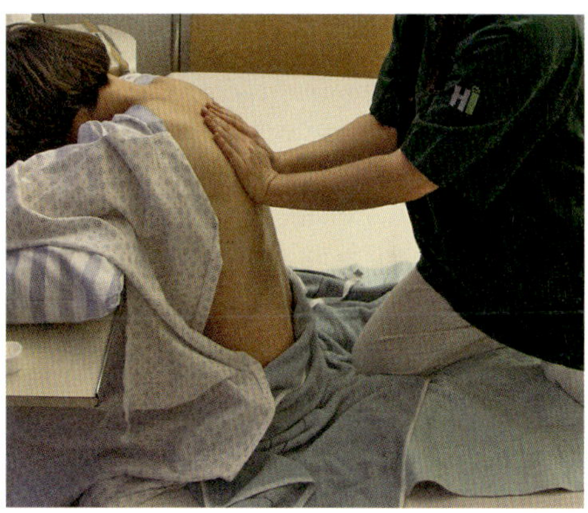

Abbildung 3-38b

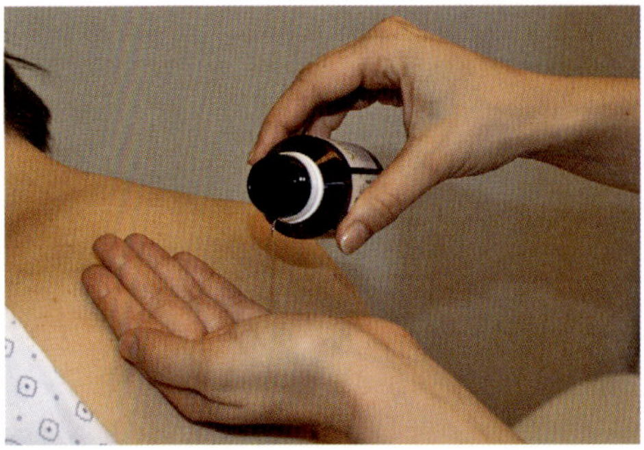

Abbildung 3-39a: Das Öl verteilt die Pflegeperson in den Handinnenflächen (Foto: Margrit Hatz-Casparis)

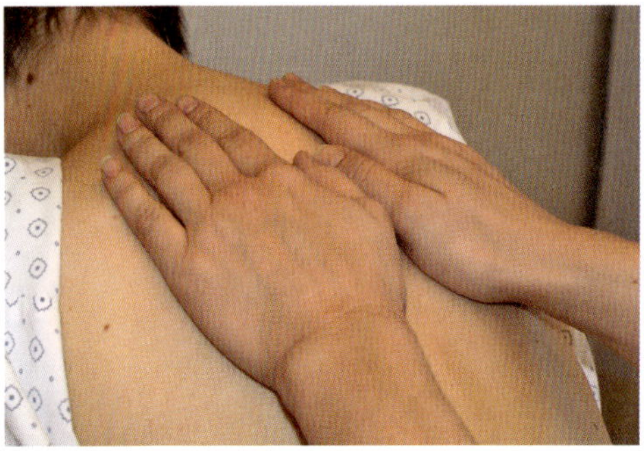

Abbildung 3-39b: Beide Hände werden flächig und mit beidseitig gleichem Druck auf den Nacken als Ausgangspunkt der Einreibung gelegt (Foto: Margrit Hatz-Casparis)

um den Rhythmus der Atmung des Patienten zu erspüren – siehe **Abbildung. 3-39b.**

- Der Rhythmus der Einreibung wird dem Patienten angepasst. Die Atemfrequenz und der Biorhythmus des Patienten können Hinweise für den anzuwendenden Rhythmus sein. Ziel ist es, den Patienten sanft zu einer verbesserten Atmung zu bewegen.
- Den Patienten nicht dazu auffordern, seine Atmung zu verbessern oder tiefer zu atmen. Die Verbesserung der Atmung wird während der atemstimulierenden Einreibung angeregt, indem der Patient seinen Rücken deutlicher wahrnimmt und sich der stete Rhythmus der Streichungen auf seine Atmung überträgt.

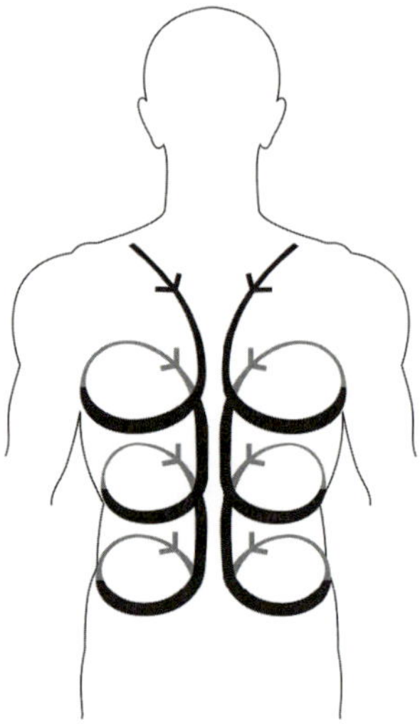

Abbildung 3-40: Die Pflegeperson streicht mit beiden Händen spiralförmig in drei bis fünf Kreisbewegungen vom Nacken bis zum unteren Thorax-Ende (Bienstein & Fröhlich, 2010, S. 177, © Hogrefe)

- Die Einreibung wird in einem Zeitumfang von 5 bis maximal 10 Minuten angeboten.
- Die Pflegeperson ist darauf bedacht, während der Dauer der Einreibung immer mit einer Hand den Körperkontakt aufrechtzuerhalten.
- Die Pflegeperson streicht mit beiden Händen spiralförmig in drei bis fünf Kreisbewegungen vom Nacken bis zum unteren Thorax-Ende, veranschaulicht in **Abbildung 3-40.**
- Die Streichungen beider Hände erfolgen in gleicher Richtung und immer beidseitig der Wirbelsäule von oben nach unten wie in **Abbildung 3-41a.**
- Die nach unten außen kreisende Streichung unterstützt die Ausatmung (dunkle Pfeilrichtung), die nach oben zurück zur Wirbelsäule kreisende Streichung fördert die Einatmung (graue Pfeilrichtung).
- Die **Abbildung 3-41b** weist darauf hin, dass bei der Ausatmung, der Streichung nach unten, der Druck durch Daumen und Zeigefinger leicht erhöht wird. Bei der Streichung nach außen wandert dieser Druck in die Kleinfingerkante. Während der darauffol-

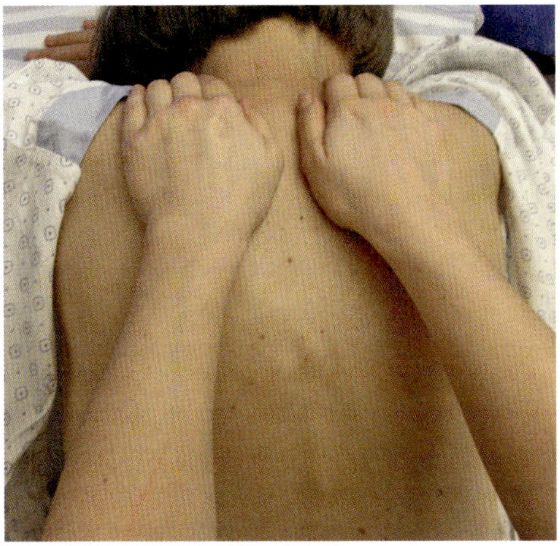

Abbildung 3-41a: Beide Hände streichen in gleicher Richtung beidseitig der WS von oben nach unten (Foto: Margrit Hatz-Casparis)

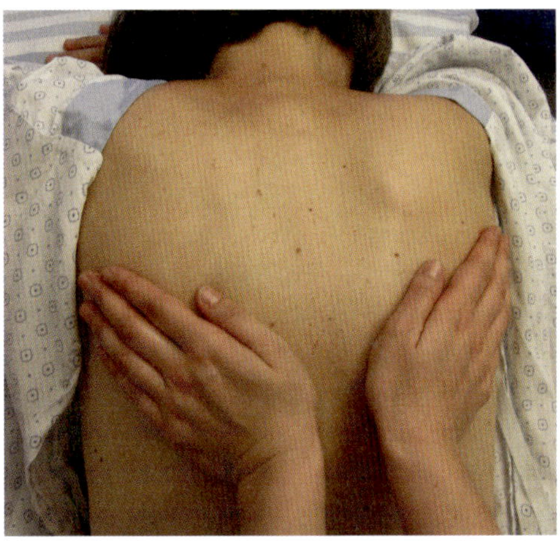

Abbildung 3-41b: Während der spiralig kreisförmigen Streichung wandernder Druck in der Hand von Daumen-Zeigefinger zu Kleinfingerkannte und flächig zurück (Foto: Margrit Hatz-Casparis)

genden Einatmung, der Streichung nach oben zurück in Richtung Wirbelsäule, wandert der leichte Druck über die flächige Hand zurück zu Daumen und Zeigefinger. Dadurch wird der physiologische Atemrhythmus betont.

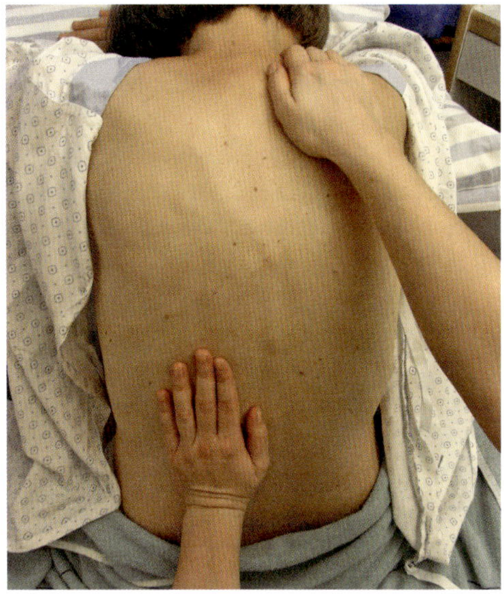

Abbildung 3-41c: Beim Wechsel von unten nach oben eine Hand nach der anderen an den Ausgangspunkt am Nacken legen (Foto: Margrit Hatz-Casparis)

- Den Patienten bitten, sich zur Behaglichkeit seiner Position und zum Berührungsdruck zu äußern.
- Beim Wechsel von unten nach oben eine Hand nach der anderen an den Ausgangspunkt am Nacken legen, dargestellt in **Abbildung 3-41c**.
- Vor der letzten Abfolge wird dem Patienten mitgeteilt, dass danach die Einreibung beendet sein wird.
- Den Patienten nicht direkt im Anschluss an die atemstimulierende Einreibung über Wirkung und Empfindungen befragen. Erst ca. 20 Minuten nach Abklingen der Nachwirkungszeit kann sich der Patient zu seinem Erleben äußern.

3.2.3 Wahrnehmungsorientierte Positionierungen

Zur Wahrnehmungsförderung wurden verschiedene, zielorientierte Liege- und Sitzpositionen entwickelt. Die einzelnen Positionierungen sind spezifisch auf die körperliche Wahrnehmung, die Beweglichkeit und auf das Wahrnehmen der materiellen Umgebung ausgerichtet:

- Die *körperumgrenzende Positionierung* wird zur Entspannung, Ruhefindung und Konzentration auf sich selbst angewendet. **Abbildung 3-42** zeigt die Positionierung.
- Die *körperlängen- und körperflächenorientierende Positionierung* wird zur Orientierung über die eigenen Körperteile und/oder als Vorbereitung auf nachfolgende Aktivitäten angewendet, dargestellt in **Abbildung 3-43**.
- Die in der **Abbildung 3-44** die *Körperteile verbindende Positionierung* wird zur Unterstützung des Körperbildes durch Eigenkontakt und zur Vermittlung der Symmetrie wie auch zur Unterstützung des Gleichgewichts angewendet.
- Die *bewegungsfördernde Positionierung* wird zur Förderung der Beweglichkeit, zur Anregung aller Sinne und der Umgebungsorientierung angewendet, dargestellt in **Abbildung 3-45**.

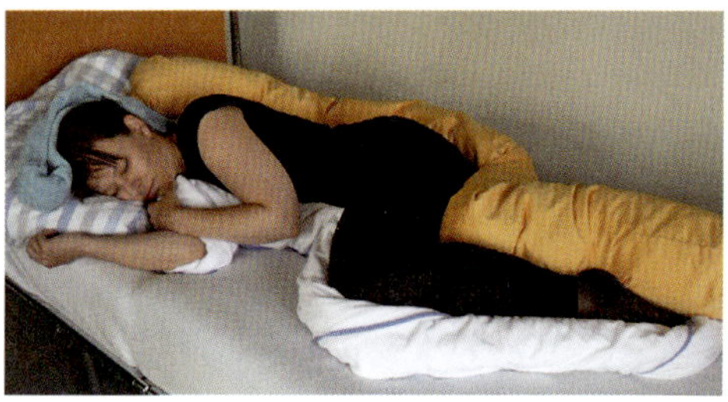

Abbildung 3-42: Körperumgrenzende Positionierung (Foto: Margrit Hatz-Casparis)

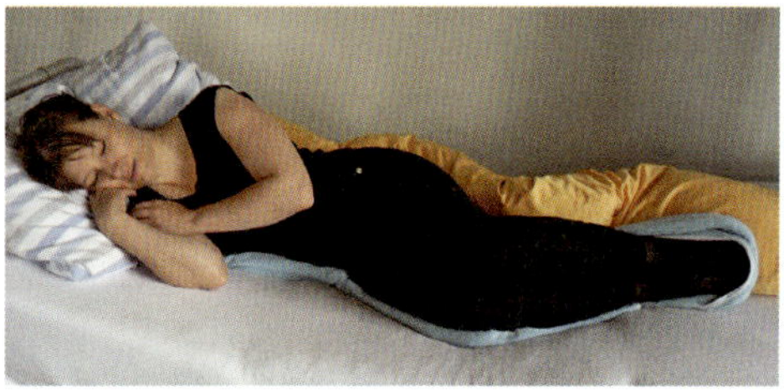

Abbildung 3-43: Körperlängen- und körperflächenorientierende Positionierung (Foto: Margrit Hatz-Casparis)

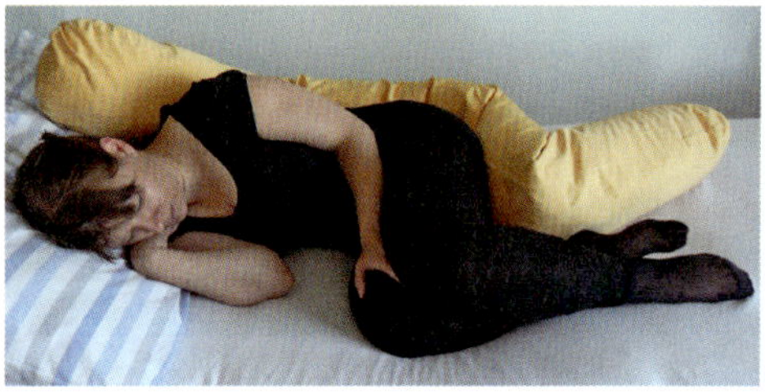

Abbildung 3-44: Körperteile verbindende Positionierung (Foto: Margrit Hatz-Casparis)

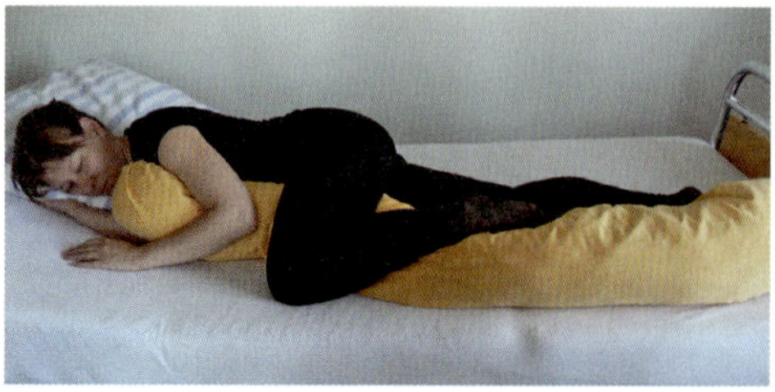

Abbildung 3-45: Bewegungsfördernde Positionierung (Foto: Margrit Hatz-Casparis)

Wahrnehmungsorientierte Positionierungen werden durch den Austausch zwischen Patient und Pflegeperson geleitet. Dem natürlichen Bewegungsdrang der Patienten wird möglichst Folge geleistet, dadurch werden häufig kleine Positionsveränderungen ausgelöst. Bei Patienten, die sich kaum oder nicht bewegen und sich nicht selbst berühren können, werden die Extremitäten möglichst in Kontakt mit dem Körperstamm oder Kopf positioniert. Die gewohnte Selbstwahrnehmung über die eigene Berührung wird so möglichst beibehalten.

Die einzelnen Positionierungen haben eine kurze Wirkungszeit, die jeweiligen Körperregionen sind nicht lange bewusst spürbar. Indem die Position häufig verändert wird, erhält der Patient fortlaufend neue Spürinformationen. Diese ermöglichen ihm, sein Körperbild und Körpergefühl aufrechtzuerhalten. Es werden verschieden schwere Positionierungsmaterialien von unterschiedlicher Konsistenz und Größe verwendet. Patienteneigene Materialien sind ebenfalls hilfreich. So wird auch die materielle Umgebung erfahrbar gemacht.

Der Positionswechsel wird immer angebahnt, indem die Patienten zuerst verbal und anschließend nonverbal darauf vorbereitet werden. Die geplante Richtung wird zur Unterstützung der Orientierung auch über Berührungen angezeigt, indem durch feinfühlige Bewegungen ein Finger, die Hand oder der Arm des Patienten in die Richtung geführt werden. Wichtig ist auch, dass der Kopf behutsam in die geplante Richtung bewegt wird.

Es gilt zu erkunden, in welchem Umfang Angehörige wünschen und/oder bereit sind, wahrnehmungsorientierte Positionierungen durchzuführen. Die Nähe der Angehörigen kann zur Förderung der Gesundung und des Wohlbefindens beitragen und dem Patienten Sicherheit vermitteln. Neben der Bereitschaft der Angehörigen ist eine gute Anleitung Voraussetzung dafür, dass sie selbst wahrnehmungsorientierte Positionierungen durchführen.

Auch hier kann durch eine gute Vorbereitung die nötige Ruhe vermittelt werden.

- Alle erforderlichen Materialien und Hilfsmittel bereitstellen, damit der Patient während der Positionierung nicht verlassen werden muss, wie in **Abbildung 3-46** dargestellt.
- Die Materialien und Hilfsmittel werden mit Blick auf das optimale Minimum hin ausgewählt. Dadurch können die Reaktionen auf die Materialien und Hilfsmittel vom Patienten eindeutiger wahrgenommen, interpretiert und bei weiteren Positionierungen individueller angeboten werden.
- Mit farbigen Tüchern (Seide/Baumwolle) arbeiten, um z. B. Bettgitter den Bettseitenschutz zu behängen, weißen Wänden Farbe zu verleihen oder Lichtquellen zu reduzieren – siehe **Abbildung 3-47.**
- Die Umgebung ist ruhig und orientierungsfördernd zu gestalten, wie das Beispiel in **Abbildung 3-48** zeigt.
- Störender Lärm, Licht oder Sonneneinstrahlung sind möglichst zu reduzieren – siehe **Abbildung 3-49.**

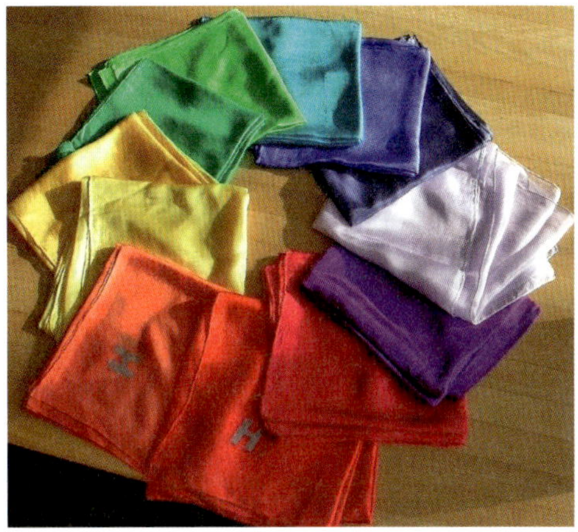

Abbildung 3-47: Farbige Seidentücher reduzieren Lichtquellen und geben Farbe (Foto: Margrit Hatz-Casparis)

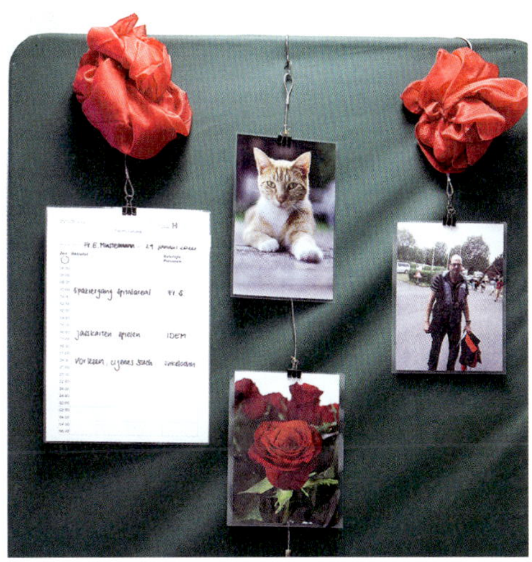

Abbildung 3-48: Beispiel einer ruhigen, orientierungsfördernden Umgebungsgestaltung (Foto: Bodo Ruedi)

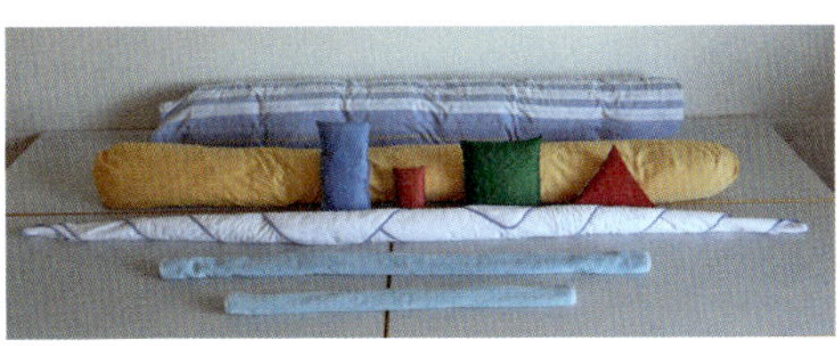

Abbildung 3-46: Materialien und Hilfsmittel bereitstellen (Foto: Margrit Hatz-Casparis)

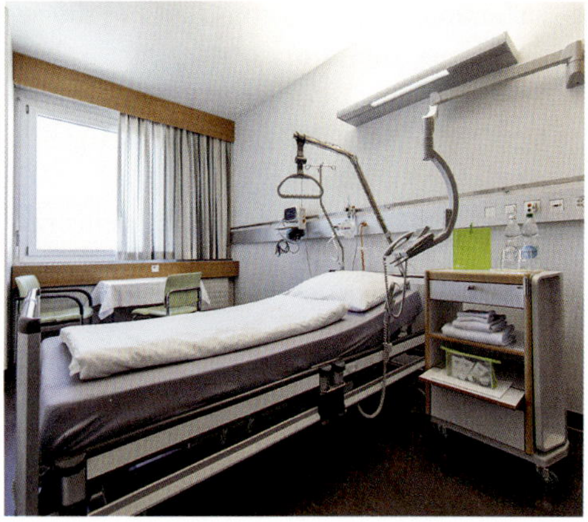

Abbildung 3-49: Lärm. Licht und Sonneneinstrahlung reduzieren (Foto: Kantonsspital St.Gallen)

Wichtiger Hinweis

Bei Patienten, bei denen ein **Dekubitusrisiko** besteht, ist auf die prophylaktischen Interventionen zu achten.

„Wer um *Haltung* ringt, kann nicht *aufmerksam* sein“ (Fröhlich, 2008). Die **Stabilität** in Positionierung/Haltung ermöglicht die **Aktivität** des Menschen in Bezug auf seine Aufmerksamkeit, Wachheit, Konzentration sowie sein eigenaktives Handeln und Interagieren (Müller et al., 2022). Vor allem die körperumgrenzende und körperflächenbetonende Positionierung verbunden mit einem „Fußsohlen-Boden- bzw. Fußsohlen-Positionierungsmaterial-Kontakt“ ermöglicht die Ausgangsbasis für eine gelingende Aktivität im Setting von Pflege, Betreuung und Therapie.

Körperumgrenzende Positionierung

Die körperumgrenzende Positionierung wird grundsätzlich zur Entspannung und Ruhe sowie für das Wohlbefinden und die Erholung angewendet. Beispielsweise bei Patienten, die:

- sich in ständiger Unruhe befinden
- nervös wirken
- nicht einschlafen können
- ängstlich erscheinen
- eine hohe Körperspannung aufweisen
- erschöpft wirken
- unter chronischen Schmerzen leiden
- im Sterben liegen.

In der Regel wird die körperumgrenzende Positionierung vorbereitend auf eine nachfolgende Ruhephase geplant. Die körperumgrenzende Positionierung dient dem Patienten zur deutlicheren Körperwahrnehmung und Körperintegrität. Dies fördert auch das Gefühl der Sicherheit. Stress und körperliche Anspannung können sich reduzieren, und das Ausruhen und Einschlafen wird unterstützt.

- Die Lage der körperumgrenzenden Position orientiert sich an den Gewohnheiten des Patienten.
- Wenn die bevorzugte Lage nicht erfragt werden kann, orientiert sich die Pflegeperson an der embryonalen Seitenlage, wie in **Abbildung 3-50** dargestellt.

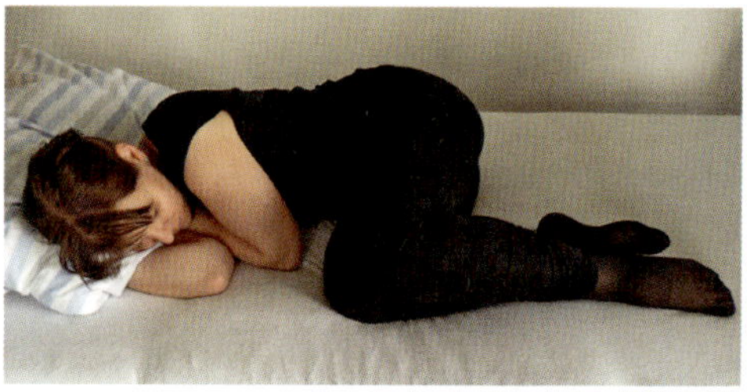

Abbildung 3-50: Orientierung an der embryonalen Seitenlage (Foto: Margrit Hatz-Casparis)

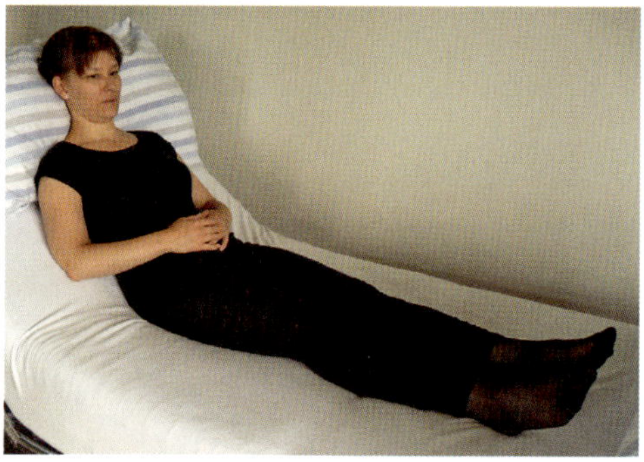

Abbildung 3-51: Leicht sitzende Rückenposition (Foto: Margrit Hatz-Casparis)

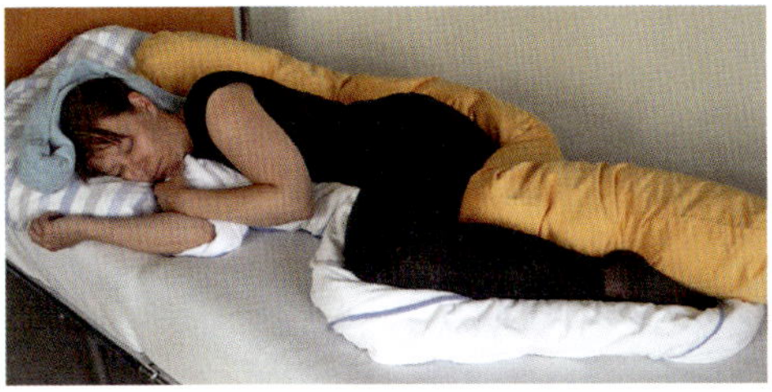

Abbildung 3-52: Großflächige Umgrenzung des Körpers (Foto: Margrit Hatz-Casparis)

- Bei Patienten, die nicht seitlich positioniert werden können, ist eine leicht sitzende Rückenposition zu wählen wie in **Abbildung 3-51**.
- In der in **Abbildung 3-52** gezeigten Position sollen die Körpergrenzen möglichst großflächig spürbar sein.
- Zu beachten ist, dass die Atmung des Patienten nicht eingeschränkt wird.
- Eine körperumgrenzende Positionierung kann bis zu drei Stunden beibehalten werden.

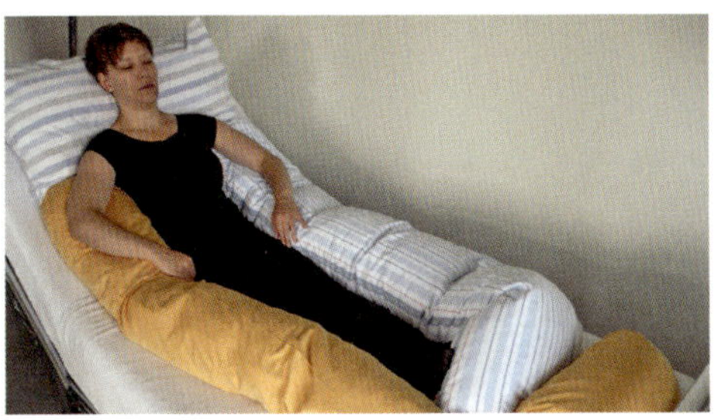

Abbildung 3-53a: Umgrenzung der Füße (Foto: Margrit Hatz-Casparis)

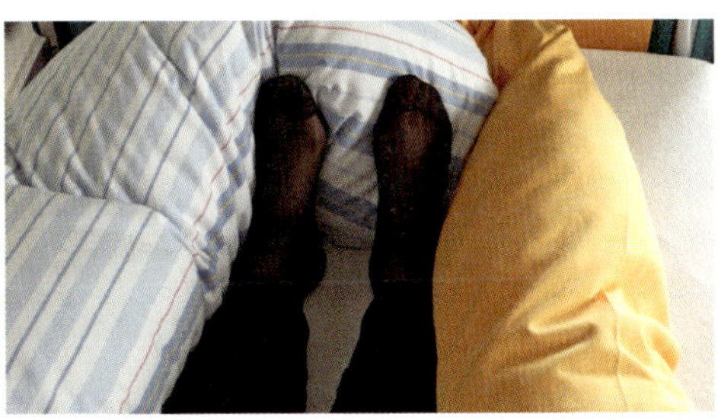

Abbildung 3-53b: Umgrenzung der Füße – auf die Spitzfuß-Prophylaxe achten (Foto: Margrit Hatz-Casparis

- Umgrenzungen der Füße sind mit Materialien auszuführen, die nicht im Widerspruch zur Spitzfuß-Prophylaxe stehen. Die Fußumgrenzung zeigen die **Abbildungen 3-53a, b**.

Körperlängen- und körperflächenorientierende Positionierung

Die körperlängen- und körperflächenorientierende Positionierung dient dem Patienten zur eigenen körperlichen Orientierung, steigert die Konzentrationsfähigkeit und fördert die Eigenaktivität sowie das Interesse an der Mitwelt und wird beispielsweise bei Patienten angewendet, die:

- somnolent sind
- sich kaum bewegen und sich deswegen kaum spüren
- durch Lähmungen eingeschränkt sind
- unaufmerksam wirken
- depressiv verstimmt sind.

In der Regel werden diese Positionierungen tagsüber und vorbereitend auf weitere Aktivitäten angeboten, z. B. auf die Mobilisierung zum Essen, auf die Körperpflege und auf therapeutische Handlungen.

- Die Lage der körperlängen-, körperflächen- oder körperteileorientierenden Position wird an den Gewohnheiten des Patienten ausgerichtet. Wenn die bevorzugte Lage nicht erfragt werden kann, orientiert sich die Pflegeperson an der aktuellen Liegeposition des Patienten.
- In der Position sollen gezielt Körperlänge, Körperflächen oder einzelne Körperteile

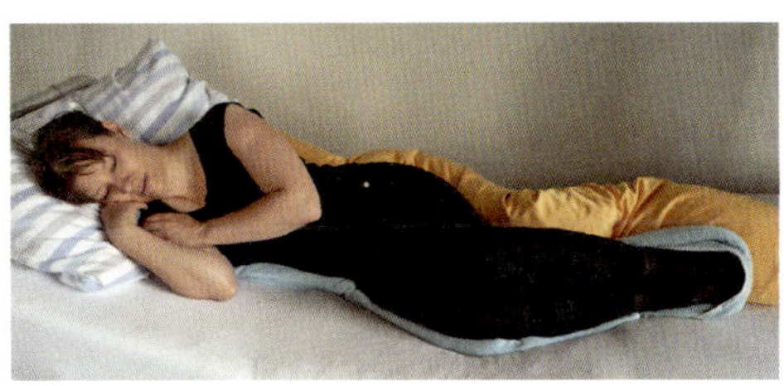

Abbildung 3-54a: Orientierung an der aktuellen Liegeposition des Patienten (Foto: Margrit Hatz-Casparis)

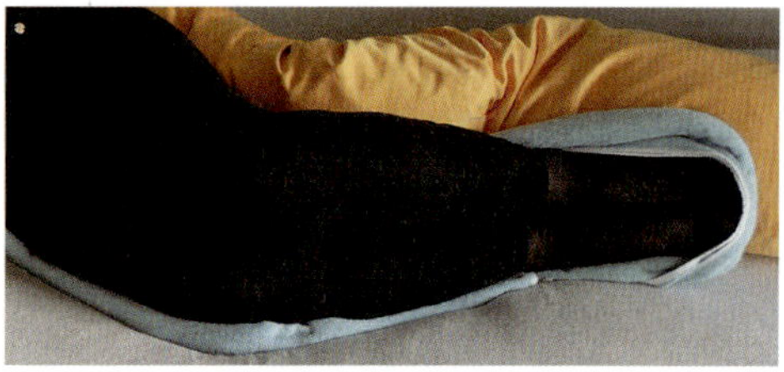

Abbildung 3-54b: Wahrnehmungsorientierte Position: die Beine (Foto: Margrit Hatz-Casparis)

wahrgenommen werden, wie in Abbildung **3-54a** und **3-54b dargestellt.**

- Zu beachten ist, dass die Atmung des Patienten nicht eingeschränkt wird.

Um es dem Patienten zu ermöglichen, seine Körperlänge wahrnehmen zu können, bieten sich unterschiedliche Positionierungen an.

Körperlänge wahrnehmen (1)

- Lange, dünne Tuchrollen unter Beine, Arme oder den Rücken des Patienten legen, wie in den **Abbildungen 3-55a, 3-55b, 3-55c** dargestellt.
- Den Patienten 10 bis 30 Minuten in der Position belassen.

Körperlänge wahrnehmen (2)

- Eine Kopfbedeckung und die gleichzeitige Betonung der Fußsohlen ermöglichen es dem Patienten, seine Körperlänge wahrzunehmen, wie in **Abbildung 3-56** gezeigt. Die Betonung der Fußsohlen kann durch straffe Socken, weiche Schuhe oder Einwicklung mit Tüchern erreicht werden.
- Den Patienten 10 bis 30 Minuten in der Position belassen.

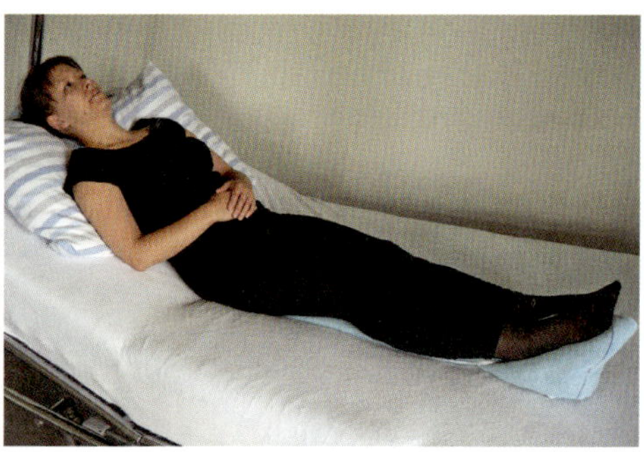

Abbildung 3-55a: Lagerung der Beine mit Tuchrollen (Foto: Margrit Hatz-Casparis)

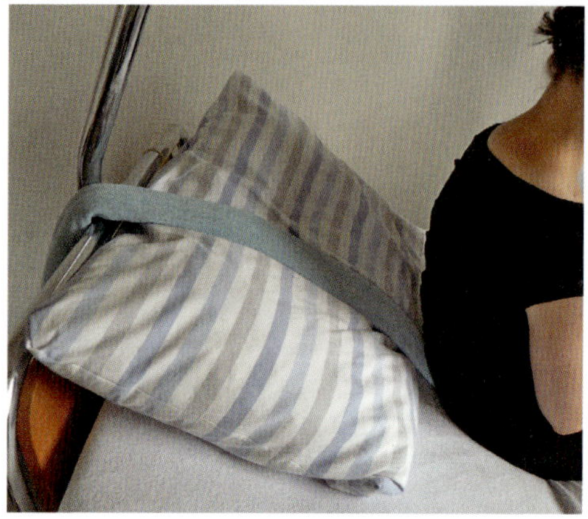

Abbildung 3-55b: Lagerung mit Tuchrollen unter dem Rücken (Foto: Margrit Hatz-Casparis)

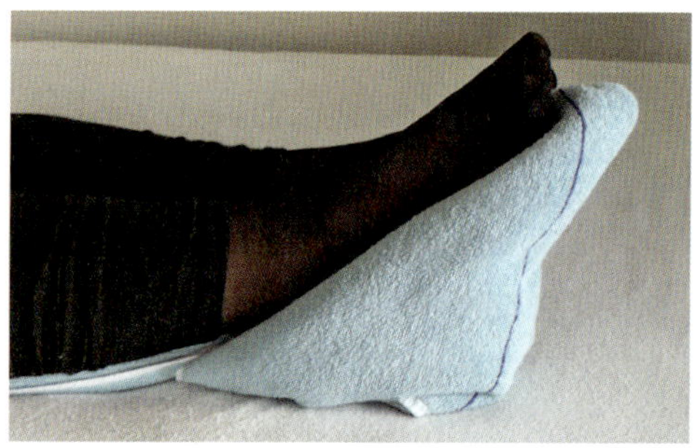

Abbildung 3-55c: Lagerung mit Tuchrollen an den Füßen (Foto: Margrit Hatz-Casparis)

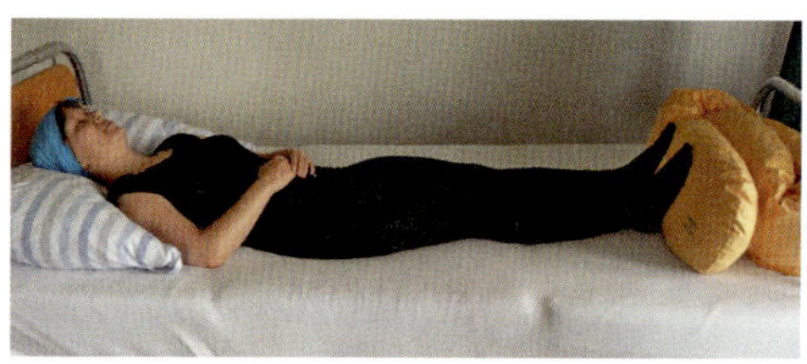

Abbildung 3-56: Kopfbedeckung und gleichzeitige Betonung der Fußsohlen (Foto: Margrit Hatz-Casparis)

Körperlänge wahrnehmen (3)

- In der Bauchlage verhelfen lange, durchgehende Tuchrollen zur Wahrnehmung der Körperlänge, dargestellt in **Abbildung 3-57a** und **3-57b.**
- Den Patienten 10 bis 30 Minuten in der Position belassen.
- Danach lassen sich die Tuchrollen seitlich nach unten herausziehen, was den Effekt zusätzlich verstärken kann.
- Nach dem Entfernen der Tuchrollen kann der Patient weiter in Bauchlage verbleiben.

Um dem Patienten zu ermöglichen, die Körperflächen/Körperteile wahrzunehmen, bieten sich verschiedene Positionierungen an.

Körperflächen/Körperteile wahrnehmen (1)

- Ein Spanntuch im unteren Bereich des Körperstammes lässt den Patienten die Körperfläche in diesem Bereich wahrnehmen. Diese Wahrnehmung ist von großer Bedeutung und vermittelt dem Patienten Sicherheit.

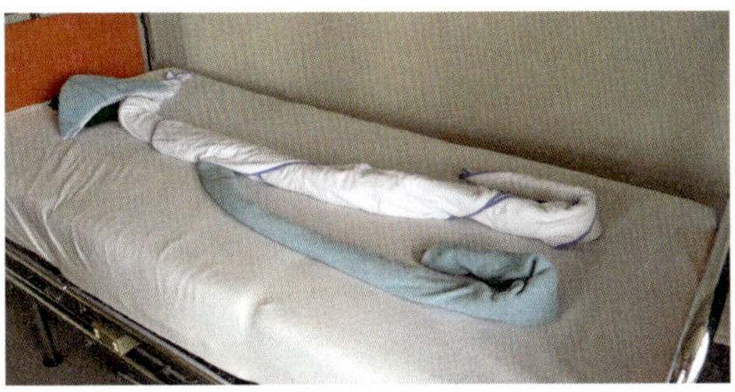

Abbildung 3-57a: Lange Tuchrollen für die Wahrnehmung in Bauchlage (Foto: Margrit Hatz-Casparis)

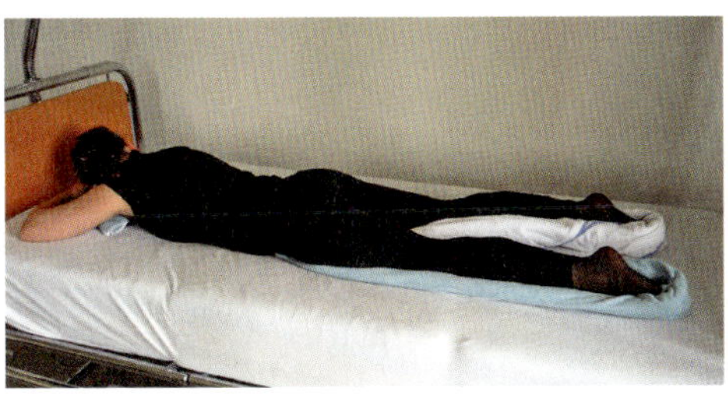

Abbildung 3-57b: Ein Patient in Bauchlage (Foto: Margrit Hatz-Casparis)

- Auf der Höhe des Beckens und der Oberschenkel ein in der Länge gefaltetes Badetuch über den Bauch legen und beidseits straff unter den Körper des Patienten schieben. Auf einer Seite wird das Ende des gespannten Tuches lose auf dem Bett belassen, wie in **Abbildung 3-58a** dargestellt.
- Den Patienten 10 bis 30 Minuten in der Position belassen.
- Danach das lose Ende des Tuches langsam und flächig hervorziehen, damit der Patient seine seitliche Fläche spüren kann. **Abbildung 3-58b** zeigt das Vorgehen.
- Der Patient kann mit dem Tuch auf dem Bauch weiter in der Position verbleiben.

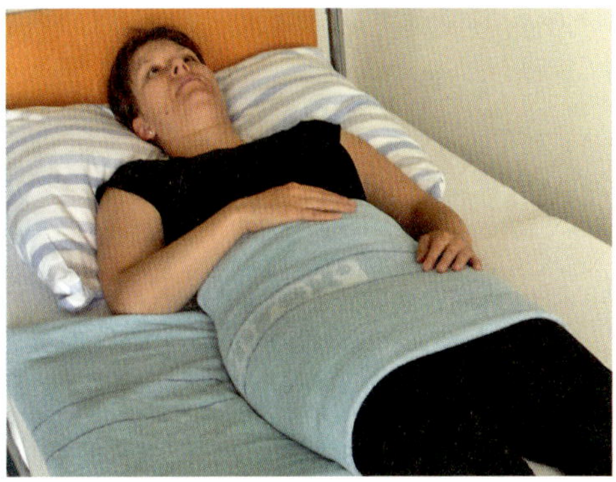

Abbildung 3-58a: Körperflächen/Körperteile wahrnehmen mit Hilfe eines Badetuchs (Foto: Margrit Hatz-Casparis)

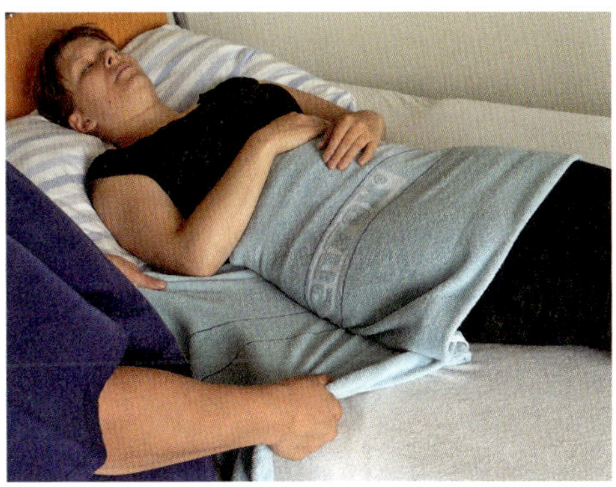

Abbildung 3-58b: Spüren der seitlichen Körperfläche durch das Herausziehen des Badetuchs (Foto: Margrit Hatz-Casparis)

Körperflächen/Körperteile wahrnehmen (2)

- Eine in der Länge gefaltete, dünne Baumwolldecke wird vom oberen Bereich des Körperstammes bis zu den Oberschenkeln unter den Patienten gelegt – siehe **Abbildung 3-59a**.
- Danach wird der Patient auf eine Seite positioniert, wie in **Abbildung 3-59b** dargestellt.
- Das Tuch wird über den Rücken und die Hüfte gespannt. Beide Tuchenden werden unter die Matratze geschoben, wobei das obere Tuch griffbereit hervorschaut – siehe **Abbildung 3-59c.**
- Die Arme kann der Patient frei bewegen und in gewohnter Weise positionieren.
- Den Patienten 10 bis 30 Minuten in der Position belassen.
- Wenn immer möglich wird der Patient angeleitet, selbst am Tuch zu ziehen, um die Straffung und somit die Position zu verändern, wie **Abbildung 3-59d** veranschaulicht.

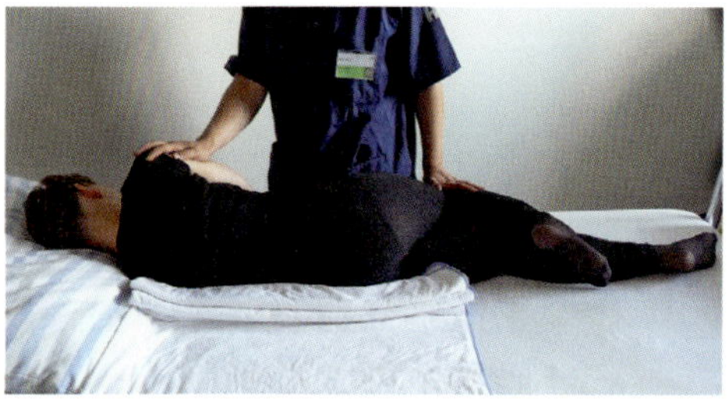

Abbildung 3-59a: Körperfläche/Körperteile wahrnehmen mit Hilfe einer Baumwolldecke (Foto: Margrit Hatz-Casparis)

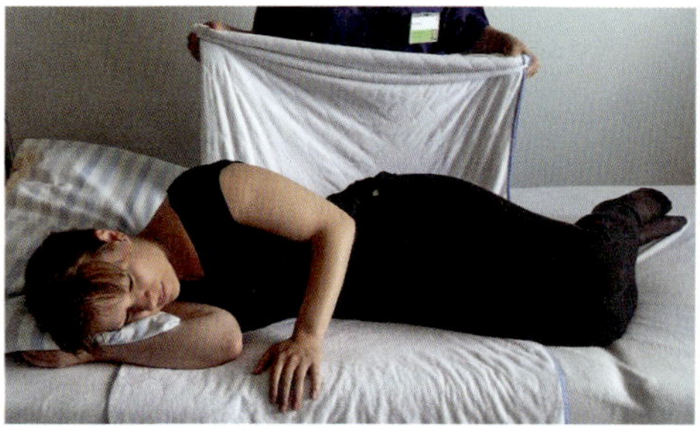

Abbildung 3-59b: Position des Patienten in der Seitenlage (Foto: Margrit Hatz-Casparis)

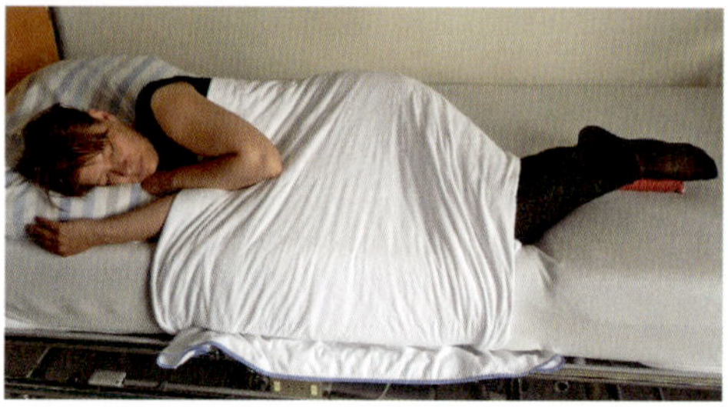

Abbildung 3-59c: Spannung des Baumwolltuches über Rücken und Hüfte (Foto: Margrit Hatz-Casparis)

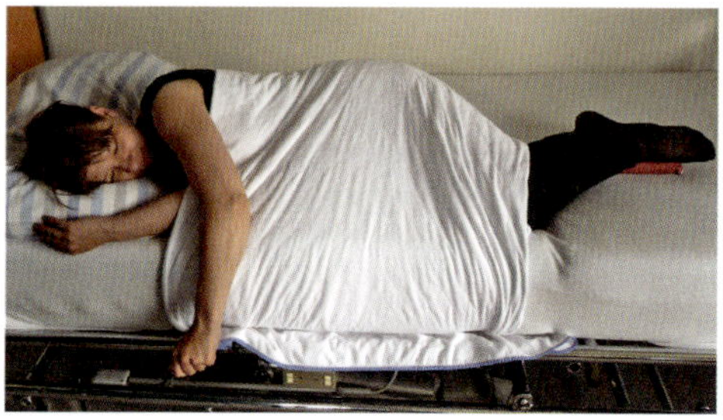

Abbildung 3-59d: Straffung und Ziehen des Tuches durch den Patienten selbst (Foto: Margrit Hatz-Casparis)

Körperflächen/Körperteile wahrnehmen (3)

- Ein Bein oder einen Arm einzeln in ein Frottier- oder Badetuch einwickeln, wie in **Abbildung 3-60** und **3-61** dargestellt.
- Mit dem Tuch wird eine Verbindung zum Körperstamm hergestellt. Diese Verbindung verhilft dazu, das Bein oder den Arm als integrierten Teil des gesamten Körpers wahrzunehmen.

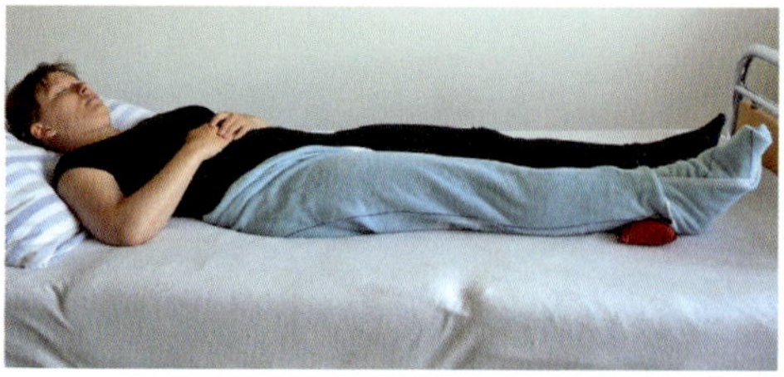

Abbildung 3-60: Ein Bein eingewickelt in einem Frottiertuch (Foto: Margrit Hatz-Casparis)

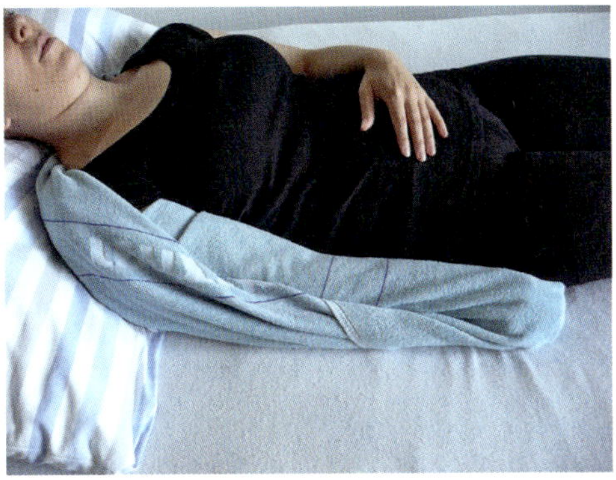

Abbildung 3-61: Ein Arm eingewickelt in einem Frottiertuch (Foto: Margrit Hatz-Casparis)

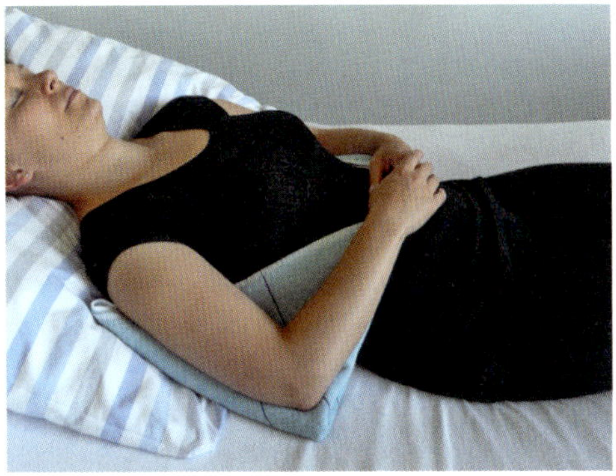

Abbildung 3-62: Verbindung beider Hände und Bauch (Foto: Margrit Hatz-Casparis)

Körperteile verbindende Positionierung

Die Körperteile verbindende Positionierung wird zur Unterstützung des Körperbildes, zur Vermittlung der Symmetrie und zur Unterstützung des Gleichgewichts angewendet. Bei dieser Art der Positionierung werden der Kontakt und die Berührung des eigenen Körpers gefördert. Dies unterstützt das Gefühl von Sicherheit. Stress und körperliche Anspannung können sich reduzieren. Die Patienten werden ruhiger, was das Ausruhen und Einschlafen fördert. Angewendet wird sie bei Patienten, die:

- sich kaum bewegen und sich deswegen kaum spüren können
- eine hohe Körperspannung aufweisen
- durch Lähmungen eingeschränkt sind
- ängstlich erscheinen
- nicht einschlafen können
- im Sterben liegen.

In der Regel werden Körperteile verbindende Positionierungen in Kombination mit den oben behandelten Positionierungen angewendet.

- Die Verbindungen von Körperteilen können vielfältig angeboten werden, beispielsweise die Verbindung beider Hände mit dem Bauch, der Hand mit dem Kopf, der Hand mit einem Bein, beider Beine und beider Füße. Die **Abbildungen 3-62, 3-63, 3-64, 3-65, 3-66** zeigen Beispiele verbindender Positionierungen.

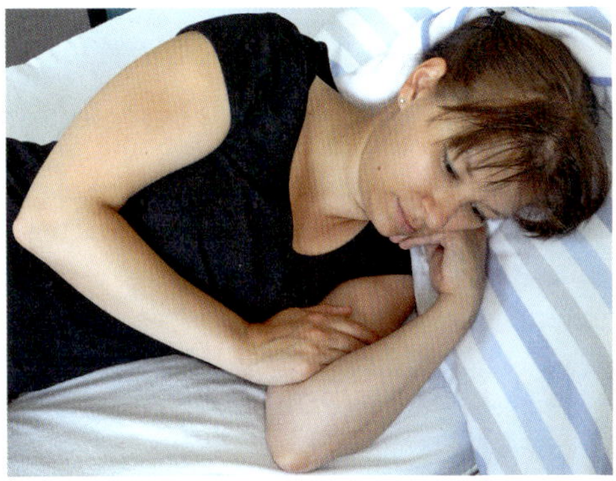

Abbildung 3-63: Verbindung der Hand mit dem Kopf (Foto: Margrit Hatz-Casparis)

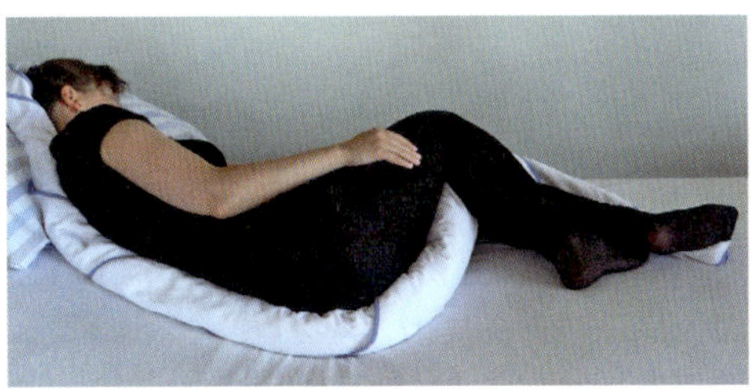

Abbildung 3-64: Verbindung der Hand mit einem Bein (Foto: Margrit Hatz-Casparis)

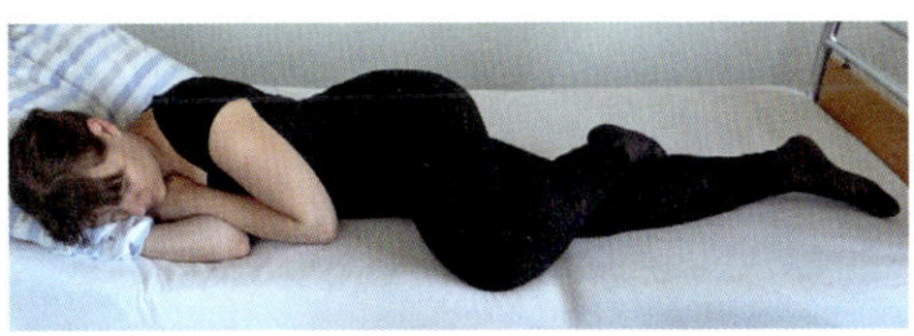

Abbildung 3-65: Verbindung beider Beine (Foto: Margrit Hatz-Casparis)

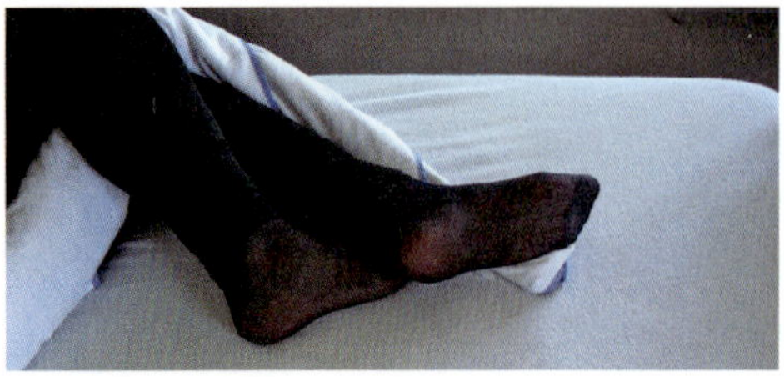

Abbildung 3-66: Verbindung beider Füße (Foto: Margrit Hatz-Casparis)

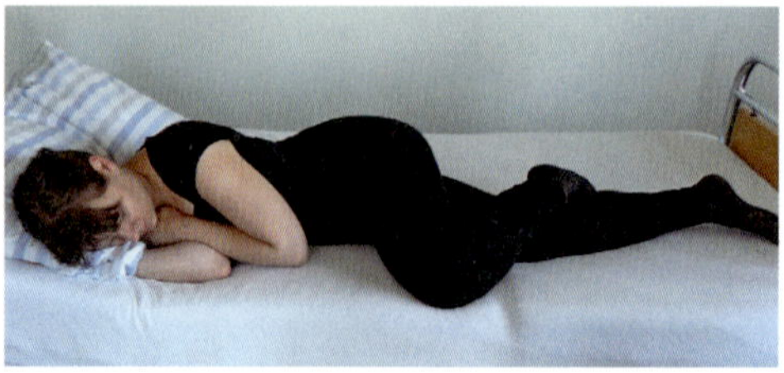

Abbildung 3-67: Position des Patienten in der bevorzugten/stabilen Seitenlage (Foto: Margrit Hatz-Casparis)

- Die Verbindungen dürfen und sollen von Positionierung zu Positionierung variieren.
- Zu beachten ist, dass bei Haut-auf-Haut-Kontakt ein Dekubitus entstehen kann!

Bewegungsfördernde Positionierung

Die bewegungsfördernde Positionierung wird zur Animierung der Beweglichkeit, zur Anregung aller Sinne und zur Umgebungsorientierung angewendet. Dies dient Patienten, die:

- sich kaum bewegen
- wenig körperliche Kraft mobilisieren können
- durch Lähmungen eingeschränkt sind
- unter chronischen Schmerzen leiden
- eine hohe Körperspannung aufweisen
- unter Schlafunterbrüchen leiden.

Mit der bewegungsfördernden Positionierung ermöglicht man dem Patienten die selbstgesteuerte Körperwahrnehmung durch eigene minimale Positionsveränderungen. Dem Patienten wird der eigene Gestaltungsspielraum in der Beweglichkeit erweitert, was die Selbstbestimmung anregt. Zudem erlaubt diese Positionierung dem Patienten in einem Zeitraum bis zu sechs Stunden seine Körperlage, beispielsweise von der Seiten- in die Rückenlage, selbst zu verändern. Die Pflegepersonen müssen folglich den Patienten in den Ruhephasen weniger durch Positionswechsel stören, es werden seltener Schlafphasen unterbrochen und die Qualität der Erholungsphasen steigt.

- Als Ausgangslage wird die vom Patienten bevorzugte Seitenlage gewählt.
- Wenn die bevorzugte Lage nicht erfragt oder beobachtet werden kann, orientiert sich die Pflegeperson an der aktuellen Liegeposition des Patienten und dreht ihn in eine stabile Seitenlage, wie in **Abbildung 3-67** dargestellt.

Um dem Patienten minimale Positionsveränderungen zu ermöglichen, bieten sich verschiedene Positionierungen an.

Bewegungsfördernde Positionierung (1)

- Zu beachten ist, dass die Fortbewegung aus der Seitenlage in die Rückenlage angebahnt wird, indem man den Patienten auf die Veränderbarkeit der stützenden Tuchrolle durch eigene Gewichtsverlagerungen hinweist, dargestellt in **Abbildung 3-68a** und **3-68b.**
- Nach Möglichkeit wird der Patient angeleitet, selbst die Tuchrolle zu verschieben, um so eine Lageveränderung herbeizuführen. Beispiele zeigen die **Abbildungen 3-69a** und **3-69b.**

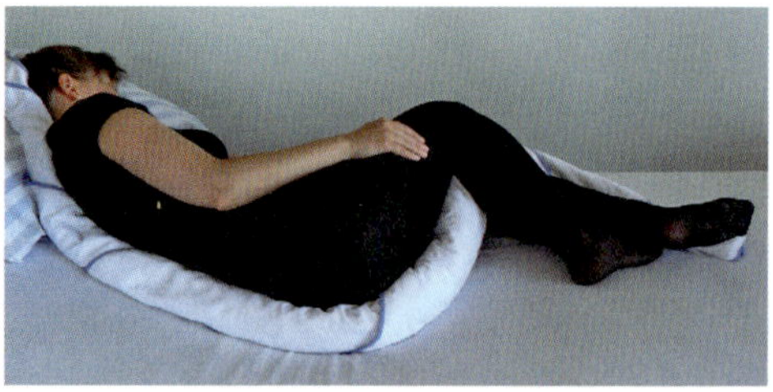

Abbildung 3-68a: Die Fortbewegung aus der Seitenlage anbahnen (Foto: Margrit Hatz-Casparis)

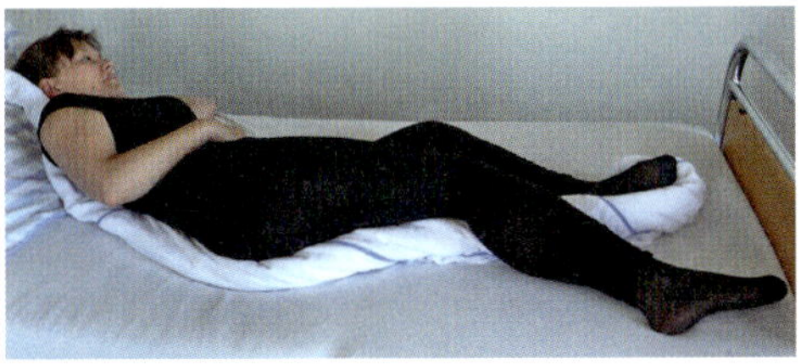

Abbildung 3-68b: Veränderung der Tuchrolle durch Gewichtsverlagerung (Foto: Margrit Hatz-Casparis)

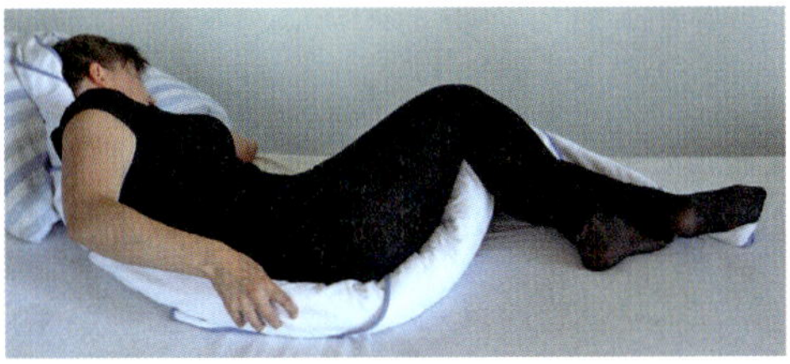

Abbildung 3-69a: Der Patient kann eine Lageveränderung selbst herbeiführen (Foto: Margrit Hatz-Casparis)

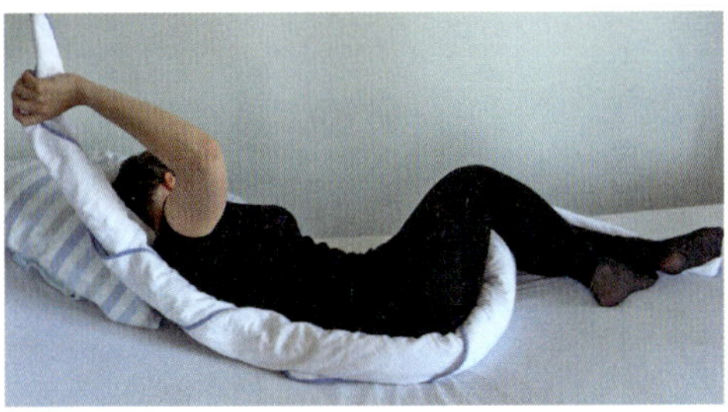

Abbildung 3-69b: Lageveränderung durch Ziehen an der Tuchrolle (Foto: Margrit Hatz-Casparis)

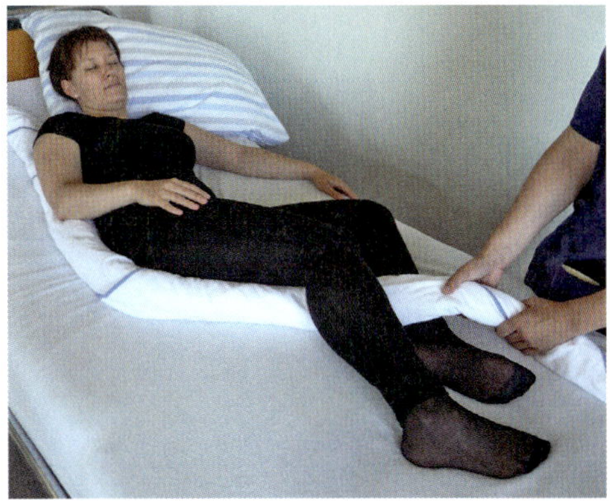

Abbildung 3-70a: Positionsveränderung durch minimales Ziehen an der Tuchrolle (Foto: Margrit Hatz-Casparis)

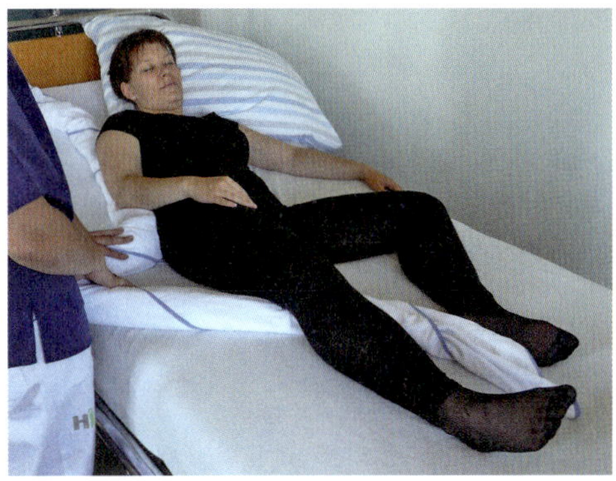

Abbildung 3-70b: Durch ein langsames Ziehen der Tuchrolle kann der Patient die Bewegung erfahren (Foto: Margrit Hatz-Casparis)

Bewegungsfördernde Positionierung (2)

- Die Pflegeperson verändert die Position des Patienten minimal durch achtsames und leichtes Ziehen an der Tuchrolle, wie die **Abbildungen 3-70a** und **3-70b** zeigen. Dieser Vorgang ist dem Patienten in einem langsamen Tempo anzubieten, damit er sich in der Bewegung erfahren kann. Diese minimale Lageveränderung bewirkt über die Skelettmuskulatur eine Anspannung und Entspannung einzelner Muskelketten. Der Patient nimmt sich dadurch auch über die Muskulatur wahr.

Bewegungsfördernde Positionierung (3)

- Der Patient ist durch das Tubekissen vorne abgestützt, wie **Abbildung 3-71a** zeigt, und kann sich durch mehrere Positionsveränderungen selbst in die Rückenlage drehen. Dies ermöglicht es dem Patienten, nach eigenem Bewegungsmuster vorzugehen.
- Die Beine erhalten viel Bewegungsspielraum, zu sehen in **Abbildung 3-71b.**

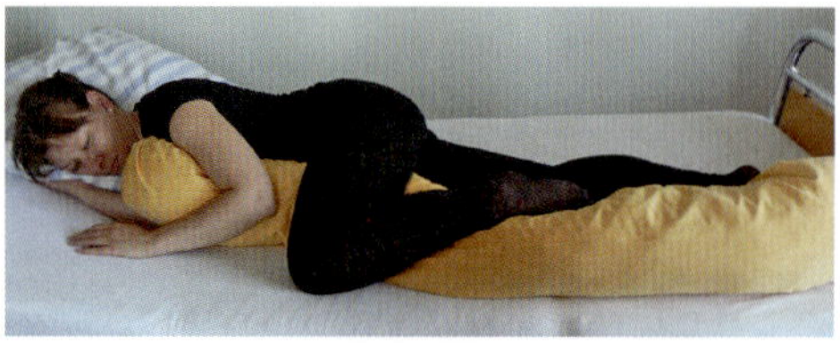

Abbildung 3-71a: Die Abstützung mit einem Tubekissen vorne ermöglicht dem Patienten, sich selbst in die Rückenlage zu drehen (Foto: Margrit Hatz-Casparis)

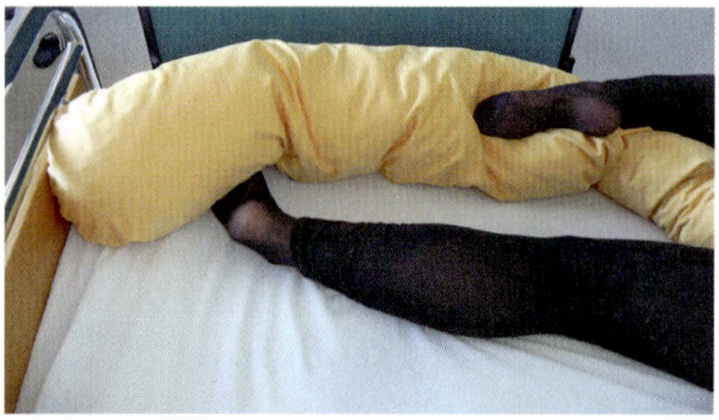

Abbildung 3-71b: Viel Bewegungsspielraum für die Beine (Foto: Margrit Hatz-Casparis)

3.3 Vibratorische Anwendungen

Schwingungen werden über die Hautrezeptoren und durch die Tiefensensibilität wahrgenommen. Die Vibrationswahrnehmung ist Teil der haptischen Wahrnehmung und wird der Feinwahrnehmung zugeordnet. Die Kombination der Hörbarkeit und Fühlbarkeit der vibratorischen Wahrnehmung wirkt sich ersichtlich auf die Emotionalität des Menschen aus (Nydahl & Bartoszek, 2003).

Die vibratorische Wahrnehmung wird durch die Schwingungserfahrung ermöglicht und übermittelt Informationen zum inneren Körperbild, dem Skelett und zur Tiefe und Fülle des Körpers. Die sogenannten Innenräume des Menschen werden dabei bewusster wahrgenommen und bewirken eine innere Stabilität. Feine Schwingungen und Vibrationen, z.B. durch die Stimme der Pflegeperson oder der Angehörigen, können sich positiv auf die Stimmung des Patienten auswirken. Weiter ist bekannt, dass dem Rhythmus des Patienten angepasste Pflegehandlungen Aufmerksamkeit wecken und zu Aktivitäten anregen (Bienstein & Fröhlich, 2010).

Die folgenden **Abbildungen 3-72, 3-73, 3-74, 3-75** verdeutlichen, dass vibratorische Anwendungen mit der Stimme, den Händen wie auch mit unterschiedlichen Medien angeboten werden:

- Die vibratorischen Angebote *über die Stimme der Pflegeperson* werden zur Wahrnehmung des Thorax-Raums, zur Unterstützung der Atmung und zur Förderung der Kommunikationsfähigkeit des Patienten angewendet.
- Die vibratorischen Angebote *über die Hände der Pflegeperson* werden zur Wahrnehmung einzelner Körperteile oder Körperräume des

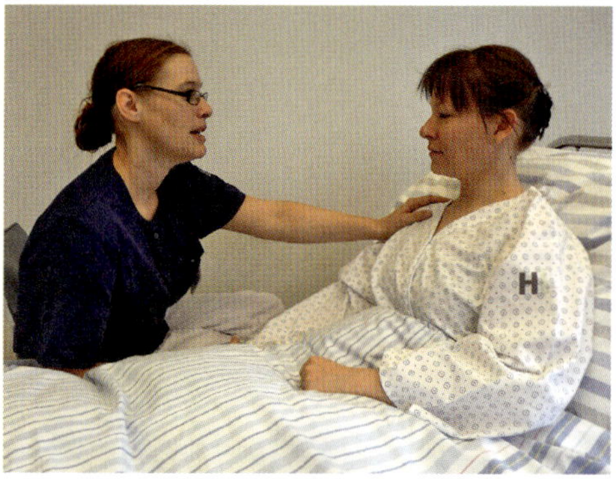

Abbildung 3-72: Vibratorische Angebote über die Stimme der Pflegeperson (Foto: Margrit Hatz-Casparis)

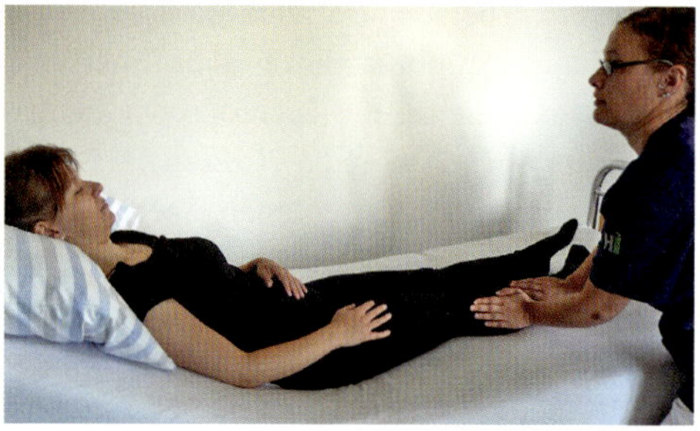

Abbildung 3-73: Vibratorische Angebote über die Hände der Pflegeperson (Foto: Margrit Hatz-Casparis)

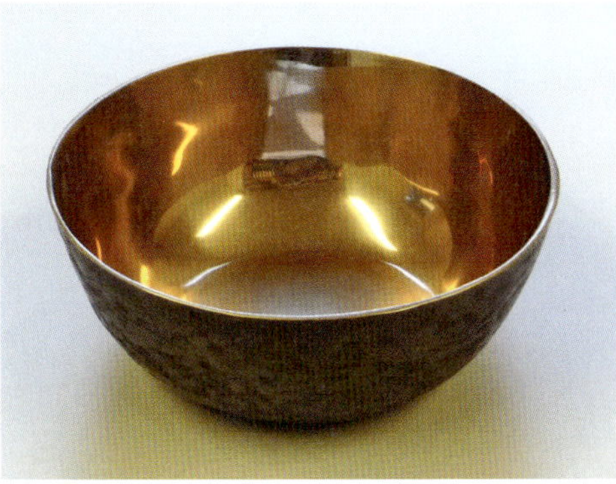

Abbildung 3-74: Vibratorische Angebote über Klangkörper u. elektrische Geräte (Foto: Margrit Hatz-Casparis)

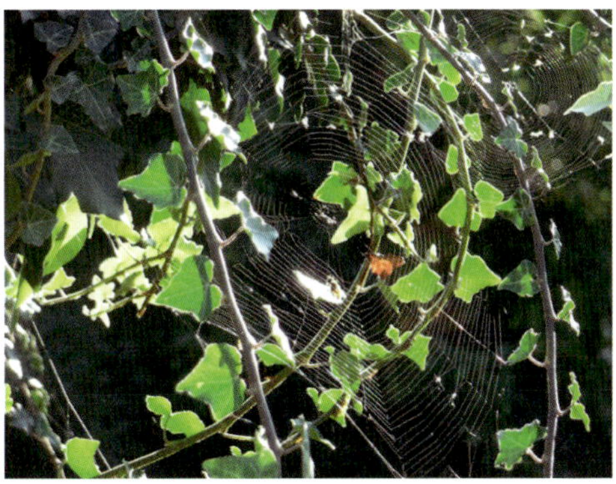

Abbildung 3-75: Vibratorische Angebote Nahebringen aus Natur- und Mitwelt-Elementen (Foto: Margrit Hatz-Casparis)

Patienten, zur Unterstützung der Aufmerksamkeit und der Beweglichkeit angewendet.
- Die vibratorischen Angebote *über Klangkörper und elektrische Geräte* werden zur Wahrnehmung einzelner Körperteile wie auch zur Wahrnehmung des gesamten Körpers des Patienten angewendet.
- Die vibratorischen Angebote *durch das Nahebringen von Elementen aus der Natur und Mitwelt* erinnern den Patienten an alltägliche, ihm bekannte Vibrationswahrnehmungen und fördern Aufmerksamkeit und Interesse.

Vibratorische Angebote stärken die Körperwahrnehmung, unterstützen die bewusstere Wahrnehmung einzelner Körperteile, helfen, den Muskeltonus auszugleichen, lindern Schmerzen und eignen sich somit ausgezeichnet als Vorbereitung vor einer Mobilisation. Zudem vermögen sie Aufmerksamkeit zu wecken, zu beruhigen und zu trösten. Feine Erschütterungen eignen sich zum Lösen von lokalen Verspannungen.

Die vibratorische Wahrnehmung kann über Schwingungen und feine Erschütterungen von außen erzeugt werden. Sie wird jedoch auch durch den eigenen Herzschlag, die eigene Stimme und die eigene Atmung ganz natürlich erfahren. Mobile Menschen erfahren „auf Schritt und Tritt" vibratorische Impulse. Bei starker Einschränkung von Beweglichkeit und Kommunikation fehlen diese aktivierenden Anreize.

Die Auswahl des Mediums, um eine vibratorische Wirkung zu erzielen, wird auf die aktuelle Patientensituation abgestimmt. Die ersten Angebote bedürfen einer klaren Information des Patienten und seiner Bereitschaft. Patienten reagieren sehr unterschiedlich auf Vibrationsangebote. Deshalb ist eine feinfühlige Erkundung der Wirkung und der weiteren Bereitschaft besonders wichtig und notwendig. Vibratorische Anwendungen werden durch den somatischen Dialog zwischen Patienten und Pflegeperson geleitet.

Angewendet werden vibratorische Angebote bei Patienten, die:
- sich in ständiger Unruhe befinden
- nervös und unaufmerksam wirken
- ängstlich erscheinen
- somnolent und antriebsreduziert sind
- sich kaum bewegen
- unter chronischen Schmerzen leiden
- nicht einschlafen können
- im Sterben liegen.

Es gilt zu erkunden, in welchem Umfang Angehörige wünschen und/oder bereit sind, vibratorische Anwendungen durchzuführen. Die Nähe der Angehörigen kann zur Förderung der Gesundung oder des Wohlbefindens beitragen und dem Patienten Sicherheit vermitteln. Neben der Bereitschaft der Angehörigen ist eine gute Anleitung die Voraussetzung dafür, dass sie selbst vibratorische Anwendungen durchführen können.

Wichtiger Hinweis

Vibratorische Anwendungen sind **nicht erlaubt** bei: akutem Myokardinfarkt, akutem zerebralem Infarkt oder zerebraler Blutung, akuter peripherer Gefäßkrankheit, Frakturen, Osteoporose, Blutungsgefahr bei Erkrankungen oder nach Operationen, Gefahr von Hirndruckanstieg oder Epilepsie, akuter und schwerer Depression sowie bei weiteren akuten psychiatrischen Erkrankungen.
Als Ansatzpunkte für vibratorische Anwendungen durch die Pflege sind **nicht erlaubt:** Bauch- und Thorax-Raum, mit Ausnahme des Brustbeins, und die gesamte Wirbelsäule. Dies bedarf vertiefter Kenntnisse in und Erfahrungen mit der physiotherapeutischen Behandlung. Auch direkt auf den Gelenken werden vibratorische Anwendungen nicht durchgeführt.

3.3.1 Die Stimme der Pflegeperson

Vibratorische Anwendungen über die Stimme der Pflegeperson können in Pflegesituationen, beispielweise bei der Körperpflege, eingesetzt oder aber in einem gezielten Setting durchgeführt werden.

- Um eine spürbare Vibration zu erzeugen, ist eine tiefere Tonlage zu wählen. Auch Summen in tiefer Tonlage oder einzelne tiefe Töne haben ihre Wirkung.
- Patienten, welche Lieder und Melodien in Ansätzen singen oder summen, kann die Pflegeperson mit der eignen Stimme unterstützen.
- Durch das Einstimmen in Wort- und Satzwiederholungen oder in Laute des Patienten kann sich ein gemeinsamer „Sing-sang" entwickeln, welcher dem Patienten oftmals hilft, deutlichere Worte oder Laute zu artikulieren.

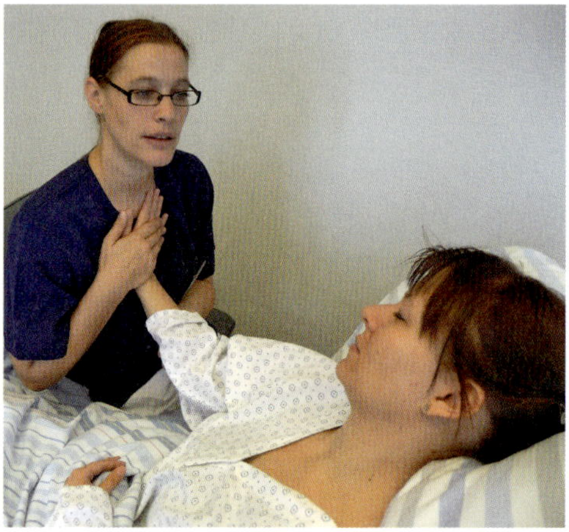

Abbildung 3-76: Die Vibration der Stimme der Pflegeperson über die Knochenleitung spüren lassen (Foto: Margrit Hatz-Casparis)

- Den Patienten die Vibration der Stimme der Pflegeperson über die Knochenleitung spüren lassen, indem die Hand des Patienten auf Brustbein oder Schulterblatt der Pflegeperson gelegt wird, wie in **Abbildung 3-76** dargestellt.
- Mit dem Patienten am Bettrand sitzend summen oder singen und dazu mit den Füßen den Takt klopfen oder rhythmisch mit den Händen klatschen oder mit den Fingern auf die Tischplatte trommeln.

3.3.2 Die Hände der Pflegeperson

Vibratorische Anwendungen über die Hände der Pflegeperson werden in einem gezielten Setting durchgeführt.

- Mit den Händen kann die Pflegeperson z. B. eine Stelle oder Fläche am Arm oder Bein des Patienten tätscheln, schütteln oder vibrieren, wie **Abbildung 3-77** zeigt. Dabei kann mit der flachen Hand, mit den Fingerspitzen oder der Handkante gearbeitet werden. Richtung, Druck und Ausdehnung werden individuell angepasst.
- Diese Anwendungen wirken lokal auf die Muskeln und führen über die tieferen Gewe-

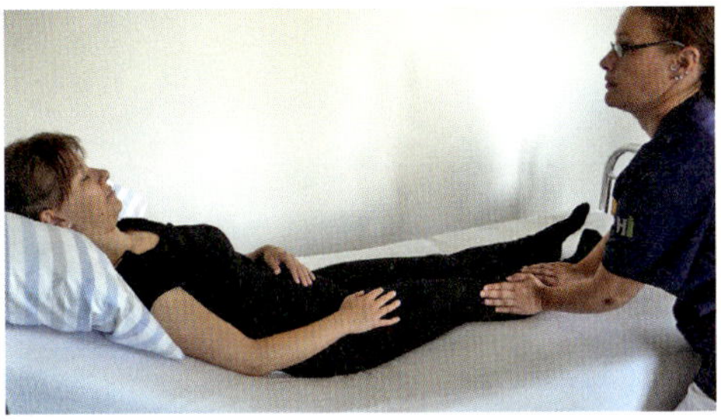

Abbildung 3-77: Durch Schütteln, oder Vibrieren mit den Händen am Arm/Bein des Patienten Vibration erzeugen (Foto: Margrit Hatz-Casparis)

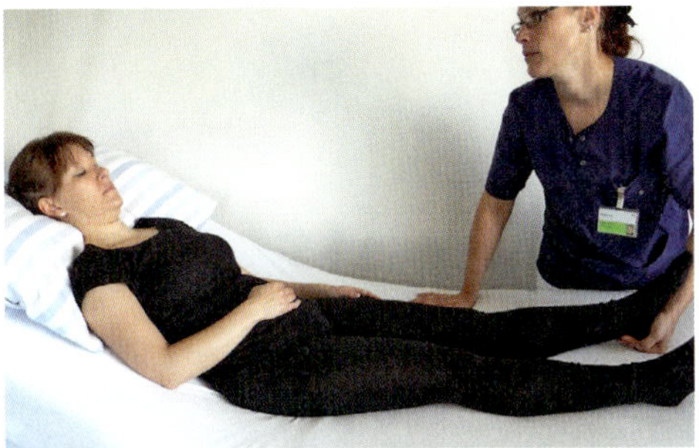

Abbildung 3-78: Vibration an den knöchernen Körperstrukturen -z. B. am Fersenbein (Foto: Margrit Hatz-Casparis)

beschichten zu einer deutlichen Wahrnehmung des jeweiligen Körperteils. Zur verbesserten Wahrnehmung der Gleichseitigkeit kann dies auch an beiden Armen und Beinen gleichzeitig erfolgen.
- Wie in **Abbildung 3-78** gezeigt, eignet sich die Technik der Vibration besonders an den knöchernen Strukturen des Körpers, wie Fersenbein, Schienbein, Handrücken, Unterarmknochen, da sich diese über die Knochenleitung im Skelett ausbreitet.

3.3.3 Klangkörper und elektrische Geräte

Vibratorische Anwendungen über Klangkörper und elektrische Geräte werden in einem gezielten Setting durchgeführt.

- Geeignet sind Klangkörper wie Musik- und Rhythmusinstrumente sowie in der **Abbildung 3-79** abgebildete Klangschalen, welche direkt an den Körper des Patienten gebracht werden können. Hier können Angehörige gebeten werden, dem Patienten bekannte Klangkörper oder Instrumente mitzubringen.
- Auch die in den **Abbildung 3-80a-c** vorgestellten alltäglichen elektrischen Geräte wie Rasierapparat, Haartrockner und elektrische Zahnbürste erzeugen Vibrationen. Verwendet der Patient solche Geräte, sollen diese persönlichen Geräte für die Körperpflege genutzt werden. Den Patienten das eingeschaltete Gerät immer zuerst über seine Hand spüren lassen, auch dann, wenn er das Gerät nicht selbst oder nur mit Unterstützung halten und führen kann.
- Das Sprudelfußbad eignet sich zur allgemeinen Entspannung und durch die Vibration zur besseren Wahrnehmung der Füße und Beine, siehe **Abbildung 3-81.** Es kann die Gangsicherheit des Patienten unterstützen sowie die Beweglichkeit und Bewegungskoordination im Stehen und Gehen fördern. Schmerzen im Bereich der Füße, der Beine und teilweise auch des Rückens können gelindert werden.
- Über die Knochenleitung werden vibratorische Informationen und Schwingungen deutlicher wahrgenommen. Ein Klangkörper

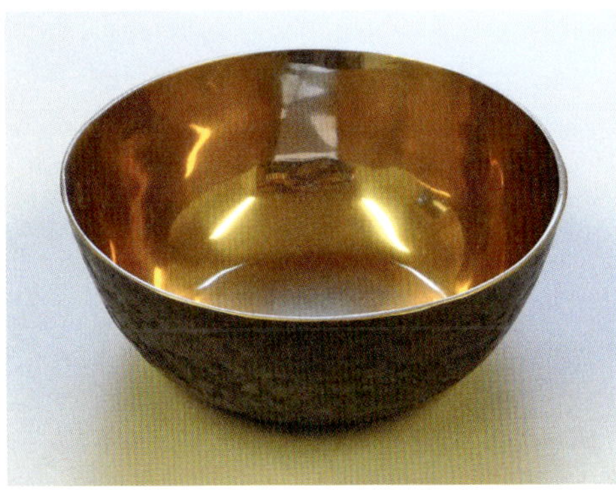

Abbildung 3-79: Klangschale (Foto: Margrit Hatz-Casparis)

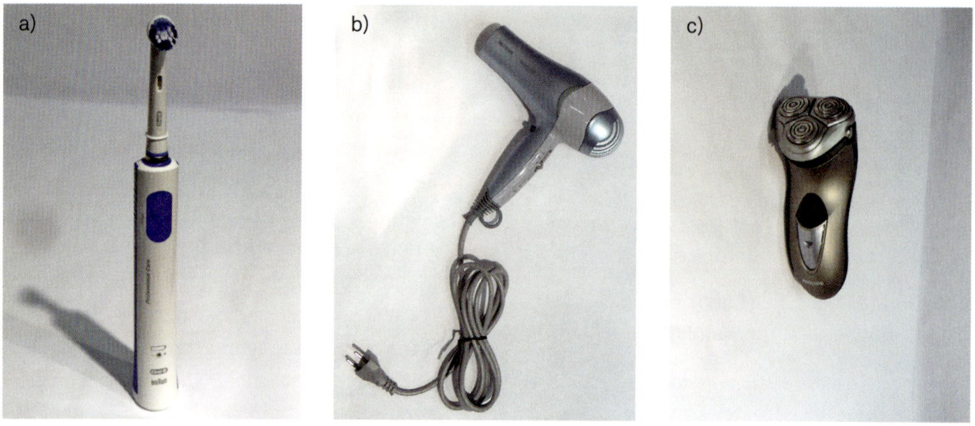

Abbildung 3-80a-c: Vibration mit alltäglichen elektrischen Geräten. a. Zahnbürste, b. Föhn, c. Rasierer (Foto: Margrit Hatz-Casparis)

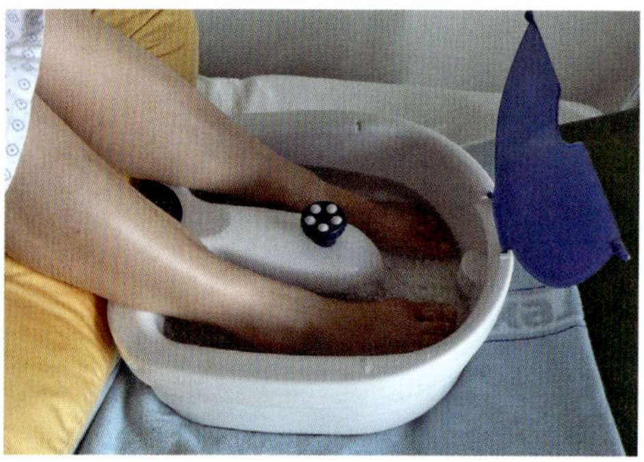

Abbildung 3-81: Sprudelfußbad (Foto: Margrit Hatz-Casparis)

oder ein Instrument kann beispielsweise auf die Außenseite der Hand oder des Vorderarms, auf das Brustbein sowie vorsichtig seitlich oder oben an den Kopf gelegt werden.

- Eine ruhige Umgebung erleichtert die Konzentration des Patienten, und das Ausklingen der Schwingungen kann besser gespürt werden.

3.3.4 Natur und Mitwelt

Wind, Regen, Schneeflocken, die Schwingungen der Luft, aber auch die Beschaffenheit des Bodens beim Gehen oder Drüberfahren vermitteln vibratorische Impulse.

- Spaziergänge mit dem Patienten, ob zu Fuß, im Rollstuhl oder im Bett, bringen ihm die Elemente der Natur und Mitwelt nahe. Dabei soll ihm gezielt ermöglicht werden, das Wetter zu erleben, den Regen im Gesicht und den Wind auf der Haut zu spüren sowie unterschiedliche Bodenbeläge wahrzunehmen, wie die Beispiele in den **Abbildungen 3-82a, 3-82b, 3-82c** zeigen. Spaziergänge lassen den Patienten Vibrationen im gesamten Körper erleben.
- Materialien wie Kieselsteinchen, Holzperlen, Reiskörner und Linsen eignen sich sehr gut, um Vibrationen zu erzeugen, indem man sie sanft über Arme oder Beine rieseln lässt – siehe **Abbildungen 3-83a, 3-83b, 3-83c**.

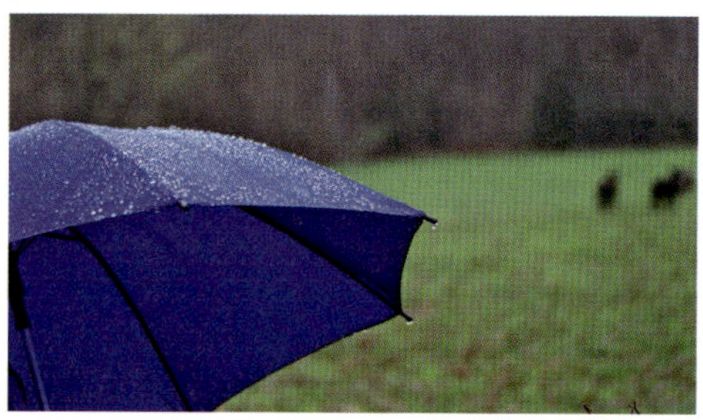

Abbildung 3-82a-c: a. Bei Spaziergängen Regen spüren, b. Natur erleben, c. Bodenbeläge wahrnehmen (Foto: Margrit Hatz-Casparis)

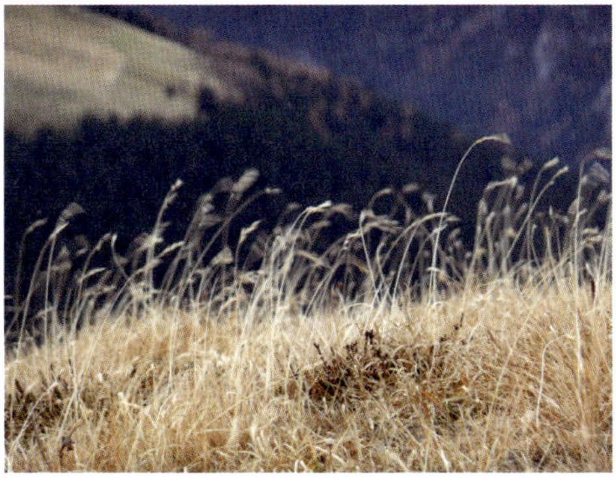

Abbildung 3-82b

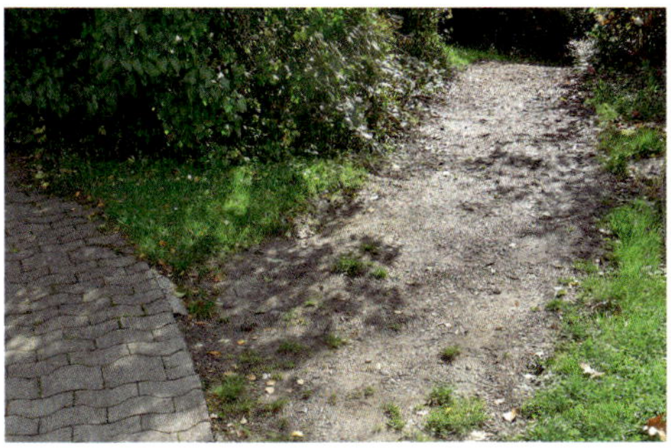

Abbildung 3-82c

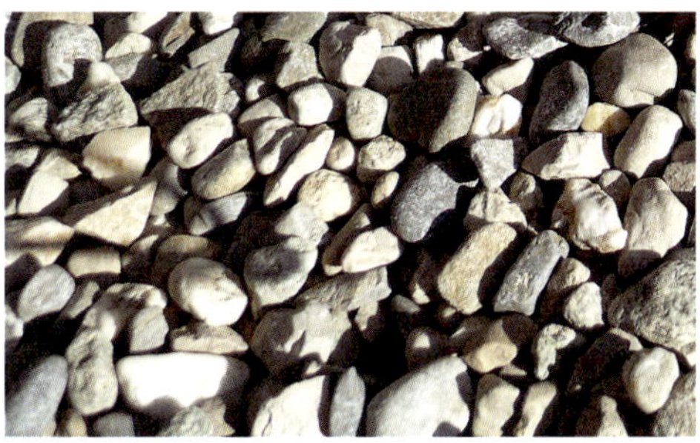

Abbildung 3-83a-c: Vibration mit Materialien erzeugen. a. Kieselsteine, b. Holzperlen, c. Reis (Foto: Margrit Hatz-Casparis)

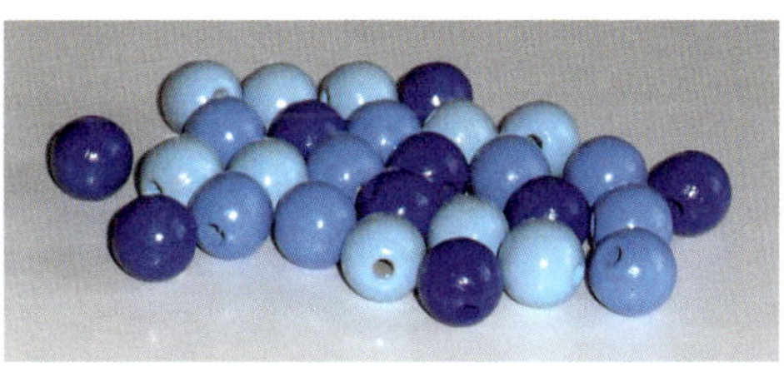

Abbildung 3-83b

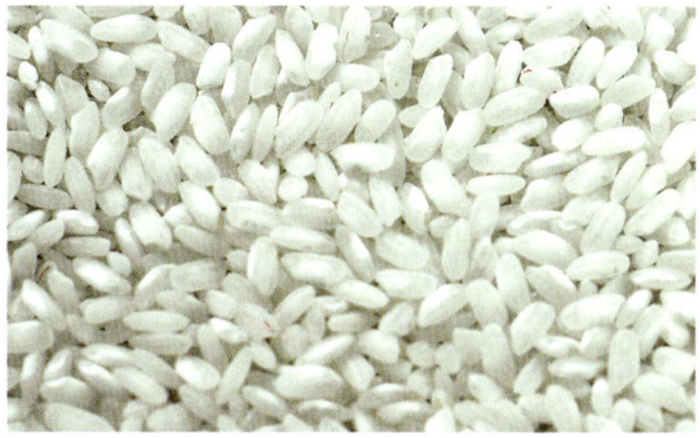

Abbildung 3-83c

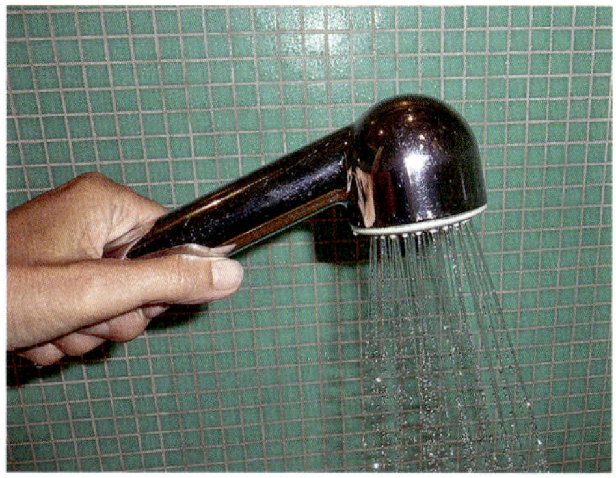

Abbildung 3-84: Vibrationen mit dem Brausestrahl in der Dusche (Foto: Margrit Hatz-Casparis)

- **Abbildung 3-84** weist darauf hin, dass auch ein Brausestrahl in der Dusche oder beim Baden Vibrationen erzeugt, z. B. wenn der Rücken oder die Beine abgebraust werden. Dies verhilft zu einer deutlicheren Wahrnehmung der abgebrausten Körperregion.

3.4 Vestibuläre Anwendungen

Das vestibuläre System oder Gleichgewichtssystem umfasst den *nervus vestibularis*, die Innenohrzilien, die Augenmuskulatur, die vestibulären Kerne in der *medulla oblongata* und die Tiefensensibilität. Das Gleichgewichtssystem erteilt dem Menschen Informationen über seine Lage und seine Position im Raum in Beziehung zur Erdanziehungskraft. Es informiert ihn zudem darüber, ob er sich körperlich ruhig verhält oder sich bewegt, und über Richtung und Geschwindigkeit der Bewegungen (Nydahl & Bartoszek, 2003).

Vestibuläre Pflegeangebote, wie sanftes und vorsichtiges Schaukeln, regen das Bewegungsinteresse an und lassen Sicherheit zur und in der Bewegung entstehen. Die Bewegungskoordination wird dadurch begünstigt. Vestibuläre Pflegeangebote können das Gefühl von Vertrauen und Geborgenheit bei Patienten unterstützen.

Zur Wahrnehmungsförderung des Gleichgewichts wurden Bewegungsmöglichkeiten von sanftem und vorsichtigem Schaukeln in Liege- und Sitzpositionen entwickelt, dargestellt in den **Abbildungen 3-85, 3-86, 3-87, 3-88**:

- Die *sanfte Schaukelbewegung im Liegen* wird zur Entspannung, Ruhefindung, Konzentration auf sich selbst und zur Auseinandersetzung mit dem umgebenden Raum angewendet. Zudem dient sie zur Mikromobilisation, zur Anregung der Bewegung und somit als Vorbereitung auf nachfolgende Aktivitäten, z.B. für das Aufstehen.
- Die *körperteilorientierte Schaukelbewegung* fördert das Bewegungsinteresse und die Beweglichkeit, lässt einen das Gewicht des Körperteils spüren und regt somit eine ganzkörperliche Reaktion an, um Symmetrie und Gleichgewicht herzustellen.
- Die *Schaukelbewegung im Sitzen oder Stehen* regt dazu an, sich auf das Gleichgewicht und

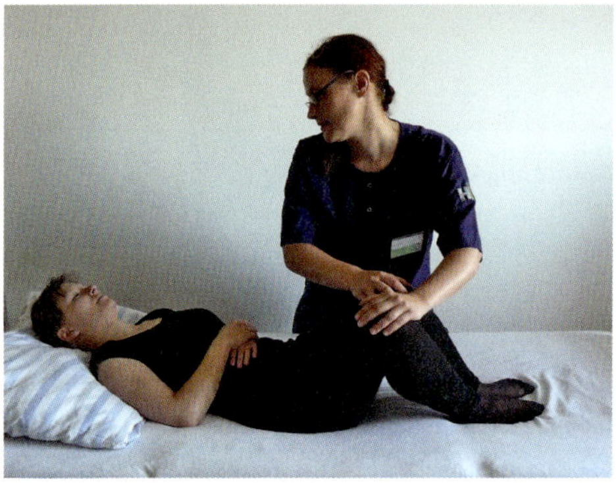

Abbildung 3-85: Sanfte Schaukelbewegung im Liegen (Foto: Margrit Hatz-Casparis)

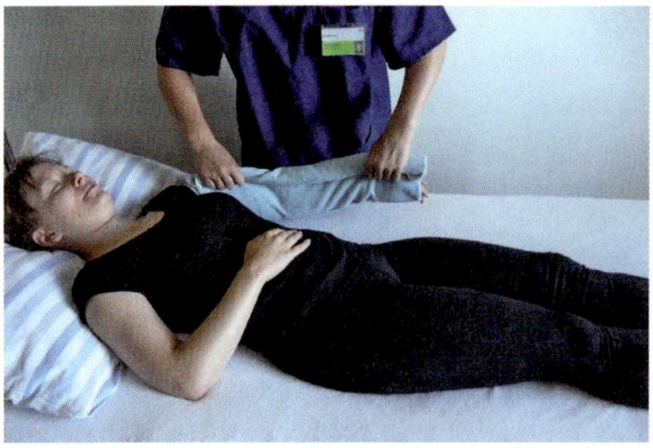

Abbildung 3-86: Körperteilorientierte Schaukelbewegung (Foto: Margrit Hatz-Casparis)

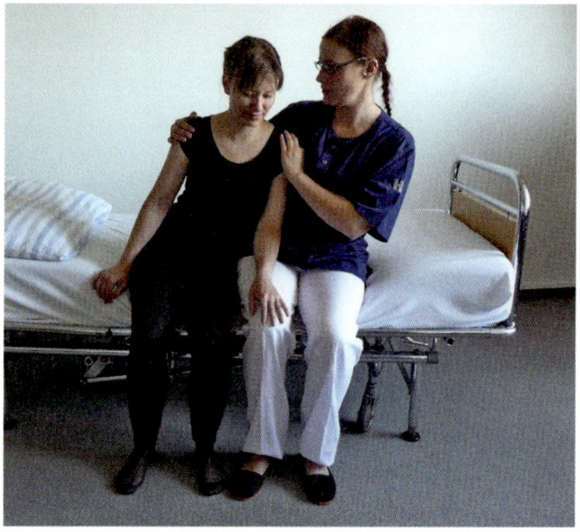

Abbildung 3-87: Schaukelbewegung im Sitzen oder Stehen (Foto: Margrit Hatz-Casparis)

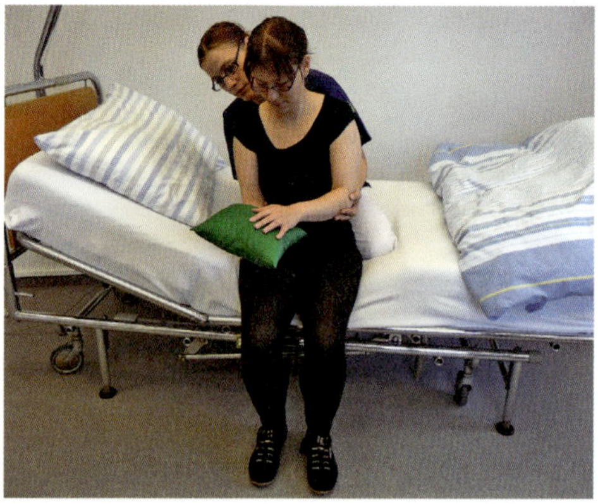

Abbildung 3-88: Bewegungsfördernde Schaukelbewegung mit Hilfsmitteln (Foto: Margrit Hatz-Casparis)

die Bewegungskoordination zu konzentrieren und den umgebenden Raum wahrzunehmen. Somit wird das Bewegungsinteresse resp. die Bereitschaft zur Bewegungsaktivität gefördert.
- Die *bewegungsfördernde Schaukelbewegung mit Hilfsmitteln* wird zur Förderung der Beweglichkeit, zur Anregung aller Sinne und der Raum- und Umgebungsorientierung angewendet.

Vestibuläre Angebote sind Bewegungsangebote, die sich in vorsichtigen, langsamen und rhythmischen Schaukelbewegungen ausdrücken. Das Schaukeln kann in allen Bewegungsrichtungen angeboten werden. Meist führt die Schaukelbewegung in eine kreisende Bewegung über. Dies kann in liegender, sitzender oder stehender Position des Patienten erfolgen. Durch diese Animation des Gleichgewichtssystems werden beim Patienten alle dazugehörigen Sinne, wie das Gehör und das Sehen miteinbezogen und gefordert. Was wie sanftes Schaukeln aussieht, bedeutet beim Patienten unter Umständen Schwerstarbeit. Vor allem ältere Patienten, welche unter Schwindel leiden oder längere Zeit bettlägerig waren, müssen sehr vorsichtig und in der für sie machbaren Geschwindigkeit in die Schaukelbewegung geführt werden.

Zu Beginn jeder Schaukelbewegung wird versucht, die Bewegungstendenz des Patienten zu erfassen, indem möglichst passiv seine Bewegungsrichtung abgewartet wird. Kann keine Reaktion des Patienten aufgenommen werden, erfolgt der Aufbau zu einer kreisenden Bewegung. Die Bewegungsgeschwindigkeit und das Bewegungsausmaß müssen vom Patienten ausgehend sanft aufgebaut werden. In der Aufbauphase sind die Bewegungen stets über den Ausgangspunkt zu führen – in Rot dargestellt in den Grafiken, Schema 3-1. Der Aufbau der Schaukelbewegung endet in sanften, kreisenden Bewegungen, die wenn immer möglich über die Längsachse des Körpers hinaus durchgeführt werden, um einen klaren Bezug zum Körper und zum Gleichgewichtssystem herzustellen.

Beispiel der Aufbauphase zur körperteilorientierten Schaukelbewegung eines Arms (Schema 3-1).

Angewendet werden vestibuläre Angebote bei Patienten, die:
- sich in ständiger Unruhe befinden
- nervös und unaufmerksam wirken
- ängstlich erscheinen
- somnolent und antriebsreduziert sind
- sich kaum bewegen
- unter Schwindel leiden
- unter chronischen Schmerzen leiden
- nicht einschlafen können
- im Sterben liegen.

Es gilt zu erkunden, in welchem Umfang Angehörige wünschen und/oder bereit sind, vestibuläre Anwendungen durchzuführen. Die Nähe der Angehörigen kann zur Förderung des Wohlbefindens und der Genesung beitragen und dem Patienten Sicherheit vermitteln. Neben der Bereitschaft der Angehörigen ist eine gute Anleitung die Voraussetzung dafür, dass sie selbst vestibuläre Anwendungen durchführen können.

Wichtiger Hinweis

Vestibuläre Anwendungen werden durch den Austausch zwischen Patienten und Pflegeperson im somatischen Dialog geleitet. Es bedarf einer feinen taktilen Kommunikation und feinfühligen Aufmerksamkeit der Pflegeperson, um den Patienten **nicht zu überfordern oder zu ängstigen**. Ängstigt und versteift sich der Patient, erreicht man das Gegenteil der gewünschten Wirkung.

Bei Patienten mit **einem Guillain-Barré-Syndrom** sind vestibuläre Anwendungen **nicht erlaubt**.

Bei Patienten mit **Schwindel** ist größte Vorsicht beim Ausmaß und bei der Geschwindigkeit von Schaukelbewegungen geboten.

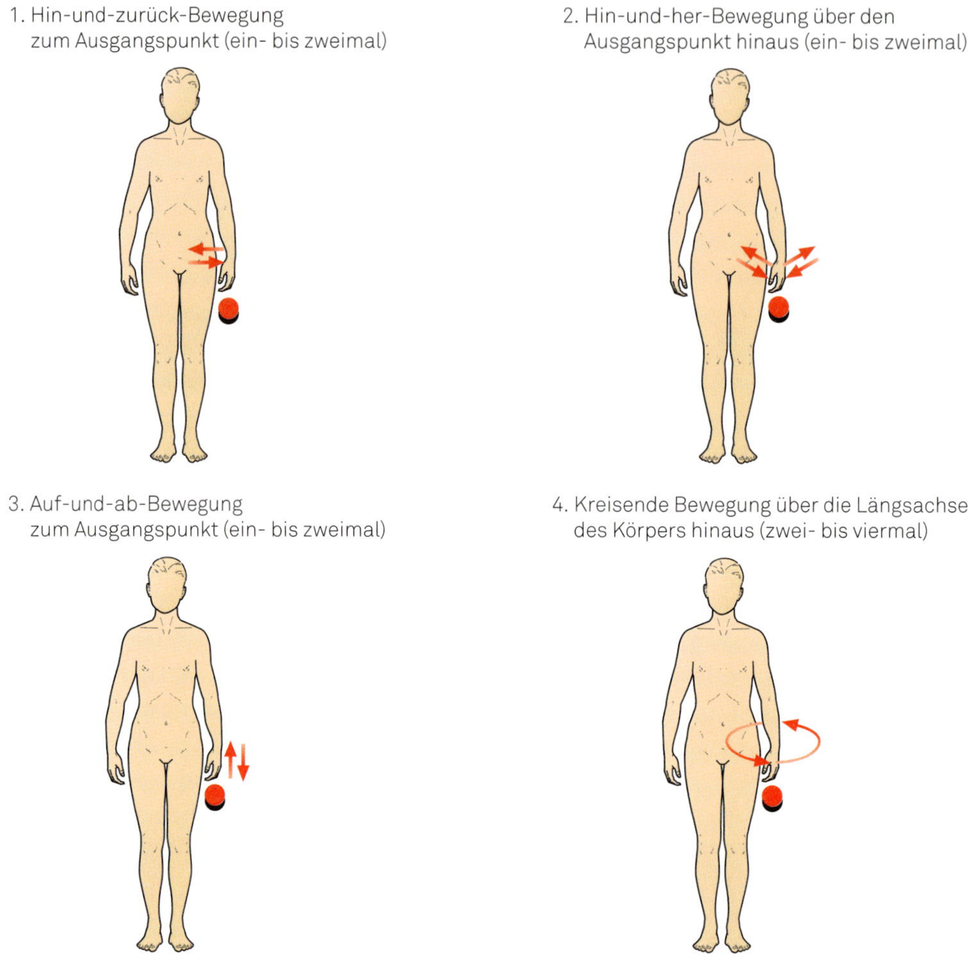

Schema 3-1: Aufbauphasen zur körperteilorientierten Schaukelbewegung eines Armes

Vestibuläre Anwendungen sollen in einer orientierenden Umgebung stattfinden. Der Patient benötigt während der Anwendung visuelle Orientierungspunkte.

- Eine Orientierungswand mit Blickfängen darauf in der Blickrichtung des Patienten aufstellen – siehe **Abbildung 3-89.**
- Den Ausblick aus dem Fenster ermöglichen, jedoch Sonnenblendung vermeiden – siehe **Abbildung 3-90.**

3.4.1 Sanfte Schaukelbewegungen im Liegen

Die sanfte Schaukelbewegung der Beine kann die Beweglichkeit im unteren Bereich des Körpers fördern und dient als Vorbereitung zur Mobilisation.

- Die Schaukelbewegung wird zwei- bis viermal über die Längsachse des Körpers hinaus durchgeführt, wie **Abbildung 3-91a** zeigt.
- Das Bewegungsausmaß wird dem Patienten angepasst. Es genügen 10 bis 15 cm in beiden Richtungen.

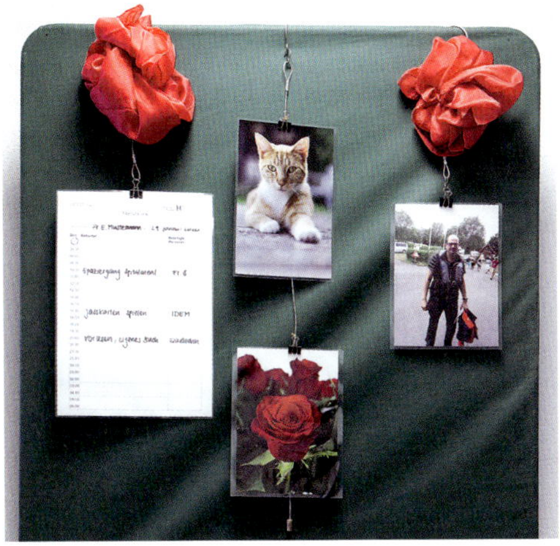

Abbildung 3-89: Orientierungswand mit Blickfang (Foto: Bodo Ruedi)

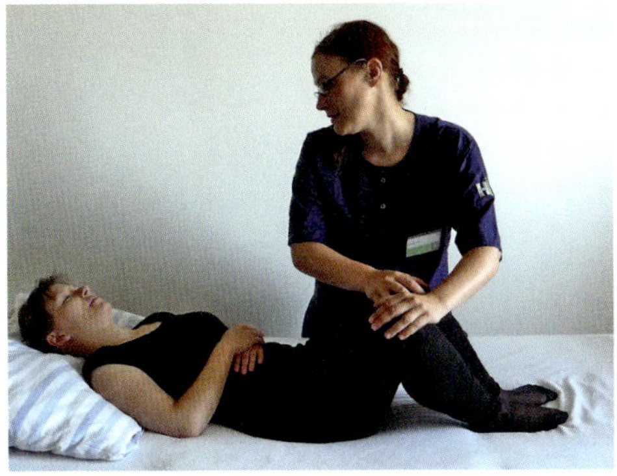

Abbildung 3-91a: Sanfte Schaukelbewegung im Liegen mit angewinkelten Beinen (Foto: Margrit Hatz-Casparis)

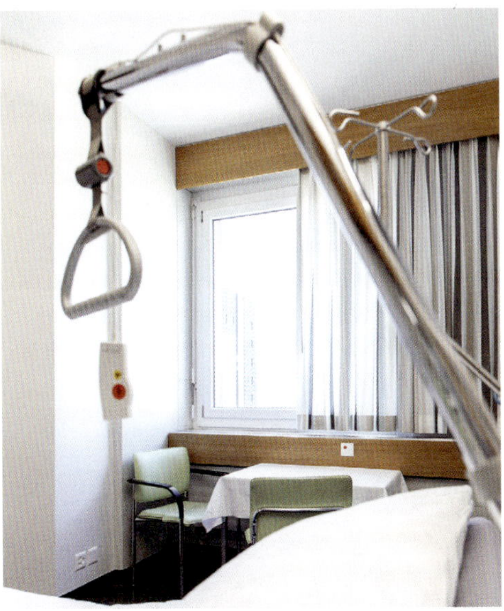

Abbildung 3-90: Ausblick aus dem Fenster (Foto: Kantonsspital St. Gallen)

Die sanfte Schaukelbewegung der Extremitäten bzw. des ganzen Körpers kann die Körpereigenwahrnehmung (propriozeptive Wahrnehmung) fördern und dient als Vorbereitung zur Positionierung, Mobilisation oder für andere pflegerische Aktivitäten.

- Die wiegend schwingend schaukelnde Bewegung der Extremitäten bzw. des ganzen Körpers wird je Körperregion für jeweils 5 bis 10 sec. zwei- bis viermal über die Längsachse des Körpers hinaus durchgeführt, dargestellt in den **Abbildungen 3-91b** und **3-91c**.
- Das Bewegungsausmaß wird dem Patienten angepasst. Es genügen 2–3 cm in beiden Richtungen.

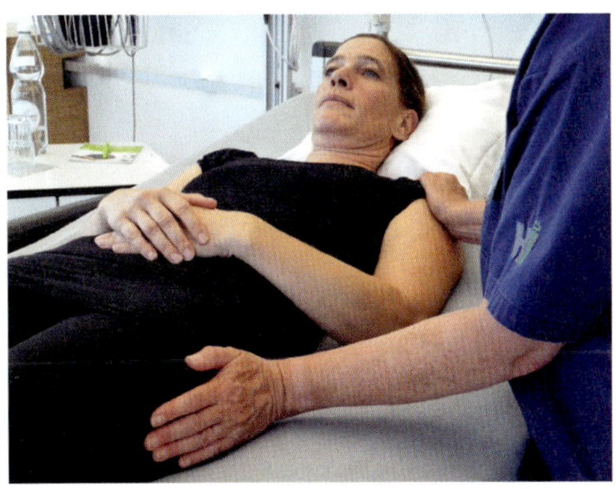

Abbildung 3-91b: Wiegend schwingend schaukelnde Bewegung des ganzen Körpers (Foto: Markus Remer)

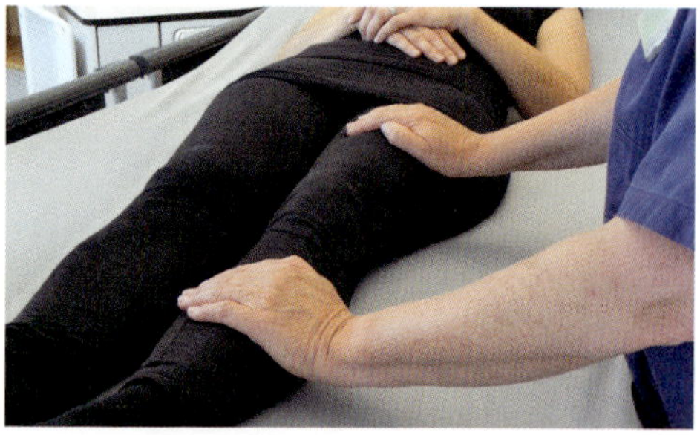

Abbildung 3-91c: Wiegend schwingend schaukelnde Bewegung der Extremitäten (Foto: Markus Remer)

3.4.2 Körperteilorientierte Schaukelbewegungen

Die körperteilorientierte *Schaukelbewegung des Arms* verleiht dem behandelten Arm im wahrsten Sinne des Wortes Gewicht und kann zur Vorbereitung von Aktivitäten des Patienten, wie „begleitetes Zähneputzen", angewendet werden.

- Der Arm wird in seiner ganzen Länge auf ein Frottiertuch gelegt. Dieses wird gleichmäßig den Arm umfassend eingerollt. Der Arm soll dabei leicht im Tuch hängen, wie in **Abbildung 3-92a** dargestellt.
- Das Hochheben wird mit minimaler Bewegung angebahnt und weiterentwickelt.
- Das Bewegungsausmaß richtet sich nach der Anspannung des Arms des Patienten, siehe **Abbildung 3-92b**. Sobald Widerstand auftritt, wird der Arm langsam hingelegt, dargestellt in **Abbildung 3-92c**.
- Danach den Widerstand ertasten und erneut mit kleinräumigen und sanften Bewegungen zu arbeiten beginnen. Oftmals lockert sich so die Anspannung und das Ausmaß der Bewegung kann erweitert werden.
- Die Schaukelbewegungen werden möglichst über die Längsachse des Körpers hinaus entwickelt. Sie können auch in leichter Berührung der entsprechenden Körperfläche entlang durchgeführt werden, wie **Abbildung 3-92d** zeigt.

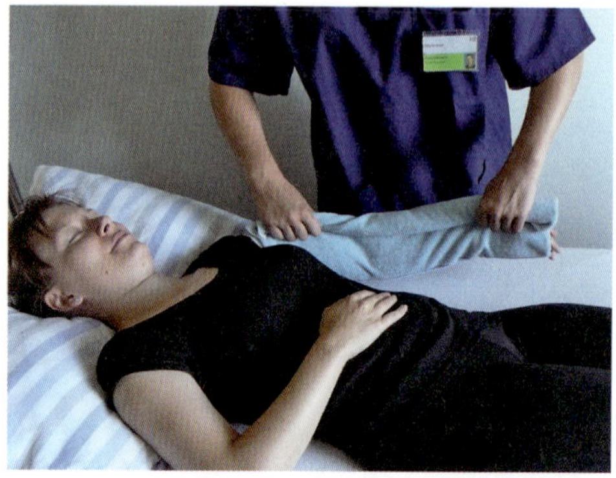

Abbildung 3-92a: Der Arm liegt in ganzer Länge auf einem Frottiertuch, es wird den Arm umfassend aufgerollt (Foto: Margrit Hatz-Casparis)

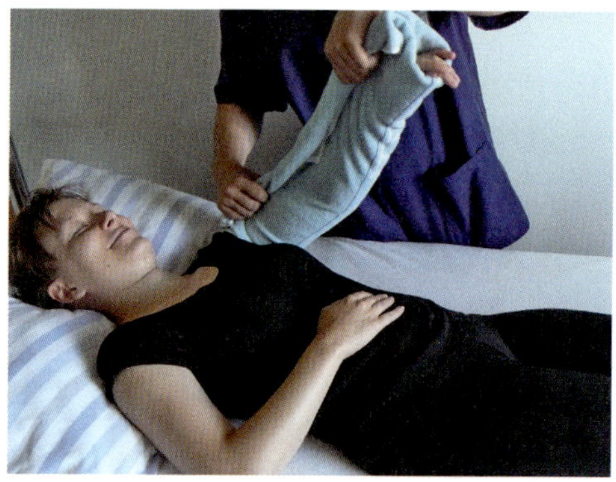

Abbildung 3-92b: Der Arm hängt im Tuch, es kommt zur Anspannung des Arms (Foto: Margrit Hatz-Casparis)

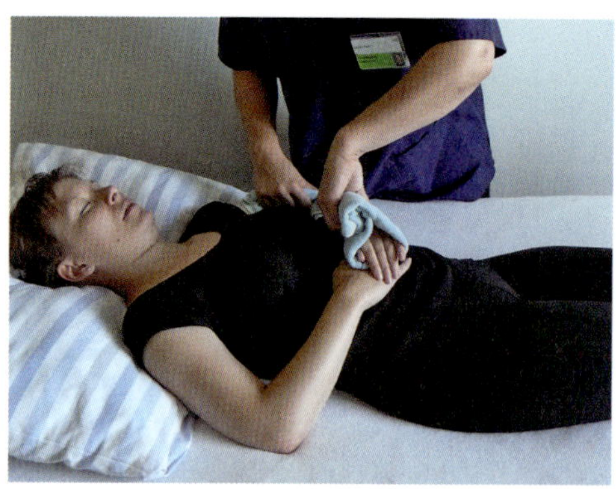

Abbildung 3-92c: Bei auftretendem Widerstand wird der Arm hingelegt (Foto: Margrit Hatz-Casparis)

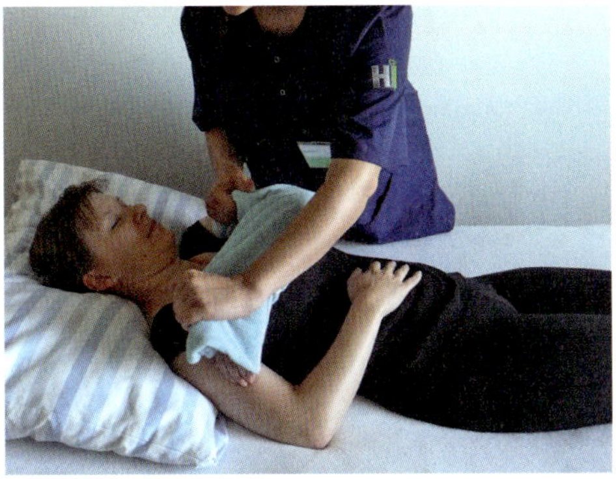

Abbildung 3-92d: Schaukelbewegungen mit dem Arm über die Längsachse des Körpers hinaus (Foto: Margrit Hatz-Casparis)

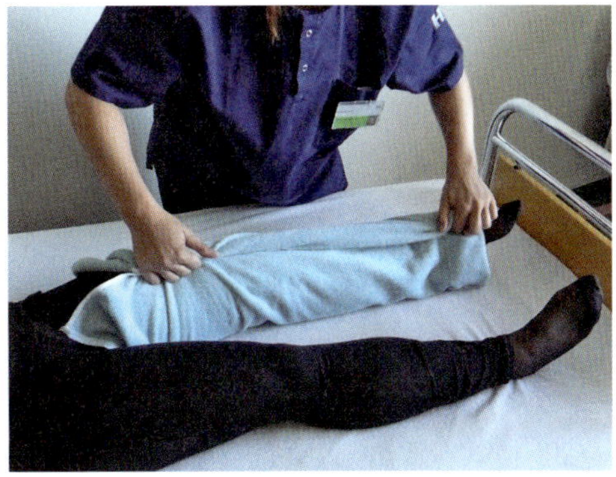

Abbildung 3-93a: Das Bein liegt in ganzer Länge auf einem Badetuch (Foto: Margrit Hatz-Casparis)

Mit der gleichen Wirkung fördert die körperteilorientierte *Schaukelbewegung des Beins* das Bewegungsinteresse. Sie eignet sich sehr gut als Vorbereitung zur Mobilisation.

- Das Bein wird in seiner ganzen Länge auf ein Badetuch gelegt. Dieses wird gleichmäßig das Bein umfassend eingerollt. Das Bein soll dabei leicht im Tuch hängen – siehe **Abbildung 3-93a**.
- Das Hochheben wird mit minimaler Bewegung angebahnt und weiterentwickelt.
- Das Bewegungsausmaß richtet sich nach der Anspannung des Beines des Patienten, wie **Abbildung 3-93b** zeigt. Sobald Widerstand auftritt, wird das Bein langsam hingelegt.
- Danach den Widerstand ertasten und erneut mit kleinräumigen und sanften Bewegungen zu arbeiten beginnen. Oftmals lockert sich so die Anspannung und das Ausmaß der Bewegung kann erweitert werden. Sicherheit zur und in der Bewegung entsteht.
- Dies ermöglicht oftmals ein widerstandsfreies Anwinkeln des Knies und hinterlässt beim Patienten eine Bewegungserfahrung, welche die weitere Aktivierung begünstigt, wie in **Abbildung 3-93c** dargestellt.

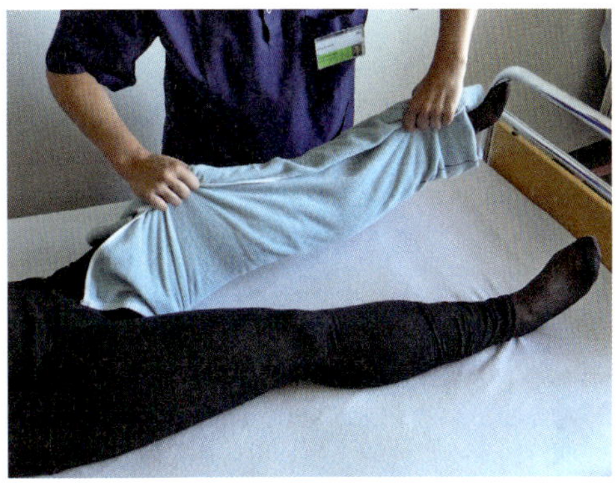

Abbildung 3-93b: Bei auftretendem Widerstand wird das Bein hingelegt (Foto: Margrit Hatz-Casparis)

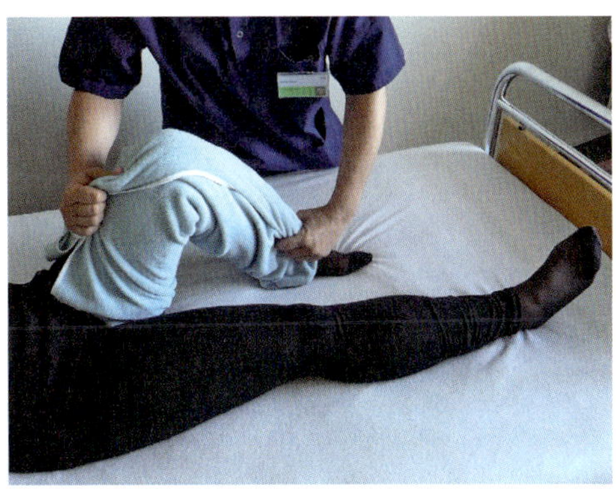

Abbildung 3-93c: Widerstandsfreies Anwinkeln des Knies (Foto: Margrit Hatz-Casparis)

Mit der körperteilorientierten *Schaukel-/Drehbewegung des Kopfes* wird die vestibuläre Wahrnehmung angeregt und die Beweglichkeit bzw.

der Muskeltonus positiv beeinflusst. Sie eignet sich sehr gut als Vorbereitung für Aktivitäten am/mit dem Kopf sowie zur Förderung von Entspannung, zur Schlafförderung, zur Linderung von Unwohlsein bei Vertigo sowie zur Stress- und Schmerzreduktion.

- Der Patient befindet sich in flacher Rückenlage bzw. in Rückenlage mit leicht erhöhtem Oberkörper. Der Kopf liegt auf der Matratze bzw. auf einem kleinen Kissen.
- Die ausführende Pflegeperson positioniert sich bequem stehend/sitzend am Kopfende des Bettes.
- Das Angebot wird mit einer Berührungsgeste an der Schulter eingeleitet.
- Mit Beginn des Angebotes wird der Hinterkopf des Patienten aus der Ausgangsposition heraus auf den beiden geöffneten Handflächen der Pflegeperson liegend entspannt positioniert (nicht angehoben), dargestellt in **Abbildung 3-93d.**
- Darauffolgend achtet die Pflegeperson auf den Atemrhythmus des Patienten (Atemzyklus = eine Ein- und Ausatmung).
- Nun bewegt die Pflegeperson den Kopf des Patienten achtsam 2–3 cm nach rechts (während 3 Atemzyklen), dann zurück in die Ausgangsposition (während 3 Atemzyklen), dann nach links (während 3 Atemzyklen), dann zurück in die Ausgangsposition (während 3 Atemzyklen) und wieder nach rechts, in die Ausgangsposition, nach links, usw. Es kommt zu einer langsamen, stetigen und gleichförmig anhaltenden Bewegungssituation, wie **Abbildung 3-93e** und **Abbildung 3-93f** zeigt.

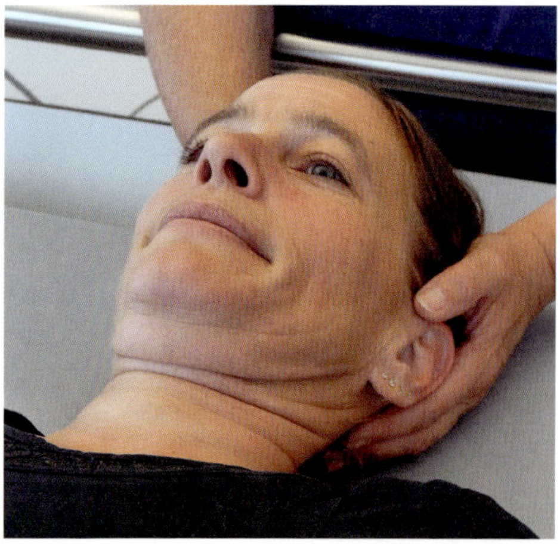

Abbildung 3-93d: Der Hinterkopf wird aus der Ausgangsposition heraus auf den beiden geöffneten Handflächen der Pflegeperson liegend entspannt positioniert (Foto: Markus Remer)

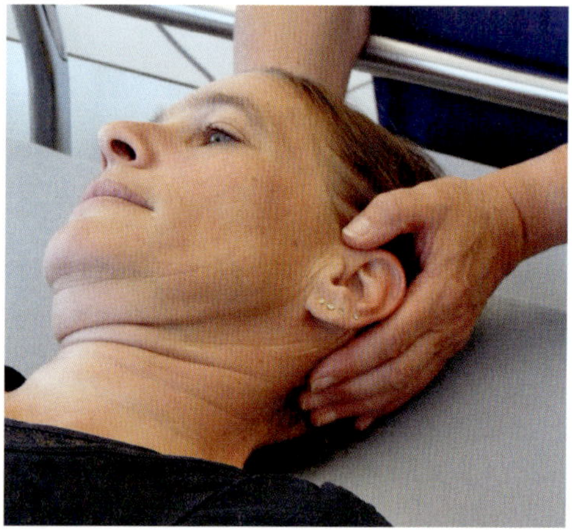

Abbildung 3-93e: Bewegen des Kopfes nach rechts und links entsprechend der im Text beschriebenen Atemzyklen (Foto: Markus Remer)

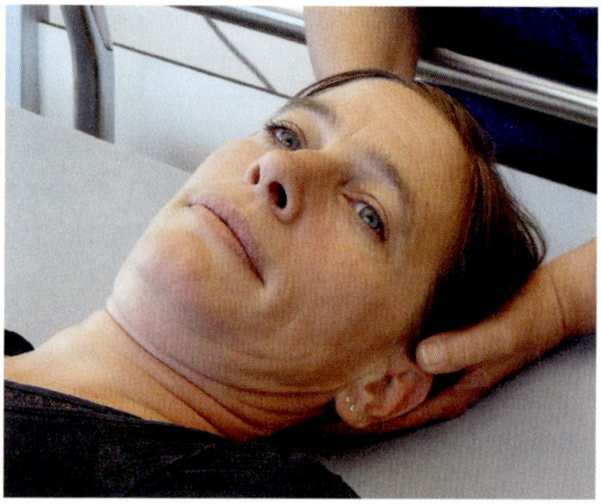

Abbildung 3-93f: Die Bewegung des Kopfes nach rechts/links erfolgt über die Ausgangsposition hinausgehend (Foto: Markus Remer)

- Die Bewegungsabfolge wird während 3–5 Minuten fortgeführt.
- Am Ende des Angebotes wird der Kopf des Patienten achtsam auf der Unterlage abgelegt.
- Der Patient kann während eines Nachruhens von 10–15 Minuten die Wirkung des Angebotes noch intensivieren
- Das Angebot wird mit einer Berührungsgeste an der Schulter beendet.

3.4.3 Schaukelbewegungen im Sitzen oder Stehen

Schaukelbewegungen im Sitzen oder Stehen animieren das Gleichgewichtssystem, fördern gleichzeitig die Bewegungskoordination des ganzen Körpers und stabilisieren den Rumpf.

- Patient und Pflegeperson sitzen in Körperkontakt nahe nebeneinander. Sanft wird die kreisende Schaukelbewegung aufgebaut. Dabei umfasst die Pflegeperson die Schultern des Patienten und geht stabilisierend in der Bewegung mit, dargestellt in Abbildung **3-94a** und **3-94b**.

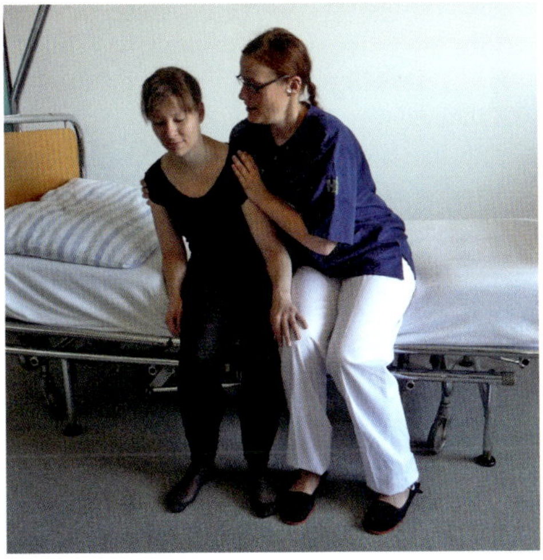

Abbildung 3-94a: Die Pflegeperson umfasst die Schultern der Patientin (Foto: Margrit Hatz-Casparis)

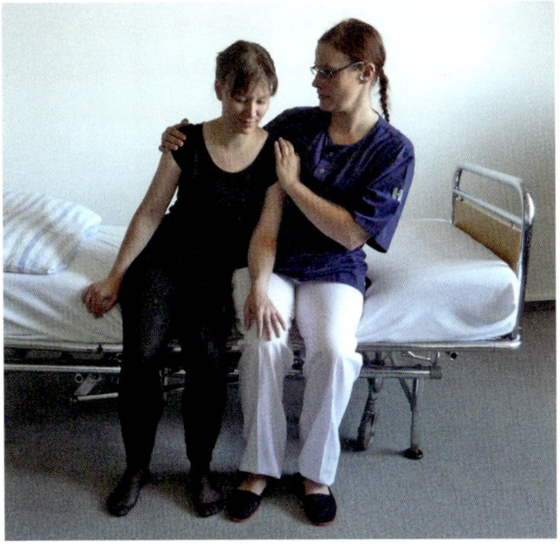

Abbildung 3-94b: Die Pflegeperson geht mit der Bewegung der Patientin mit (Foto: Margrit Hatz-Casparis)

- Bei Patienten, die eine *geringe Rumpf- und Kopfstabilität* haben, kniet die Pflegeperson hinter dem Patienten auf dem Bett. In engem Körperkontakt wird die kreisende Schaukelbewegung aufgebaut. Dabei kann die Stabilisierung in der Bewegung durch drei verschiedene Haltungshilfen erfolgen, die sich nach dem Unterstützungsbedarf des Patienten ausrichten. Den Aufbau der kreisenden Bewegungen zeigt **Abbildung 3-95a, 3-95b, 3-95c**.

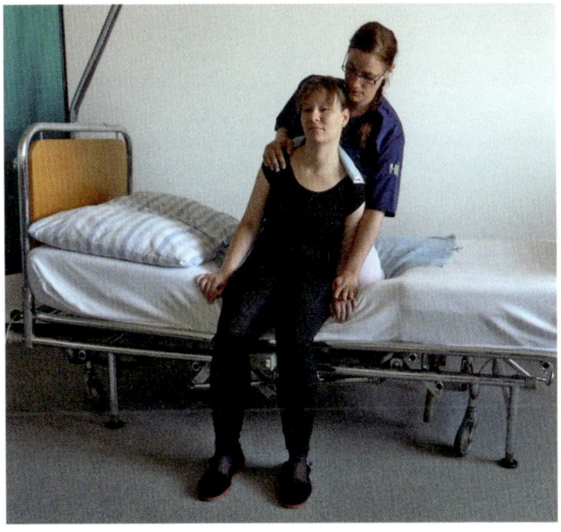

Abbildung 3-95a: Die Pflegeperson kniet hinter der Patientin auf dem Bett (Foto: Margrit Hatz-Casparis)

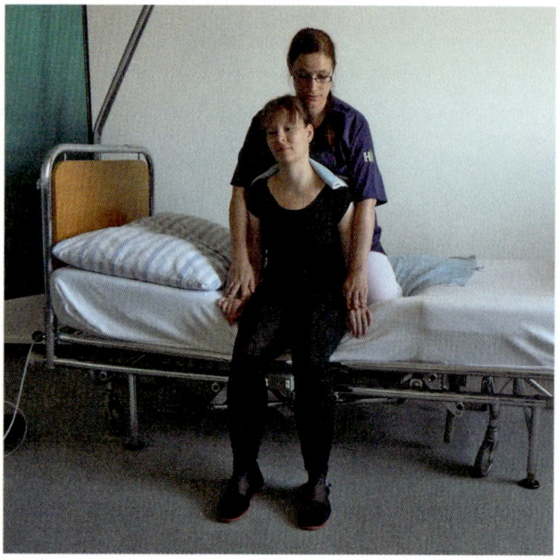

Abbildung 3-95b: Die Pflegeperson umfasst die Patientin bis hinunter zu den Händen (Foto: Margrit Hatz-Casparis)

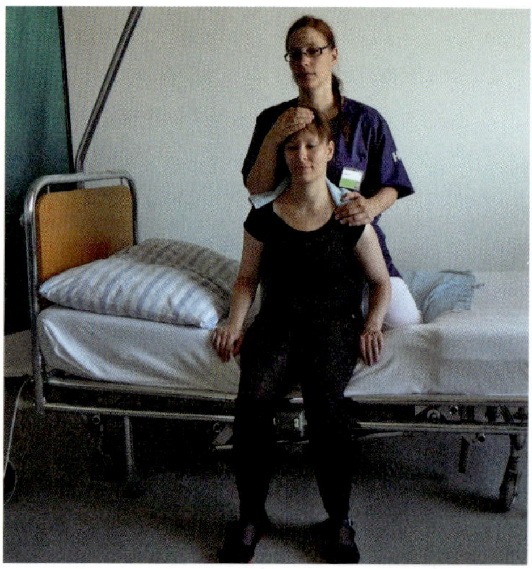

Abbildung 3-95c: Die Hände der Pflegeperson halten den Kopf und eine Schulter (Foto: Margrit Hatz-Casparis)

- **Abbildung 3-96** zeigt die Abfolge der Schaukelbewegung. Sie beginnt mit einer seitlichen Rumpfbewegung und wird mit einer nach vorne führenden Halbkreisbewegung zur anderen Seite und wieder zurückgeführt. Dies kann zwei- bis viermal wiederholt werden.

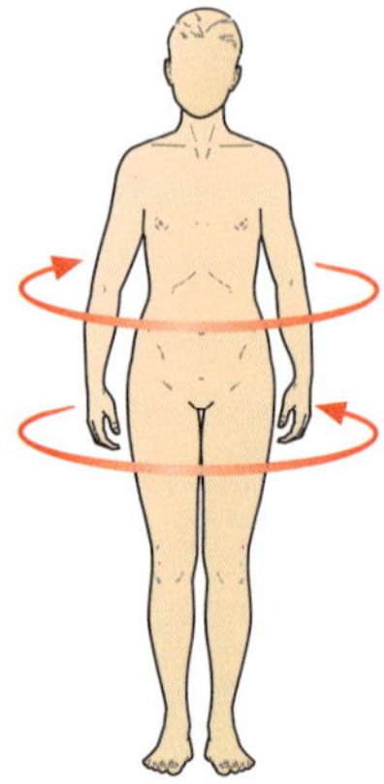

Abbildung 3-96: Abfolge der Schaukelbewegung (Foto: Margrit Hatz-Casparis)

3.4.4 Bewegungsfördernde Schaukelbewegungen mit Hilfsmitteln

Die bewegungsfördernden Schaukelbewegungen mit unterschiedlichen Hilfsmitteln werden zur Förderung der Beweglichkeit, zur Anregung aller Sinne sowie der Raum- und Umgebungsorientierung angewendet.

- Ein kleines Kissen animiert zu schaukelnden Bewegungen der Hände und Arme, indem es von der einen in die andere Hand übernommen wird. Die Streckung der Arme bestimmt die Entfernung vom Oberkörper und hilft bei der Wahrnehmung und Einschätzung von Distanzen.
- Die bewegungsfördernden Schaukelbewegungen können hinter dem Patienten unterstützt werden, wie in den **Abbildungen 3-97a** und **3-97b dargestellt.**
- Alternativ kann man die bewegungsfördernden Schaukelbewegungen auch seitlich neben dem Patienten sitzend unterstützen. Die seitliche Unterstützung zeigen die **Abbildungen 3-98a** und **3-98b.**
- Gegenstände des alltäglichen Gebrauchs, wie beispielsweise ein Buch, ein Apfel oder ein Plüschtier, eignen sich besonders für einen spielerischen Umgang, der zur Schaukelbewegung überleitet.

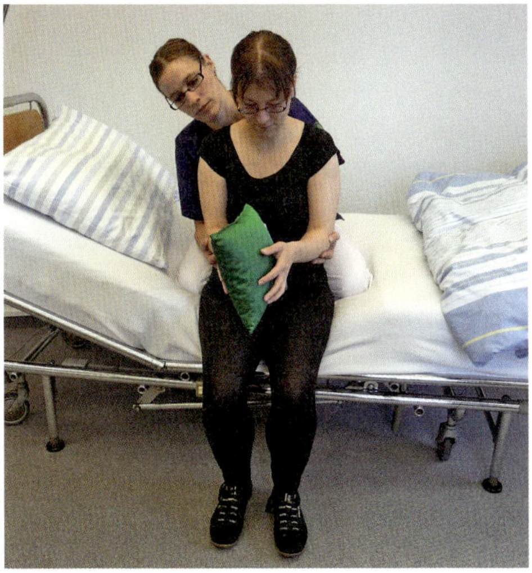

Abbildung 3-97a und b: Schaukelbewegungen der Patientin: Die Pflegeperson sitzt hinter der Patientin (Foto: Margrit Hatz-Casparis)

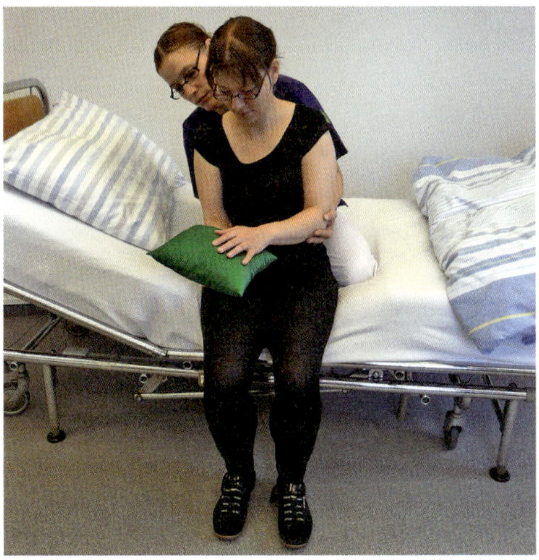

Abbildung 3-97b

- Vestibuläre Erfahrungen im Wasser sind für alle Bereiche des Gleichgewichtssystems hilfreich, ein Beispiel zeigt **Abbildung 3-99**. Die Schwerelosigkeit kann erlebt werden.
- Vestibuläre Anwendungen außerhalb des gewohnten Raumes oder außerhalb des Patientenzimmers erweitern die Wahrnehmung von Gleichgewicht und Raum – siehe **Abbildung 3-100**.

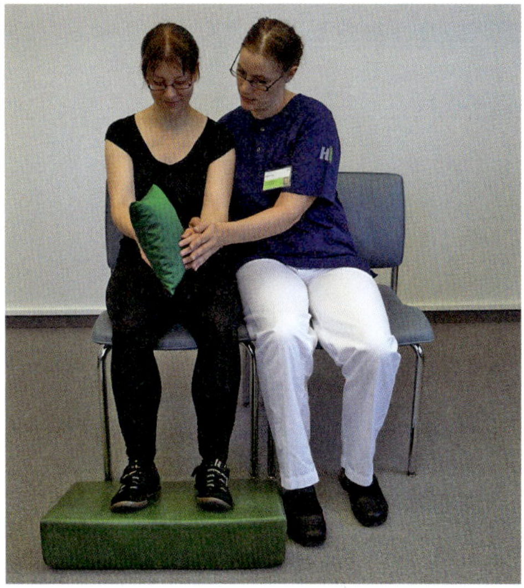

Abbildung 3-98a und b: Schaukelbewegungen der Patientin: Die Pflegeperson sitzt seitlich neben der Patientin (Foto: Margrit Hatz-Casparis)

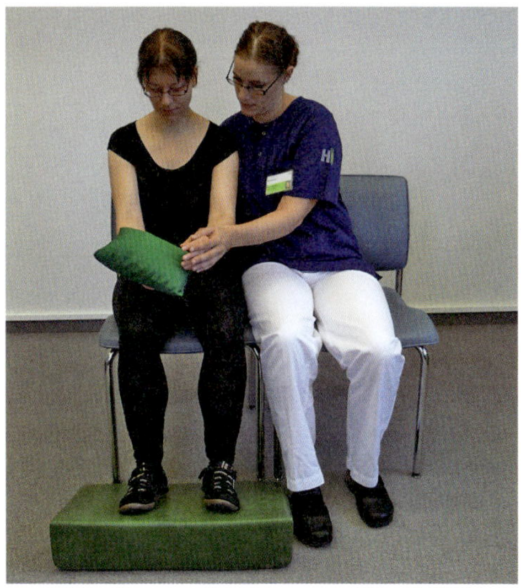

Abbildung 3-98b

- Gehen und Treppensteigen oder vielmehr der dazugehörige Bewegungsablauf haben eine ausgeprägte vestibuläre Wirkung zur Verbesserung der Bewegungskoordination im Raum.

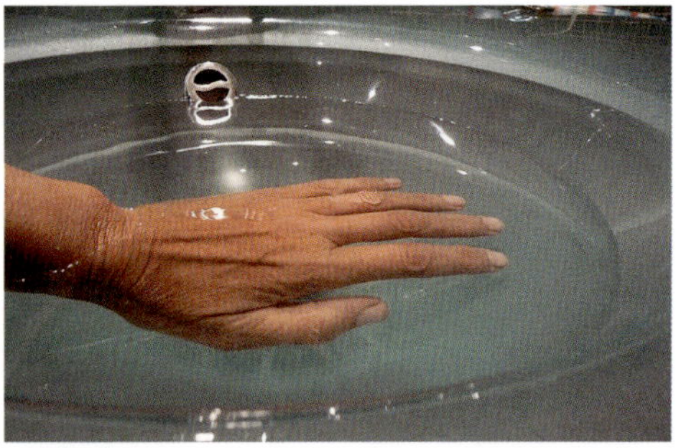

Abbildung 3-99: Vestibuläre Erfahrungen im Wasser (Foto: Margrit Hatz-Casparis)

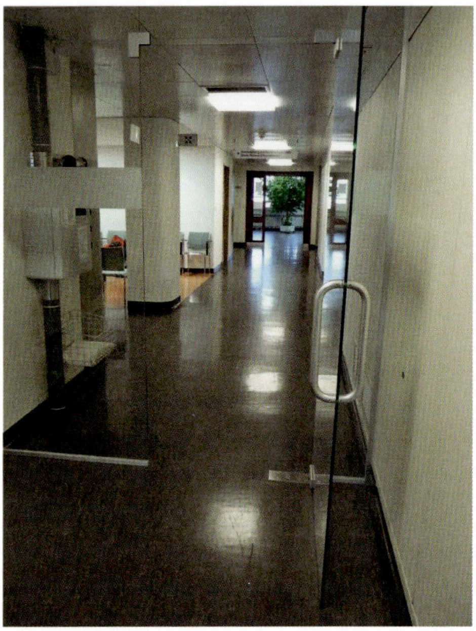

Abbildung 3-100: Vestibuläre Anwendungen außerhalb des gewohnten Raumes (Foto: Margrit Hatz-Casparis)

3.5 Propriozeptive Anwendungen

Die propriozeptive Wahrnehmung ist eine Teilleistung des Tastsinnessystems (Grunwald, 2017). Dieses Wahrnehmungsempfinden wird durch die Reizverarbeitungsaktivität von Mechanorezeptoren der Tiefensensibilität ermöglicht, welche in der Nähe von Gelenken, Sehnen und Bändern sowie Muskeln lokalisiert sind. Zusätzlich liefern Mechanorezeptoren der Haut und des Bindegewebes weitere sensorische Informationen (Müller et al., 2022). Die dort sensorisch aufgenommenen Zustandsveränderungen (propriozeptive Wahrnehmung) werden mit Informationen visueller und vestibulärer Wahrnehmung sowie dem Empfinden von Schwerkraft zusammen verarbeitet. Als sogenannte Propriozeption ermöglicht diese die Wahrnehmung des eigenen Körpers und die Veränderung dessen bezüglich der räumlichen Lage, der Stellung von Kopf, Rumpf und Gliedmaßen zueinander wie auch deren Veränderungen als Bewegungen (Grundwald, 2017). Hierbei kommt es zum Empfinden von Schwere, Spannung, Kraft und Geschwindigkeit. Somit beschreibt Propriozeption die Wahrnehmung von Bewegungen und Lageänderungen des gesamten Körpers, sowie von Lage- und Stellungsänderungen einzelner Körperteile. Dieser Wahrnehmungsprozess ist ständig aktiv. Die Aktivität der vestibulären Wahrnehmung ist als Auftraggeberin für propriozeptive Updates in direkter Korrespondenz mit der propriozeptiven Wahrnehmung von besonderer Bedeutung. (Annunciato, 2014, 2015; Grundwald, 2017). Als wesentliche Grundlage ist die Propriozeption mitverantwortlich für die funktionierende Haltungs- und Bewegungskontrolle aller Bewegungsprozesse des Körpers inklusive der Sprachproduktion (Müller et al., 2022).

Propriozeptive Anwendungen ermöglichen, unterstützen und fördern die Kontrolle der Körperhaltung, die Regulation von Kraft sowie die Koordination von Bewegungsabläufen und Zielmotorik. Durch die übermittelten Informationen zur Eigen-Wahrnehmung des Körpers ist eine Abgrenzung zur Umwelt möglich und bietet die Grundlage zur umfassenden Orientierung (Müller et al., 2022). Eine positive Beeinflussung von Wachheit, Aufmerksamkeit und Konzentration kann die Folge sein (Annunciato, 2015). Propriozeptive Anwendungen ermöglichen dem beeinträchtigten Menschen eine größtmögliche eigenaktive Teilhabe an den Aktivitäten des täglichen Lebens. Sie können das Gefühl von Sicherheit und Vertrauen beim Patienten unterstützen und seine selbstbestimmte Eigenaktivität ermöglichen.

Propriozeptive Prozesse umfassen in der Regel immer die Wahrnehmung über mehrere Sinneskanäle. Diese können somit nicht streng isoliert betrachtet werden, sondern sind als sich gegenseitig bedingendes und ergänzendes Zusammenspiel mehrerer Sinnesbereiche zu betrachten (Müller et al., 2022). So sind z. B. neben der propriozeptiven Wahrnehmung auch die vestibuläre und visuelle Wahrnehmung sowie die Schwerkraft Teil propriozeptiver Prozesse. Umgekehrt wird bei der Anwendung von z. B. somatischen, vibratorischen oder taktilhaptischen Angeboten auch die Propriozeption mit gefördert.

Zur Förderung der propriozeptiven Wahrnehmung werden u. a. folgende basal stimulierende Anwendungen erfolgreich eingesetzt:

- Den Patienten vor dem Positionieren, Mobilisieren oder vor einer anderen pflegerischen Aktivität sanft wiegend schwingend schaukelnd in Bewegung bringen (ganzer Körper/einzelne Körperteile).
- Den Patienten durch eine begleitete Bewegung bei der Eigenberührung seines Körpers unterstützen.
- Den Patienten mit erhöhtem Oberkörper bzw. im Sitzbett umgrenzenden Positionieren unter Einbezug der Eigenbewegungen des Patienten in angepasster Bewegungsgeschwindigkeit.
- Den Patienten in den Langsitz, den Schrägsitz, an die Bettkante, in den Stand bzw. in ein Gehen mobilisieren unter Einbezug der Eigenbewegungen des Patienten in angepasster Bewegungsgeschwindigkeit.
- Den Patienten durch eine begleitete Bewegung des Armes/der Hand, des Beines/des Fußes, des Kopfes und oder des Rumpfes den Patienten passiv oder aktiv unterstützt in eine pflegerische Aktivität miteinbeziehen.
- ...

Detaillierte Beschreibungen der hier aufgeführten Maßnahmen sind in diesem **Kapitel 3** unter den Anwendungen der betreffenden Wahrnehmungsbereiche zu finden.

Angewendet werden propriozeptive Angebote bei Patienten, die:

- sich in ständiger Unruhe befinden
- nervös und unaufmerksam sowie unkonzentriert wirken
- ängstlich erscheinen
- somnolent und antriebsreduziert sind
- sich kaum bewegen
- durch Lähmungen eingeschränkt sind
- unter chronischen Schmerzen leiden
- nicht einschlafen können
- im Sterben liegen.

Es gilt herauszufinden, in welchem Umfang Angehörige wünschen und/oder bereit sind, propriozeptive Anwendungen durchzuführen. Die Nähe der Angehörigen kann zur Förderung der Genesung oder des Wohlbefindens beitragen und dem Patienten Sicherheit vermitteln. Neben der Bereitschaft der Angehörigen ist eine gute Anleitung die Voraussetzung dafür, dass sie selbst propriozeptive Anwendungen durchführen.

3.6 Taktil-haptische Anwendungen

Die taktil-haptische Wahrnehmung ist ein besonders grundlegender und überlebenswichtiger Wahrnehmungsbereich. Es ist das erste ausgebildete Sinnessystem in der menschlichen Entwicklung und sowohl direkt wie auch indirekt mit den weiteren Wahrnehmungsbereichen verbunden (Grunwald, 2017).

Der Tastsinn besteht aus der taktilen Wahrnehmung der Oberflächensensibilität. Dieses Wahrnehmungsempfinden wird durch die Reizverarbeitung der Mechanorezeptoren ermöglicht. Die verschiedenen Mechanorezeptoren sind vor allem in der Haut der Fingerkuppen, den Handinnenflächen wie auch an den Füßen gehäuft vorhanden. Die taktile Wahrnehmung ist ebenfalls an der Entwicklung des Spürens und Berührens beteiligt.

Der eigene Körper und das eigene Körperbild werden sowohl bewusst als auch unbewusst immer über Bewegungen und Berührungen wahrgenommen. Dies ermöglicht die grundlegende Erfahrung von Sicherheit und Orientierung. Die Eigenberührung generiert die einzige verlässliche Information über das eigene ICH als Individuum (Grunwald, 2017). Im Kontakt mit anderen Lebewesen sind Spüren und Berühren grundlegende Bestandteile der Verständigung im Rahmen der nonverbalen Kommunikation.

Zum Tastsinn gehört auch die haptische Wahrnehmung, die darin besteht, Objekte aktiv anzufassen und zu erfühlen. Diese Beschäftigung der Hände fördert die feinmotorischen Fähigkeiten und Fertigkeiten, regt Denkprozesse an und aktiviert die Beweglichkeit. Nicht beschäftigte oder unterforderte Hände, im Sinne von zu wenigen oder sehr minimalen taktil-haptischen Impulsen, führen bei Patienten oft zu einer Isolation und zur Lethargie.

Zur Objekterkundung durch die Hände werden hauptsächlich Größe, Gewicht, Form und Oberflächenstruktur des Gegenstandes wahrgenommen. Um Gegenstände erkennen und begreifen zu können, bedarf es sogenannter Greifbilder. Greifbilder entstehen durch individuell geprägte Greiferfahrungen von Objekten. Zusammen mit dem Sehen und Hören und der kognitiven Verarbeitung werden Greiferfahrungen zu sogenannten Greifbildern vervollständigt und zerebral gespeichert. Diese Bilder stehen zukünftig für die Wiedererkennung von Gegenständen zur Verfügung.

Über die taktil-haptische Wahrnehmung können dem Patienten Dinge, Menschen und das Selbst nahegebracht werden. Zur Förderung der taktil-haptischen Wahrnehmung werden folgende Anwendungen erfolgreich eingesetzt, dargestellt in den **Abbildungen 3-101, 3-102, 3-103, 3-104:**

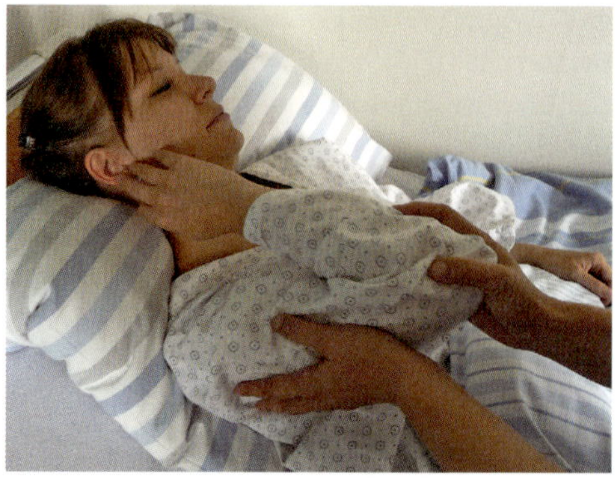

Abbildung 3-101: Eigenberührung des Gesichts (Foto: Margrit Hatz-Casparis)

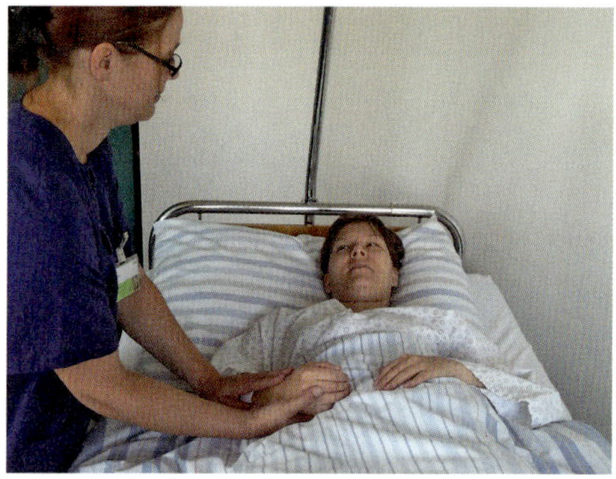

Abbildung 3-102: Berührung anderer Menschen (Foto: Margrit Hatz-Casparis)

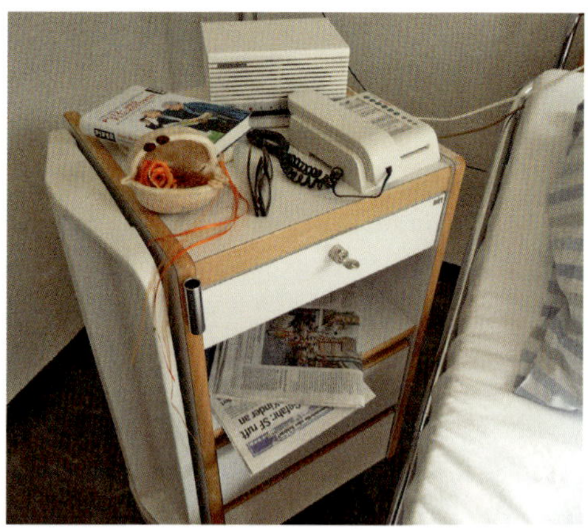

Abbildung 3-103: Ertasten und Berühren von Materialien und Gegenständen (Foto: Margrit Hatz-Casparis)

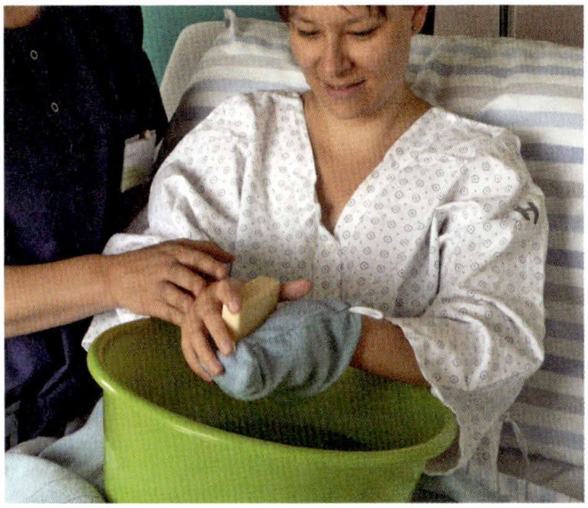

Abbildung 3-104: Kleine alltägliche Aktivitäten selbst ausführen (Foto: Margrit Hatz-Casparis)

- Die *Unterstützung des Patienten bei der Eigenberührung* seines Gesichts, seines Oberkörpers, seiner Arme und seiner Beine, um den eigenen Körper besser fühlen und wahrnehmen zu können.
- Die *Unterstützung des Patienten bei der Berührung anderer Menschen*, um sie zu erkennen und mit ihnen nonverbal zu kommunizieren, z. B., um gemeinsam eine Ja-Nein-Kommunikation über die Hände zu entwickeln.
- Die *Unterstützung des Patienten beim passiven und aktiven Berühren und Ertasten von Gegenständen und Materialien*, die sowohl in Bezug zu seiner aktuellen wie auch zu seiner gewohnten Umgebung stehen. Dies hilft dem Patienten, die momentane Situation besser zu begreifen und zu verstehen und selbst im Erkunden seiner Umgebung aktiv zu werden. Es erhöht die Orientierung und das Gefühl von Sicherheit und Kontrolle.
- Die *Unterstützung des Patienten, seine feinmotorischen Fertigkeiten und Fähigkeiten einzubringen oder wieder zu erlernen*, um das Interesse und den Willen anzuregen, Dinge selbst zu tun. Alltägliche Handlungen wie die Körperpflege oder das Einnehmen von Mahlzeiten eignen sich besonders, um Hände und Gegenstände gezielt einzusetzen.

Durch das Erkennen und Begreifen von Gegenständen, anderen Menschen und des eigenen Körpers können Denkprozesse, Kommunikation und Bewegungsabläufe angeregt werden. Dies kann Vertrauen, Sicherheit, Autonomie und Verantwortung vermitteln.

Im Spüren und Berühren kommuniziert schon das ungeborene Kind intrauterin mit dem eigenen Körper. Zeitlebens nimmt der Mensch durch Bewegung und Berührung seinen Körper und sein Körperbild bewusst und unbewusst wahr. Werden ihm Bewegung und Berührung genommen, kann dies das eigene körperliche Erinnerungsbild stören und vermindern. Dem kann durch gezielte taktil-haptische Förderung entgegengewirkt werden, indem der Patient in der Berührung seines Gesichts, seines Oberkörpers, seiner Arme und seiner Beine unterstützt wird.

Um dem Patienten die Möglichkeit zu geben, andere Menschen wahrzunehmen und mit ihnen nonverbal zu kommunizieren, wird ihm Berührung angeboten. Dabei spielt der Kontakt über die Hände eine zentrale Rolle. Über die Hände können bereits sehr minimale Anzeichen von Bewegung und Druck des Patienten aufgenommen und erwidert werden. Dies wird von Seiten der Pflegeperson oder des Angehörigen verbal begleitet, indem dem Patienten mitgeteilt wird, was empfangen wurde. Die darauffolgende Reaktion führt zum Dialog. Der Patient kann sich in einem gewissen Umfang mitteilen und erfährt, dass seine „Äußerungen" aufgenommen und sogar verstanden werden. Zudem wird dem Patienten das Erkennen von Personen erleichtert.

Nesteln und/oder andauerndes Streichen über die Bettdecke weisen meist auf eine unzureichende Beschäftigung der Hände des Patienten und auf eine Unterversorgung von Impulsen zur Wahrnehmung hin. Um die taktil-haptische Wahrnehmung mit ausreichend Reizinformationen zu versorgen, sind vielfältige Angebote mit Materialien und Objekten unterschiedlichster Beschaffenheit anzuwenden.

Ein Angebot umfasst das passive Berühren und Ertasten von bekannten und alltäglichen Gegenständen, die dem Patienten in greifbare Nähe gebracht werden. Dieses Angebot wird oftmals bei Patienten angewendet, welche keinerlei Handaktivitäten zeigen. Es werden Reize gesetzt, die ein Interesse wecken und den Bezug zur materiellen Umgebung aufbauen und stärken können.

Im aktiven Berühren und Ertasten wird der Patient dazu animiert, sich mit einem Gegenstand zu befassen, ihn allenfalls zu erkennen und zu begreifen. Oftmals finden Patienten an diesen Gegenständen Halt und werden ruhiger. Dies hilft ihnen, die momentane Situation besser zu begreifen und zu verstehen und selbst im Erkunden ihrer Umgebung aktiv zu werden. Die Wahl des Gegenstandes wird sorgfältig auf den Patienten und seine gesundheitliche Situation abgestimmt. Die ersten Angebote bedürfen einer klaren Information des Patienten und seiner Bereitschaft. Deshalb ist eine feinfühlige Erkundung der Wirkung und der weiteren Bereitschaft besonders wichtig und notwendig. Dies erfolgt im somatischen Dialog zwischen Patienten und Pflegeperson. Das aktive Berühren kann aufgebaut werden und, sobald der Patient den Sinn und Zweck des Gegenstandes erkannt hat, in eine alltägliche Handlung übergehen. Feinmotorische Fertigkeiten und Fähigkeiten können somit gefördert werden.

Angewendet werden taktil-haptische Angebote bei Patienten, die:

- sich in ständiger Unruhe befinden
- nervös und unaufmerksam wirken
- ängstlich erscheinen
- somnolent und antriebsreduziert sind
- sich kaum bewegen
- durch Lähmungen eingeschränkt sind
- unter chronischen Schmerzen leiden
- nicht einschlafen können
- im Sterben liegen.

Es gilt zu erkunden, in welchem Umfang Angehörige wünschen und/oder bereit sind, taktil-haptische Anwendungen durchzuführen. Die Nähe der Angehörigen kann zur Förderung der Genesung oder des Wohlbefindens beitragen und dem Patienten Sicherheit vermitteln. Neben der Bereitschaft der Angehörigen ist eine gute Anleitung die Voraussetzung dafür, dass sie selbst taktil-haptische Anwendungen durchführen.

Wichtiger Hinweis

Die angebotenen Gegenstände und Materialien dürfen keine Verletzungsgefahr, kein Allergierisiko und keine hygienischen Gefahren bergen.

3.6.1 Eigenberührung

Es soll dem Patienten oft ermöglicht werden, seinen Körper mit den Händen zu berühren. Es ist darauf zu achten, dass die Berührungen an unterschiedlichen Körperstellen und Körperteilen angeboten werden. Dabei ist zu beachten, dass die Berührung zu einem Ganzen geführt wird, in dem einzelne Körperteile in ihren Dimensionen, ihrer Form und Beschaffenheit wahrgenommen und erkannt werden können.

Eigenberührung ermöglicht das Erleben von Sicherheit und Orientierung. So wird die positive Selbstregulation unterstützt und führt damit direkt zu einer Stressreduktion des Menschen (Grundwald, 2017).

Die Berührungen und Erkundungen des eigenen Gesichts, der Ohren und der Haare mit den eigenen Händen sind überaus wichtig, wie die **Abbildungen 3-105a, 3-105b, 3.105c zeigen**. Jeder Mensch führt diese Berührungen mehrmals täglich aus.

Viele Pflegeaktivitäten, z. B. die Körperpflege, können zur Unterstützung des Patienten in der Eigenberührung genutzt werden.

Die Pflegeperson benennt in der Regel während der begleiteten Berührung die einzelnen Körperstellen und Körperteile. Auch krank-

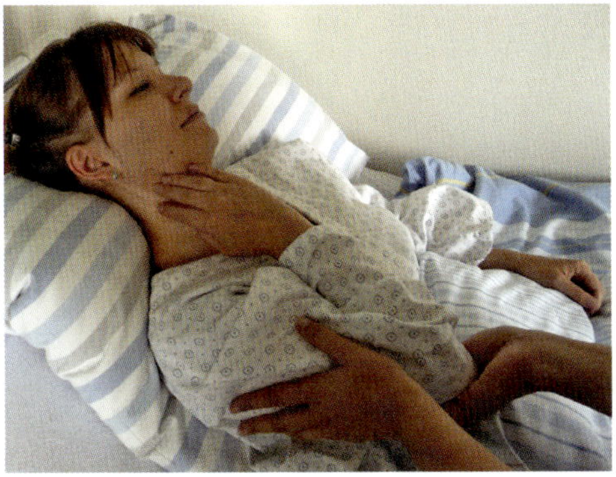

Abbildung 3-105a: Eigenberührung des Gesichts (Foto: Margrit Hatz-Casparis)

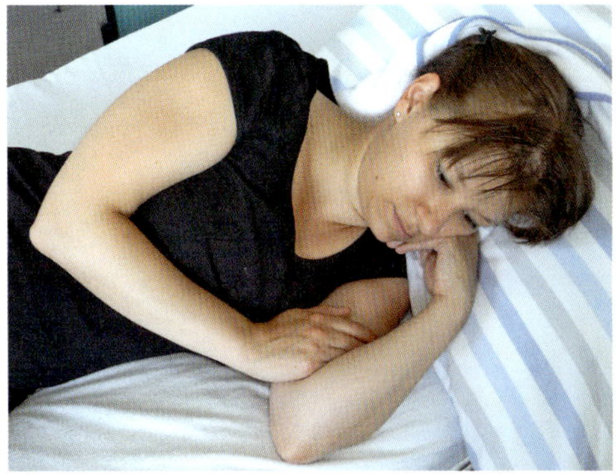

Abbildung 3-106: Eigenberührung in Ruheposition (Foto: Margrit Hatz-Casparis)

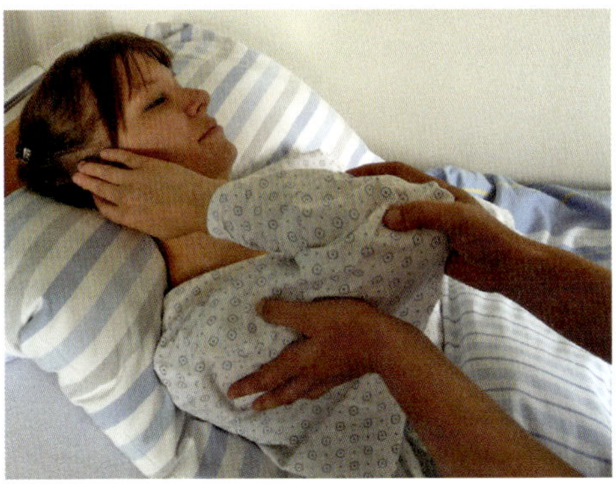

Abbildung 3-105b: Eigenberührung der Ohren (Foto: Margrit Hatz-Casparis)

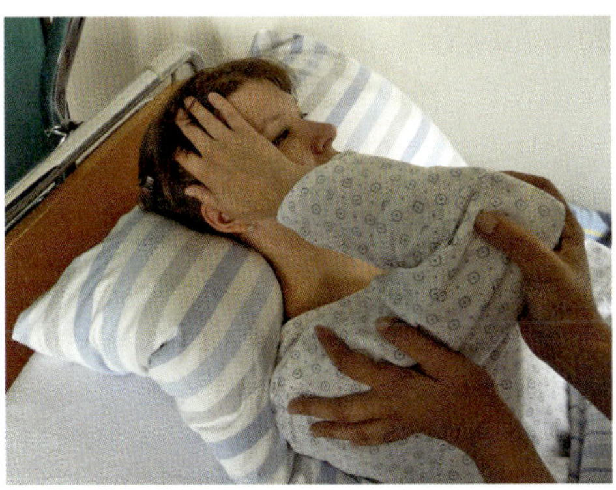

Abbildung 3-105c: Eigenberührung der Haare (Foto: Margrit Hatz-Casparis)

heitsbedingte Veränderungen sollen erklärt und erläutert werden.

Hierbei unterstützt die Pflegeperson die Berührungsaktivität des Patienten mit einer begleiteten Bewegung, indem sie die Bewegungsimpulse des Patienten aufnimmt und positiv verstärkt. Somit kann sich der Patient im dialogischen Handeln in seiner größtmöglichen Selbstwirksamkeit erleben.

Abbildung 3-106 zeigt, dass Eigenberührung auch in einer Ruheposition gefördert werden kann, indem eine Hand an die Wange, an den Oberarm oder auf die andere Hand gelegt wird.

3.6.2 Berührung anderer Menschen

Berührung zur Wahrnehmung anderer Menschen und zur nonverbalen Kommunikation soll in einem gezielten Setting angeboten werden.

Zur Kontaktaufnahme wird dem Patienten die Möglichkeit geboten, die Hand der Pflegeperson oder des Angehörigen zu berühren, zu ertasten und sich zu erinnern – siehe Abbildung **3-107** Die Kontaktaufnahme muss verbal begleitet werden, indem man sagt, wer man ist und was man möchte. Dies kann die Einleitung zu einer Pflegehandlung, zum Erkunden der Befindlichkeit oder von Wünschen sein oder

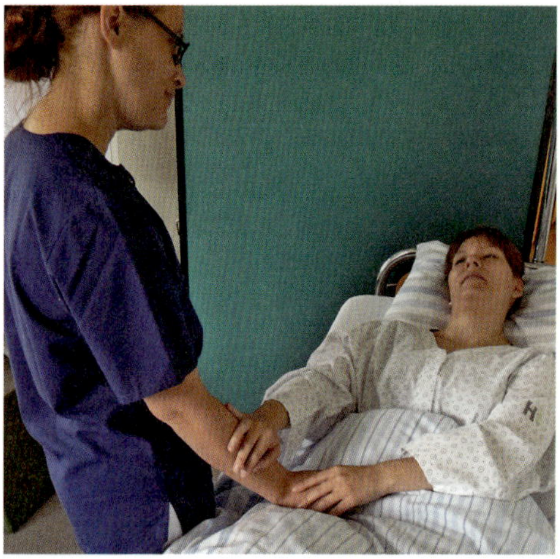

Abbildung 3-107: Die Hand der Pflegeperson berühren (Foto: Margrit Hatz-Casparis)

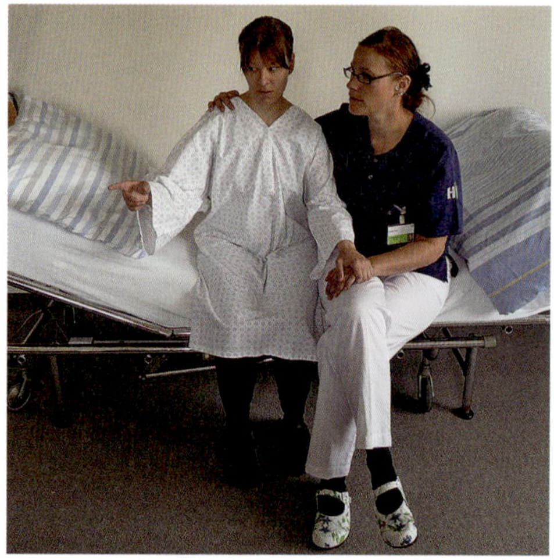

Abbildung 3-108b: Aufnehmen der Patientenreaktion über Bewegung und Druck seiner Hand (Foto: Margrit Hatz-Casparis)

ganz einfach ein Zeichen, dass man da ist. Die darauffolgende Reaktion führt zum Dialog.

Wenn diese Kontaktaufnahme gemeinsam mit dem Patienten entwickelt werden konnte, ist es wichtig, dass das gesamte Behandlungsteam und alle Besucher auf diese Art und Weise mit dem Patienten in Kontakt treten.

Wenn der Patient nicht in der Lage ist zu sprechen, kann über die Hände eine Ja-Nein-Kommunikation entwickelt werden, wie **Abbildung 3-108a zeigt**. Gelingt dies, hat der Patient die Möglichkeit, sich ohne eigene Worte mitzuteilen und ein Stück Selbstbestimmung zu gewinnen.

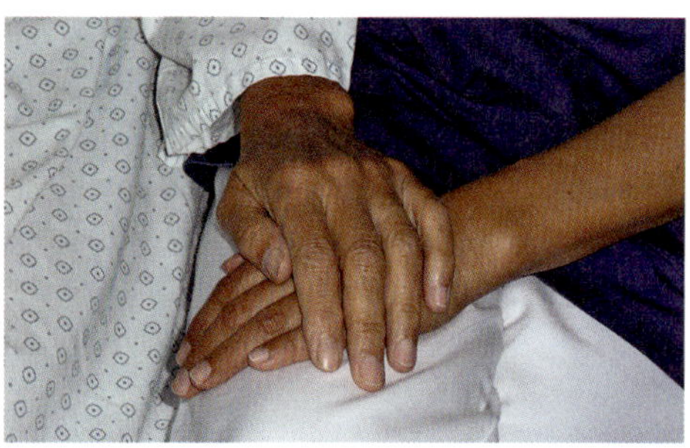

Abbildung 3-108a: Ja-Nein-Kommunikation über die Hände (Foto: Margrit Hatz-Casparis)

Es geht darum, die Reaktionen des Patienten über die Bewegung und den Druck seiner Hand aufzunehmen, sie in Worte zu fassen und von ihm bestätigen oder verneinen zu lassen, veranschaulicht in **Abbildung 3-108b.** Von den Pflegepersonen und Angehörigen erfordert es Zeit und Geduld, um auf dieser Basis eine gemeinsame Sprache zu finden.

Diese gemeinsame Sprache erleichtert die Unterstützung und Förderung des Patienten in allen Aktivitäten sowie in der Bewältigung der Situation.

3.6.3 Gegenstände und Materialien berühren und ertasten

Das *passive Berühren* von Gegenständen fördert die taktil-haptische Wahrnehmung, indem dem Patienten die Möglichkeit geboten wird, sich an Dinge sowie deren Sinn, Zweck und Handhabung zu erinnern. Es geht dabei darum, den Patienten leise an die Alltäglichkeit heranzuführen, um sein manuelles Interesse zu wecken. Zu diesem Zweck werden ihm Gegenstände in die Hände gelegt oder seine Hand wird gezielt zu einem Gegenstand geführt und dort für eine gewisse Zeit belassen. Angehörige wissen oftmals sehr gut, womit das Interesse gefördert werden könnte.

- Geeignet sind z.B. persönliche Artikel zur Körperpflege, die Armbanduhr, die Brille, das Handy, ein Kugelschreiber, ein Buch, die Zeitung oder die Handtasche. Auch eine Frucht, ein Ball oder ein Kuscheltier können angeboten werden, wie in den **Abbildungen 3-109a, 3-109b, 3-109c, 3-109d, 3-109e, 3-109f abgebildet**.

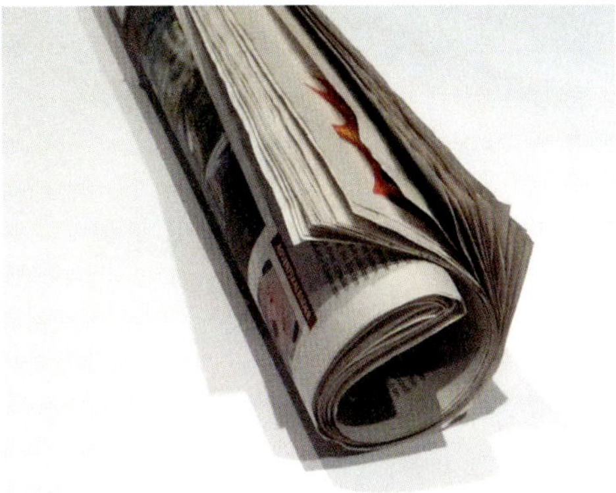

Abbildung 3-109c

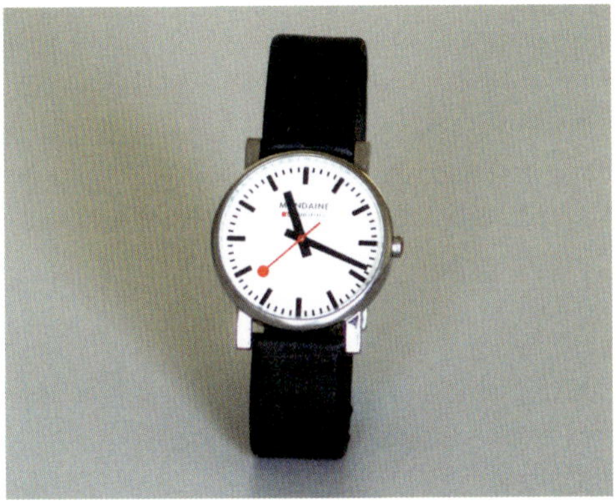

Abbildung 3-109a-f: Beispiele für passives Berühren persönliche und alltäglicher Gegenstände/Materialien. a. Uhr; b: Brille; c: Zeitung; d: Apfel; e: kleine Gummibälle mit Noppen; f: ein Kuscheltier (Fotos: Margrit Hatz-Casparis)

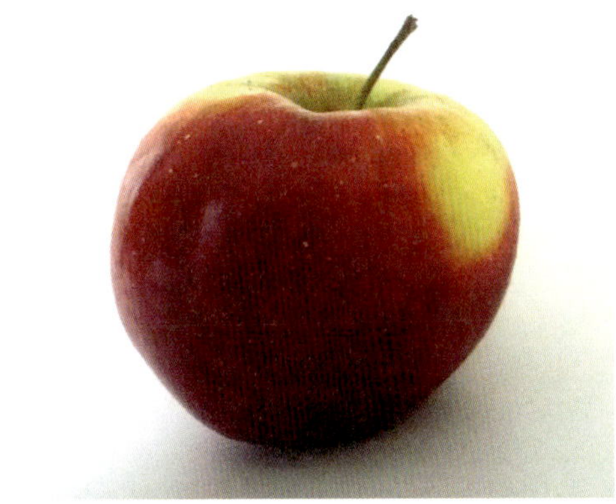

Abbildung 3-109d

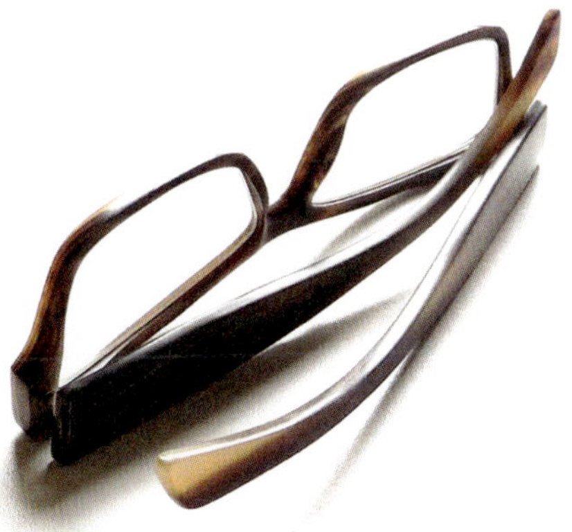

Abbildung 3-109b

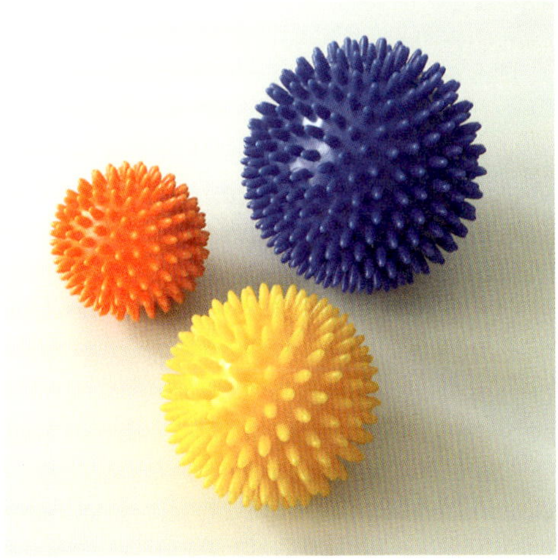

Abbildung 3-109e

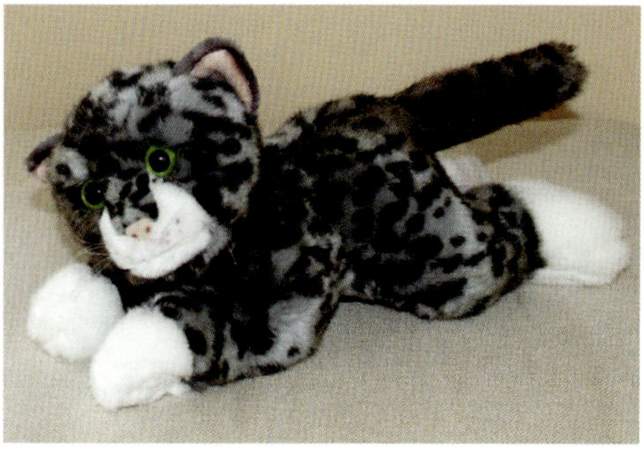

Abbildung 3-109f

- Auch die Erkundung der unmittelbaren Umgebung, wie des Bettrahmens, des Kissens oder der Decke, kann für Orientierung sorgen und Interesse wecken.
- Viele Menschen haben aus Gewohnheit gerne etwas in der Hand. Dies kann ein Taschentuch, ein Talisman oder der Schlüsselbund sein. Solche Gegenstände schaffen den Bezug zur eigenen Person und geben Sicherheit.
- Die Dauer der passiven Berührung eines Gegenstandes ist auf die Reaktion des Patienten abzustimmen.
- Gegenstände und Umgebungsausstattung werden dem Patienten benannt und/oder beschrieben. Ebenso soll ihm die Absicht, die dahintersteht, erläutert werden. Beispielsweise: „Ich lege Ihnen Ihr Handy in die Hand und will sehen, ob Sie es halten, ertasten und erkennen können. Vielleicht kann ich auch ein Zeichen von Ihnen erkennen".
- Auch in Schlafphasen sollen dem Patienten seine Gegenstände überlassen werden, um „Halt" zu finden.

Das *aktive Berühren* verfolgt die gleichen Ziele wie das passive Berühren. Im Unterschied zum passiven Berühren wird der Patient beim aktiven Berühren gezielt bei der Erkundung eines Gegenstandes, seiner Oberflächenstruktur und Form, seines Gewichts und seiner Temperatur unterstützt.

In einem Setting zur Unterstützung des aktiven Berührens beachtet die Pflegeperson den folgenden Erkundungsaufbau:

1. Zum Herantasten an einen Gegenstand werden die Hand und/oder einzelne Finger des Patienten streichend über den Gegenstand geführt – so wie wenn jemand mit geschlossenen Augen einen Gegenstand ertasten würde.
2. Nach dem Herantasten an den Gegenstand wird dieser mit Hilfe der Führungshand der Pflegeperson punktuell berührt, gedrückt und umfasst. Die Finger folgen den Rändern und Konturen. Der Gegenstand wird durch Schieben, Heben und Senken bewegt.
3. Anschließend wird der Gegenstand an den Körper des Patienten geführt oder gedrückt, damit er den Gegenstand körpernah spüren und annehmen kann. Diese zusätzliche Information kann zum Begreifen des Gegenstandes beitragen.

Hierfür eignen sich Gegenstände und Materialien mit unterschiedlichen Oberflächenstrukturen, Formen, Gewichten, Größen und Randabschlüssen.

Geeignet sind auch hier persönliche Gegenstände des Alltags sowie spezielle Gegenstände und Materialien, welche die Aufmerksamkeit und das Interesse wecken können. Beispiele

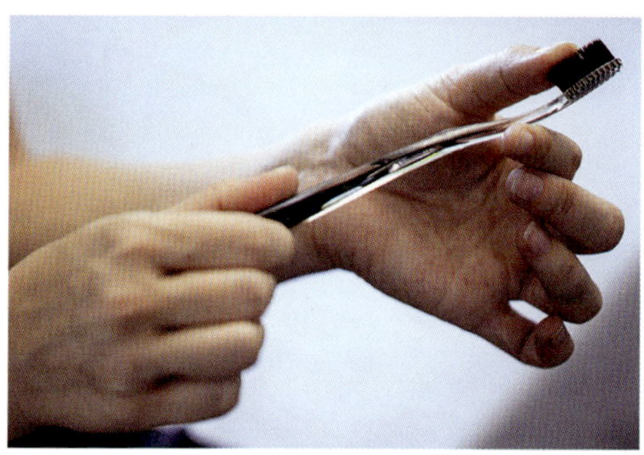

Abbildung 3-109g–j: Beispiele für aktives Berühren persönliche und alltäglicher Gegenstände/Materialien. g: Borsten einer Zahnbürste; h: Kamm; i: Uhr; j: eine Tasse (Fotos: Bodo Ruedi)

zeigen die **Abbildungen 3-109g, 3-109h, 3-109i, 3-109j**.

Der Gegenstand soll möglichst einen Bezug zum Patienten haben. Hier können Angehörige weiterhelfen.

Nahrungsmittel wie Brötchen oder Früchte und Essutensilien eignen sich vor allem bei Patienten, die in der Nahrungsaufnahme gefördert werden sollen. Bei Patienten, die unter Nahrungskarenz stehen, werden zur aktiven Berührung grundsätzlich keine Nahrungsmittel gewählt.

Um auf die etwas weitere Umgebung und auch auf die Natur Bezug nehmen zu können, sind Materialien wie Getreide, Gräser, Eicheln, Kastanien oder Nüsse, Steine und Holz usw. geeignet. Beispiele sind in den **Abbildungen 3-110a, 3-110b, 3-110c dargestellt.**

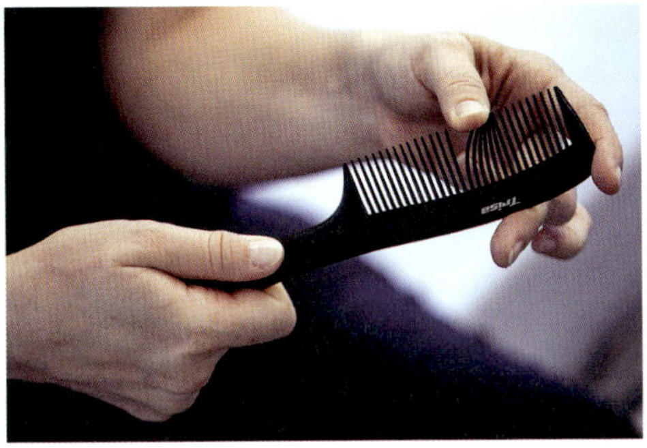

Abbildung 3-109h

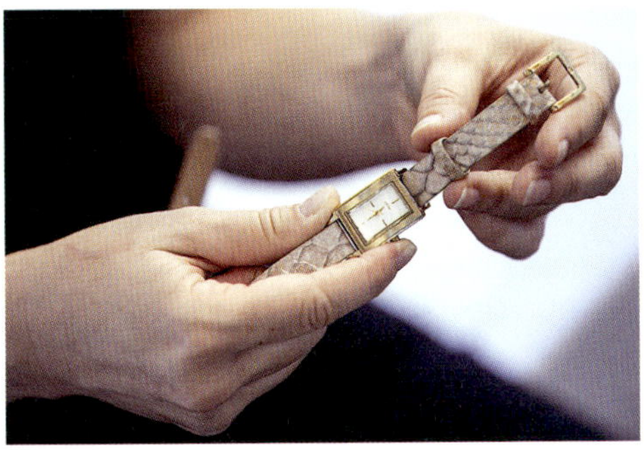

Abbildung 3-109i

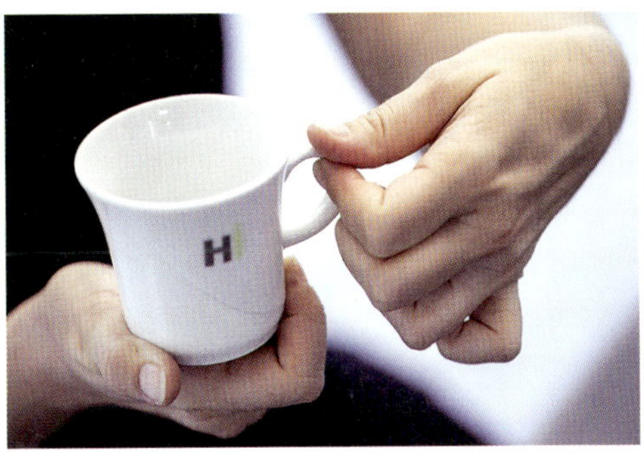

Abbildung 3-109j

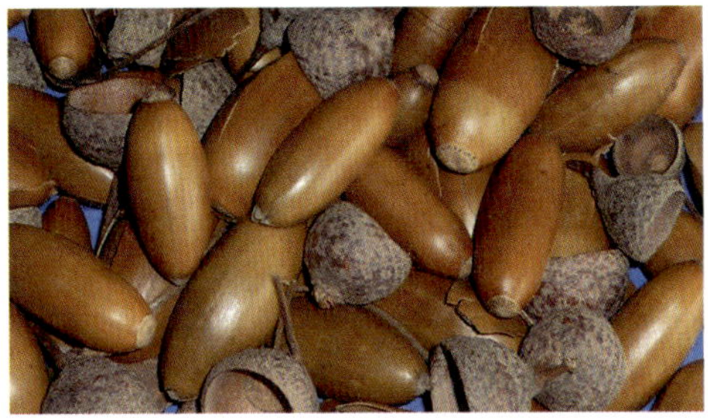

Abbildung 3-110a-c: Beispiele für das Berühren und Ertasten natürlicher Materialien. a: Eicheln; b. kleine Steine; c. Holz (Fotos: Margrit Hatz-Casparis)

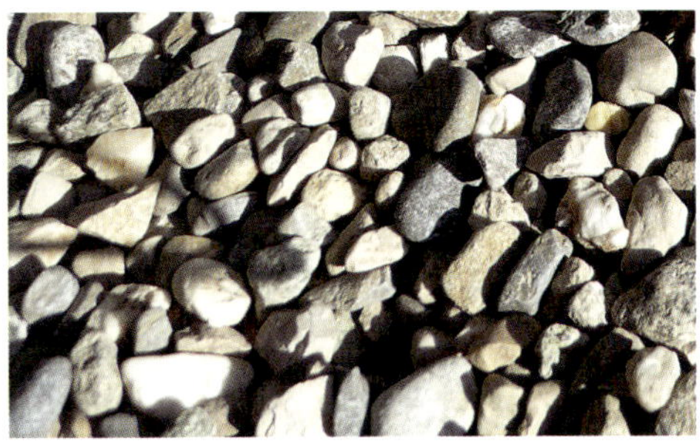

Abbildung 3-110b

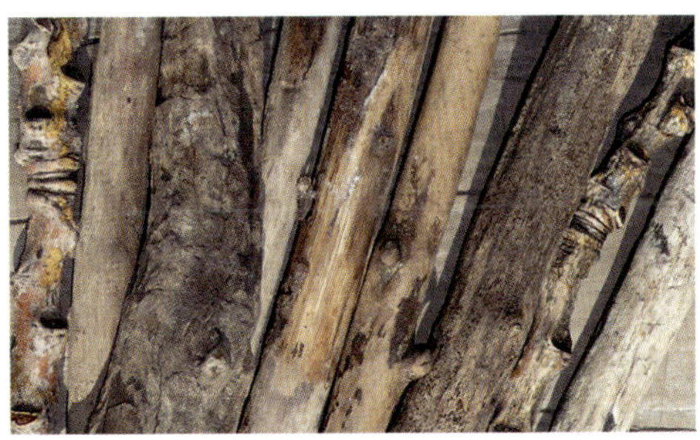

Abbildung 3-110c

Die Dauer der aktiven Berührung eines Gegenstandes ist auf die Reaktion des Patienten abzustimmen.

Gegenstände und Materialien werden dem Patienten benannt und/oder beschrieben. Ebenso soll ihm die Absicht, die dahintersteht, erläutert werden. Beispielsweise: „Ich führe Ihre Hand über Ihre Haarbürste, damit Sie diese ertasten und erkennen können. Vielleicht kann ich auch ein Zeichen von Ihnen erkennen".

Das *passive und aktive Berühren* führt im besten Fall dazu, dass der Patient selbst wieder nach Gegenständen greift, diese festhält, ihre Handhabung andeutet oder ausführt und sich mit den Händen beschäftigen möchte. Um die Eigenaktivität anzuregen, sollen ausgewählte Gegenstände in Griffnähe des Patienten platziert werden. Zur selbstständigen kreativen und spielerischen Beschäftigung mit den Händen können dem Patienten Mal- und Schreibutensilien, Knobelspiele (beispielsweise ein Zauberwürfel) sowie Karten- und Brettspiele etc. zur Verfügung gestellt werden.

3.6.4 Förderung der feinmotorischen Fertigkeiten und Fähigkeiten

Eine Förderung der feinmotorischen Fertigkeiten und Fähigkeiten kann durch das mehr oder weniger selbstständige Durchführen von alltäglichen Handlungen, wie Körperpflege, An- und Auskleiden sowie Nahrungsaufnahme, bewirkt werden. Über die taktil-haptische Wahrnehmung werden das Interesse und der Wille gesteigert, Dinge zu erlernen und sie selbst auszuführen. Der Gebrauch von Gegenständen wird geübt.

- Durch eine feinfühlige Bewegungsunterstützung der Pflegenden wird die Aktivität gemeinsam mit dem Patienten entwickelt, z. B. der Umgang mit Wasser und Waschhandschuh, gezeigt in **Abbildung 3-111.** Der Patient kann sich auf diese Weise als mitbestimmend erleben.
- Die Pflegeperson positioniert sich zur Bewegungsunterstützung entweder stehend hinter, stehend seitlich oder sitzend seitlich vom Patienten.
- Sowohl die Unterstützung von hinten als auch von der Seite ermöglicht es der Pflegeperson, die Bewegung vom Patienten ausgehend zu unterstützen oder in seiner Bewegung mitzugehen, wie in den **Abbildungen 3-112a** und **3-112b veranschaulicht**.
- Es ist wichtig, die Rechts- oder Linkshändigkeit des Patienten zu berücksichtigen. Dies geschieht durch die Aufnahme und positive Verstärkung des Bewegungsimpulses des Pa-

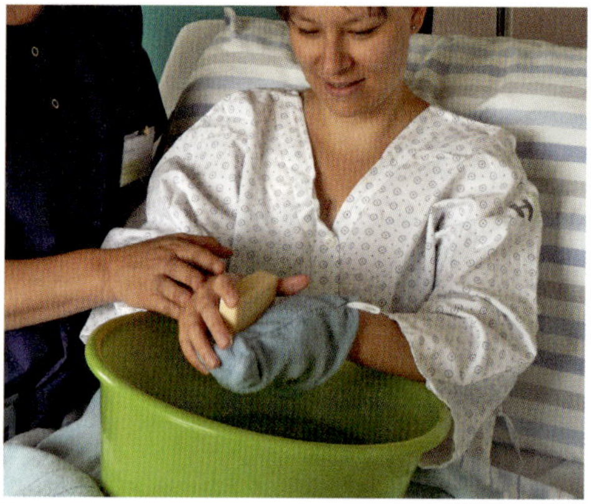

Abbildung 3-111: Aktivität gemeinsam mit dem Patienten entwickeln (Foto: Margrit Hatz-Casparis)

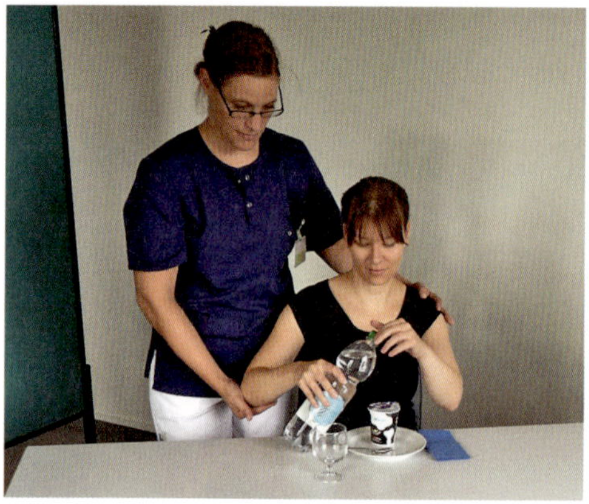

Abbildung 3-112a: Bewegungsunterstützung von der Seite (Foto: Margrit Hatz-Casparis)

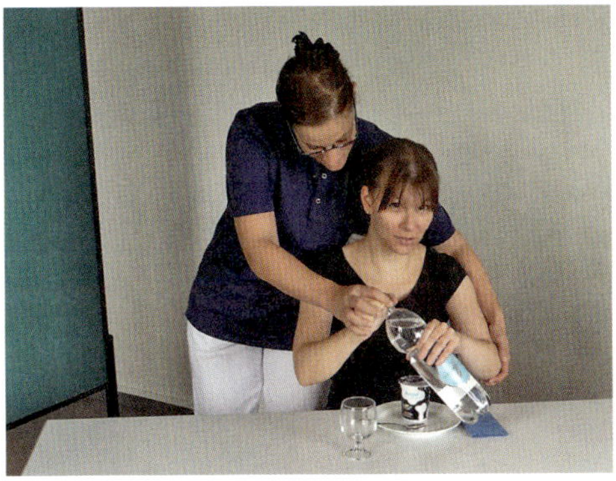

Abbildung 3-112b: Bewegungsunterstützung von hinten (Foto: Margrit Hatz-Casparis)

tienten mit einer begleiteten Bewegung. So entwickelt sich ein dialogisches Handeln mit einem größtmöglichen Selbstwirksamkeitserleben für den Patienten.

- Die Pflegeperson reagiert mit ihrer Bewegungsunterstützung auf die Bewegungsressourcen des Patienten.
- Sind die Bewegungen des Patienten noch schwach und zögerlich, erfolgt die Bewegungsunterstützung durch Auflegen und flächiges Halten der Hand auf der ausführenden Hand der Pflegeperson, dargestellt in der **Abbildung 3-113a.**

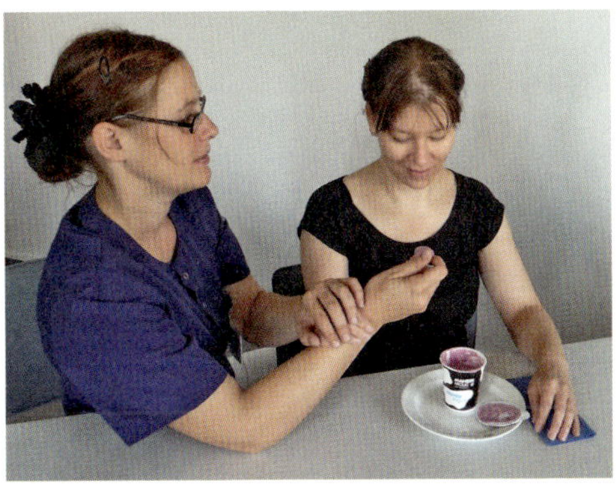

Abbildung 3-113a: Bewegungsunterstützung durch Auflegen und flächiges Halten der Hand auf der ausführenden Hand der Pflegeperson (Foto: Margrit Hatz-Casparis)

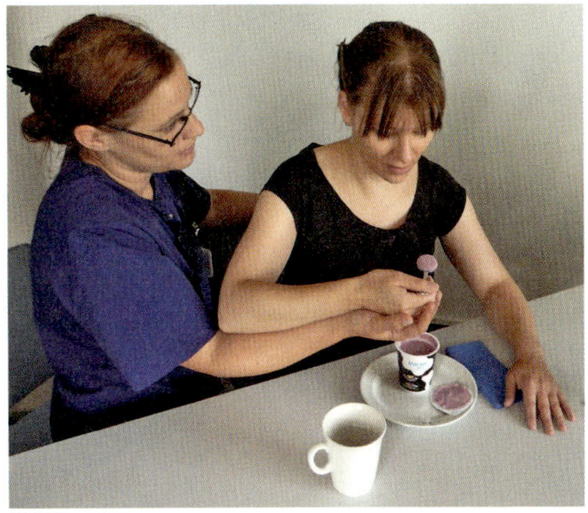

Abbildung 3-113b: Der Patient führt die Bewegung aus, der Vorderarm des Patienten wird flächig unterstützt (Foto: Margrit Hatz-Casparis)

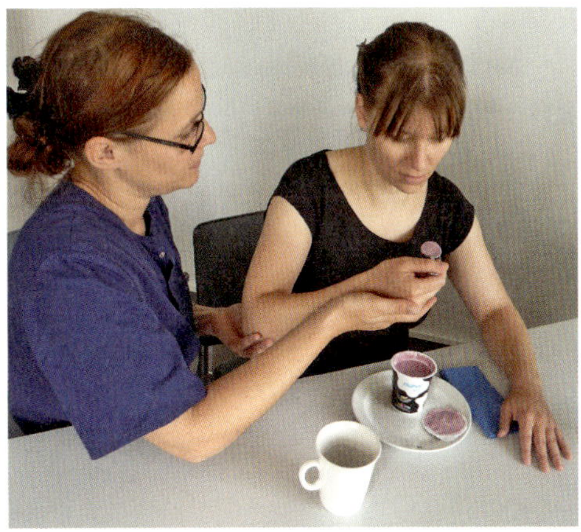

Abbildung 3-113c: Punktuelle Unterstützung mit leichter Führung der Hand/des Ellenbogens (Foto: Margrit Hatz-Casparis)

- Möchte der Patient versuchen, die Bewegung selbst auszuführen, hilft die flächige Unterstützung des Vorderarms des Patienten bei der Bewegungsausführung, wie Abbildung **3-113b** zeigt.
- Sind die Bewegungen des Patienten bereits gezielter, genügt oftmals eine punktuelle Unterstützung, beispielsweise eine leichte Führung des Ellenbogens und der Hand – siehe **Abbildung 3-113c.**

- In allen Angeboten der Bewegungsunterstützung folgt die Pflegeperson der Richtung, der Geschwindigkeit und dem Rhythmus des Patienten.

3.6.5 Förderung von Wachheit, Aufmerksamkeit und Konzentration

Die Anregung der Sensorik und Motorik der Hände des Patienten kann eine Förderung der feinmotorischen Fertigkeiten und Fähigkeiten zur Folge haben. Eine verbesserte Feinmotorik wiederum geht mit einer geförderten Wachheit, Aufmerksamkeit und Konzentration einher, begleitet von einer stress-, angst- und panikreduzierenden Wirkung (Annunciato, 2014; Croos-Müller, 2014a, 2014b, 2015). Hierbei kommt es neben der direkten neurophysiologischen Aktivierung bzw. gezielten Blockierung einzelner betroffener Hirnareale zu einer Fokusveränderung: weg vom „Denken", hin zum „Handeln". Durch ein gleichzeitiges Aufnehmen des Atemrhythmus in das basal stimulierende Angebot wird zusätzlich die entspannende Wirkung verstärkt. Dies kann in einer akuten Krisensituation durch die Pflegeperson direkt dialogisch an- bzw. begleitet werden. Eine selbstständige Durchführung durch einen instruierten Patienten ist ebenfalls möglich.

- Der Patient sitzt – wie in **Abbildung 3-113d** abgebildet – in einer umgrenzenden, stabilisierenden Position an der Bettkante. Beide Füße haben Bodenkontakt, eventuell sollte ein Fußschemel verwendet werden. Alternativ liegt der Patient mit erhöhtem Oberkörper im Bett, die Füße haben durch eine umgrenzende Positionierung Fußsohlenkontakt.
- Anleitungsschritt 1: Der Patient rollt den Igel-Ball zwischen den Handflächen.
- Anleitungsschritt 2: Darauffolgend achtet der Patient auf den eigenen Atemrhythmus.
- Anleitungsschritt 3: Nun kombiniert der Patient die Schritte eins und zwei: Er rollt den Igel-Ball während eines Atemzyklus zwischen den Handflächen einmal im Kreis (Atemzyklus = eine Ein- und Ausatmung).

Das Angebot – wie in **Abbildung 3-113e** dargestellt – während 2–3 Minuten durchführen, nach einer Pause kann es nochmals wiederholt werden.

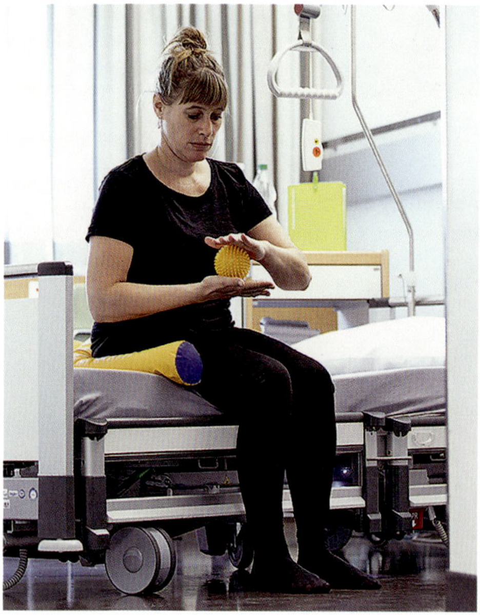

Abbildung 3-113d: Ausgangsposition des Patienten (Foto: Bodo Ruedi)

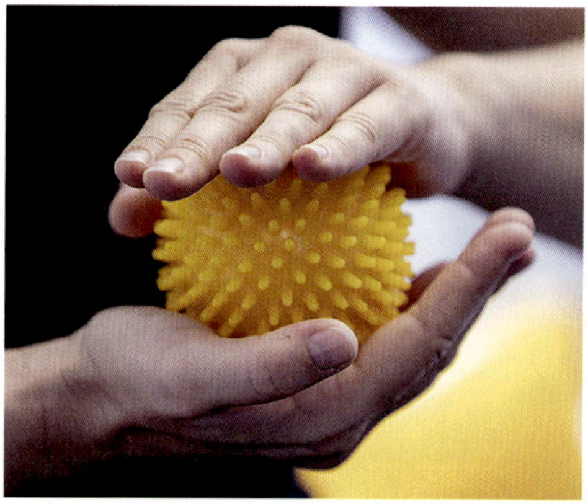

Abbildung 3-113e: Rollen des Igel-Balls zwischen den Handflächen im Atemrhythmus (Foto: Bodo Ruedi)

Angebotsvarianten:

- Der Igel-Ball wird zwischen beiden Handflächen gehalten. Während der Inspiration erfolgt ein Druckaufbau durch Handkraft, während der Exspiration hingegen eine Druckentlastung – siehe **Abbildung 3-113**f.
- Der Igel-Ball wird von der Handfläche und den Fingern umschlossen. Während der Inspiration erfolgt ein Druckaufbau durch Handkraft, während der Exspiration eine Druckentlastung. Darauf wird der Ball für dieselbe Aktivität in die andere Hand gewechselt, dargestellt in **Abbildung 3-113g.** Eine Übergabe von Hand zu Hand erfolgt jeweils nach jedem Atemzyklus.

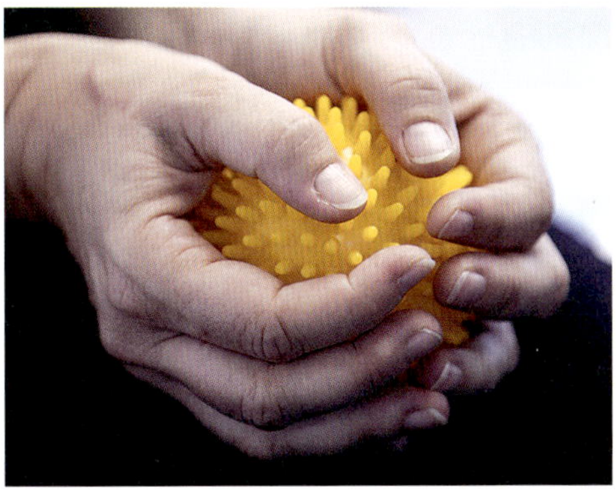

Abbildung 3-113f: Halten des Igel-Balls zwischen den Handflächen mit Druckausübung im Atemrhythmus (Foto: Bodoo Ruedi)

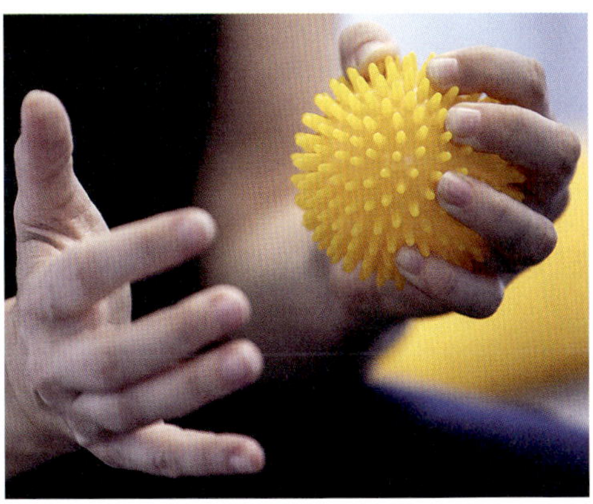

Abbildung 3-113g: Die Igel-Ball-Anwendung mit Handwechsel (Foto: Bodo Ruedi)

3.7 Visuelle Anwendungen

Visuell wahrnehmbar sind Helligkeit, Kontraste, Bewegung, Farben und Distanz. Es entstehen dreidimensionale Bilder, die der Mensch erkennen, individuell zuordnen und gewichten kann. Sehen ist für den Menschen von außerordentlicher Wichtigkeit. Er orientiert sich dadurch in seiner Umgebung, er kontrolliert seine Lage im Raum und nimmt das Körperbild in Kombination mit anderen Sinnen wahr.

Visuelle Angebote verhelfen dem Patienten zu einer Orientierung über sich selbst in Beziehung zu seinem gegenwärtigen Umfeld, das heißt, Objekte, Geräusche und Berührungen können einfacher zugeordnet werden. Diese Orientierung wiederum animiert den Patienten, auf seine Situation Einfluss zu nehmen und somit seine Wirksamkeit zu erfahren.

- Unifarbene Stellwände/Paravents lassen sich zu Orientierungsflächen gestalten.
- Informationen zu Tag und Datum sowie die Uhrzeit und Bilder der aktuellen Jahreszeit können die zeitliche Orientierung fördern, wie die Beispiele in den **Abbildungen 3-114a** und **3-114b zeigen.**

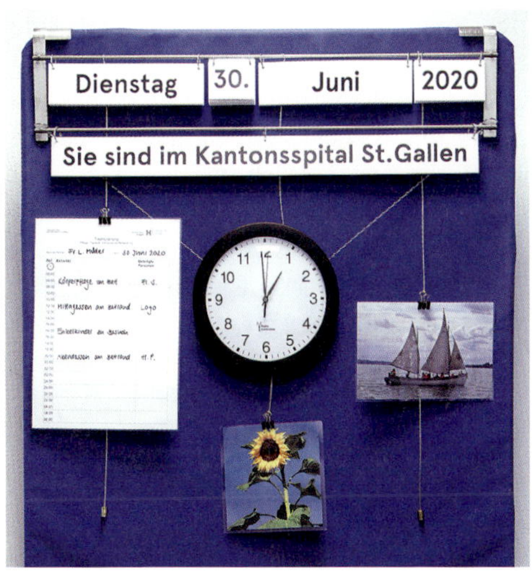

Abbildung 3-114a-b: Aktuelle Informationen an Stellwänden unterstützen die räumliche persönliche, örtliche, situative und zeitliche Orientierung (Foto: Bodo Ruedi)

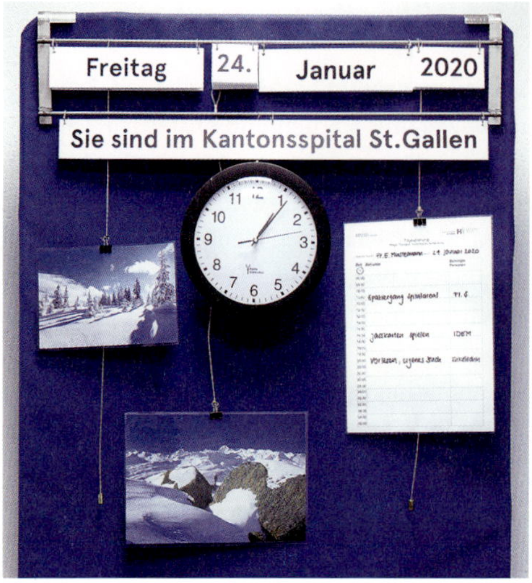
Freitag
24.
Januar
2020
Sie sind im Kantonsspital St.Gallen

Abbildung 3-114b

- Informationen zum aktuellen Aufenthaltsort unterstützen die örtliche Orientierung.
- Bilder, Fotos und Gegenstände, wie ein kleiner Talisman, können zur personellen Orientierung beitragen.

Das *Arbeiten mit Licht* bezieht sich in erster Linie auf das natürliche Erleben des Tag-Nacht-Rhythmus. Durch einfallendes Licht auf die Netzhaut werden die zentrale innere Uhr mit der Außenwelt synchronisiert und der zirkadiane Rhythmus stabilisiert. Deshalb ist natürliches Licht dem künstlichen Licht vorzuziehen. Künstliches Licht ist nur unter Berücksichtigung des Tag-Nacht-Rhythmus und des Patientenwunsches einzusetzen.

Das *Arbeiten mit Farben und Gegenständen* gibt dem Patienten Sicherheit und Orientierung. Die farbliche Gestaltung des Umfeldes wirkt anregend. Nach Möglichkeit beteiligen sich Patient und Angehörige an der Gestaltung des Umfeldes.

Unifarbene Tücher (Seide/Baumwolle) eignen sich hervorragend für die punktuelle Farbgebung im Zimmer. Mit einem farbigen Tuch können auch der Raum des Patienten, das Bett und die Bettumgebung gestaltet werden. Für Patienten, die oft im Bett liegen und weiße Wände anschauen müssen, können Farben eine angenehme Abwechslung bieten und die Orientierung im Raum unterstützen. Ein hingelegtes oder aufgehängtes farbiges Tuch kann zudem auf gewisse Gegenstände und Utensilien im Patientenzimmer aufmerksam machen. Schließlich lassen sich damit auch eher unattraktive Gegenstände zudecken, die im Blickfeld des Patienten störend wirken könnten.

- Der Patient wählt die Farbe des Tuches, wenn immer möglich, selbst aus – siehe **Abbildung 3-115**.
- Bei Patienten, die nicht auswählen können, wird mit den Angehörigen zusammen die Farbe des Tuches ausgewählt.
- Nur wenn weder der Patient noch die Angehörigen die Auswahl treffen können, bestimmt die Pflegeperson, welche Farben Anregung, Ruhe und Orientierung vermitteln könnten.

Um Aufmerksamkeit zu erzeugen, ist bei der Wahl von Gegenständen auf Wiedererkennbarkeit sowie auf Farbe und Form zu achten. Es hat sich gezeigt, dass einfache, klare Formen in kontrastreichen Farben besonders anregend sein können.

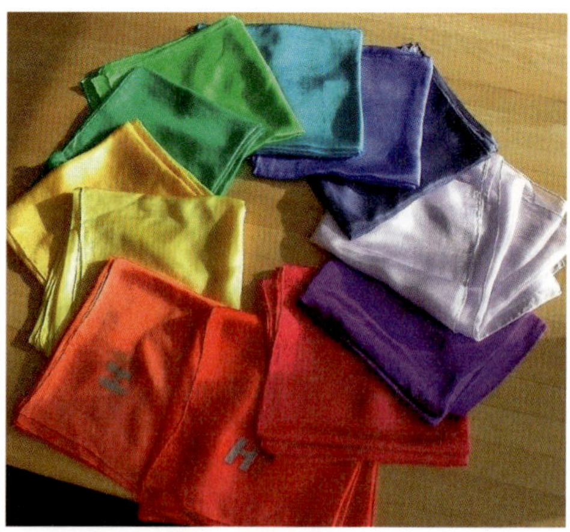

Abbildung 3-115: Auswahlmöglichkeiten unterschiedlicher farbiger Tücher (Seide/Baumwolle) (Foto: Margrit Hatz-Casparis)

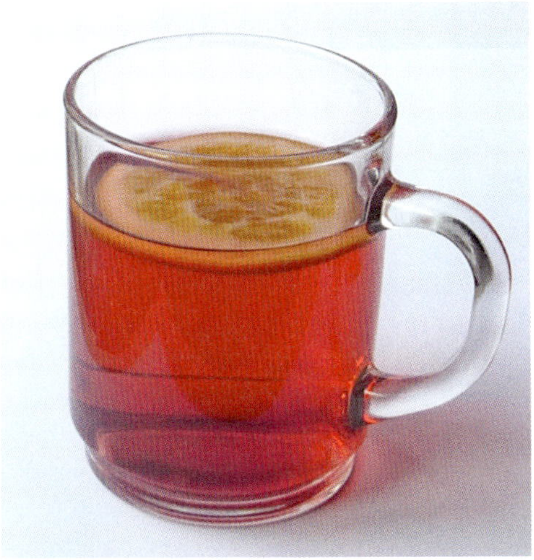

Abbildung 3-116a-d: Wiedererkennbare Alltagsgegenstände sowie Nahrungsmittel. Beispiele: a. Teetasse, b. Mandarine, c. Brille und Buch, d. Spiegel (Foto: Margrit Hatz-Casparis)

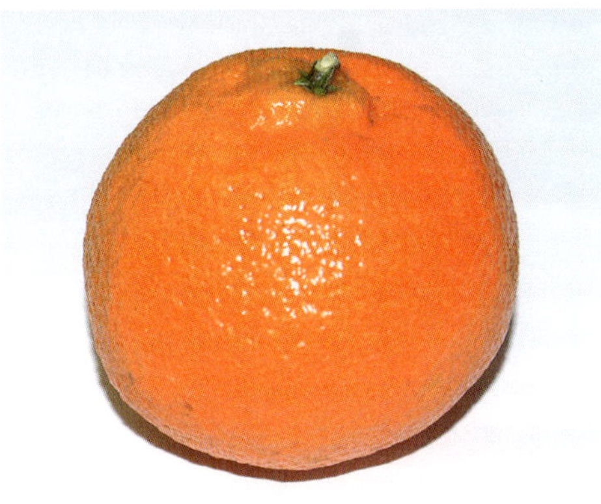

Abbildung 3-116b

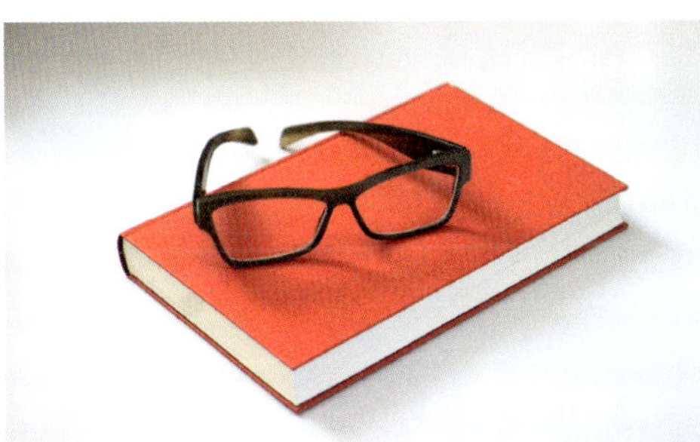

Abbildung 3-116c

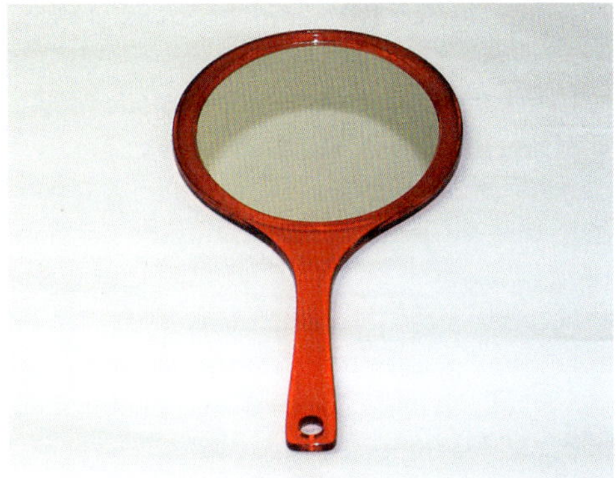

Abbildung 3-116d

- Wiedererkennbare Alltagsgegenstände, auch Nahrungs- und Genussmittel, werden im Blickfeld des Patienten platziert. Beispiele zeigen die **Abbildungen 3-116a, 3-116b, 3-116c, 3-116d.**
- Idealerweise handelt es sich um Dinge, die auf die Gewohnheiten des Patienten abgestimmt sind.
- Eine regelmäßige Überprüfung und Aktualisierung der Gestaltung des Umfeldes ist wichtig, um zur weiteren Entwicklung neue visuelle Anreize zu schaffen.

3.8 Auditive Anwendungen

Der Hörsinn verarbeitet sowohl eigene akustische Signale als auch solche aus der Umgebung. Die akustischen Signale werden im Innenohr, der *cochlea*, in schmale Frequenzbereiche aufgeteilt und geordnet über die Hörbahnen an die Verarbeitungsstelle im Gehirn weitergeleitet. Die zerebrale Verarbeitung, die auditive Wahrnehmung, ist höchst komplex und auf interagierende Prozesse im Gehirn angewiesen, bis schließlich das auditive Informationserlebnis entsteht (Weber, 2005).

Über die auditive Wahrnehmung ist der Mensch in der Lage, Sprache, Musik und Geräusche zu hören, sie zu verstehen und darauf zu reagieren. Die auditiven Erlebnisse tragen somit zur personellen, räumlichen und zeitlichen

Orientierung bei. Die auditiven Angebote können auf den Patienten sowohl eine anregende und belebende als auch eine entspannende Wirkung haben.

Auditive Anwendungen über die Sprache werden bei schwerst wahrnehmungsbeeinträchtigten Patienten angewendet. Ziel dieser Angebote ist, dass der Patient sich als Person angesprochen fühlt, die ihn ansprechende Person erkennen kann und er die Möglichkeit erhält, auf das Gehörte zu reagieren.

Manche Patienten reagieren deutlicher auf ihren Vornamen, andere auf ihren Namen in der Familie, wie Oma oder Papa, wieder andere auf den Über- oder Kosenamen oder Titel und Nachnamen. Gemeinsam mit Angehörigen kann dies besprochen, erprobt und festgelegt werden. Dieses individuell definierte Ansprechen des Patienten kann den Zugang zu ihm erleichtern und seine Aufmerksamkeit erhöhen.

Mit dem Patienten wird in kurzen und deutlichen Sätzen gesprochen. Sprachgebrauch, Tonlage, Lautstärke und Sprachrhythmus werden dabei dem Patienten und seiner Situation angepasst moduliert. Auch die Betroffenheit und die Stimmung der sprechenden Person, ob Pflegeperson, Arzt, Therapeut oder Angehörige, haben dabei einen Einfluss. Dem Patienten wird nach jedem Satz Zeit eingeräumt, um zu reagieren. Wenn es dem Patienten möglich ist, mit Lauten oder Worten zu reagieren, kann er sich selbst hören und sich somit erfahren.

Ergänzend zur gezielten verbalen Kommunikation werden *Musik, Sprechtext oder Töne aus der Natur* angeboten, um die auditive Wahrnehmungsfähigkeit des Patienten zu stimulieren. Hierfür können Tonträger, Musikinstrumente, Gesang und Vorlesen eingesetzt werden. Zur Unterstützung der zeitlichen und örtlichen Orientierung wird nach Angeboten aus der gewohnten Schallwelt des Patienten gesucht. So kann beispielsweise die Erkennungsmelodie der Tagesschau für die Wiedererkennung von Tagesablauf, Vorlieben, Gewohntem etc. eine begünstigende Wirkung zeigen. Angehörige können gebeten werden, einen Tonträger mit einer Nachricht, einem Prosatext, einem Gedicht oder einem Gebet zu besprechen.

Wichtige Hinweise

Musik, Sprechtext oder Töne aus der Natur sind mit Vorsicht und Überlegung anzubieten, weil sich die Patienten diesen Angeboten nicht entziehen können. Auditive Angebote werden zeitlich begrenzt eingesetzt. Eine sogenannte Dauerberieselung ist zu vermeiden. Dauer und Häufigkeit des auditiven Angebots werden den situativen Befindlichkeiten des Patienten angepasst.

Patienten, die sich kaum bewegen und sich optisch nicht oder nur begrenzt orientieren können, versuchen oftmals, sich über das Gehör zu orientieren. Daher können Patienten aus dieser Anspannung heraus möglicherweise sehr sensibel auf auditive Angebote reagieren.

Die bevorzugte Musik oder Hörsendung, die in Erfahrung gebracht werden konnte, wird zuerst im Beisein der Pflegeperson und der Angehörigen gespielt, um die Reaktionen des Patienten aufnehmen und über das weitere Vorgehen entscheiden zu können. Bei der Wahl von Musikstücken ist auch die momentane Situation zu berücksichtigen, die vielleicht nach leisen Tönen verlangt.

Kopfhörer werden nie ganz auf die Ohrmuscheln der schwerst wahrnehmungsbeeinträchtigten Patienten aufgesetzt, sondern mit etwas Abstand neben das Ohr gelegt!

In der Spitalumwelt ist darauf zu achten, den für den Patienten ungewohnten Geräuschpegel möglichst zu reduzieren.

3.9 Olfaktorische Anwendungen

Der Geruchssinn besteht aus den peripheren Chemorezeptoren der Nasen- und Rachenschleimhaut, die Informationen aus den Duftpartikeln der Luft an die olfaktorischen Neurone im Frontalhirn abgeben. Die olfaktorischen Neurone senden die Signale an höhere Hirnareale zur Codierung weiter. Eine ruhige und tiefe Atmung intensiviert die olfaktorische Wahrnehmung. Der Mensch kann bis zu 10 000 Duftstoffe wahrnehmen. Die olfaktorische Welt der Menschen ist reichhaltig. Düfte und Duftkombinationen sind individuell gespeichert und an Emotionen geknüpft. Die olfaktorische und oral-gustatorische Wahrnehmung funktionieren in enger, gegenseitiger Abhängigkeit. Gerüche werden in Verbindung mit dem gustatorischen Sinn intensiver wahrgenommen (Nydahl & Bartoszek, 2003).

Die Vielzahl an Dufterfahrungen ist für den Menschen außerordentlich hilfreich zur Orientierung in seinem Leben. Gewohnte, angenehme Düfte vermitteln dem Menschen Sicherheit und Wohlbefinden und vermögen ihn zu animieren. Mit dem Geruchssinn kann der Mensch aber auch Gefahren erkennen und darauf reagieren.

Mit spezifischen Düften aller Art kann dem Patienten dank seiner Dufterfahrung Wohlbefinden vermittelt werden. Durch diese Stimulation wird die Orientierung zur Außenwelt gefördert. Zudem erfährt der Patient durch bekannte Düfte ein Gefühl der Vertrautheit.

- Unterstützung des Patienten, sich über den *eigenen vertrauten Körpergeruch* wahrnehmen zu können – siehe **Abbildung 3-117.**
- Unterstützung des Patienten, den *Geruch nahestehender Angehöriger* wahrnehmen zu können und ihm damit die Möglichkeit zu bieten, sich an den vertrauten Geruch zu erinnern, dargestellt in **Abbildung 3-118.**
- Dem Patienten *Gerüche oder spezifische Düfte aus seiner Dufterfahrung* nahebringen, die positive Gefühle und Stimmungen wachrufen können – siehe **Abbildung 3-119.**
- Dem Patienten *Gerüche oder spezifische Düfte der momentanen Umgebung* nahebringen, z. B. in dem Patientenzimmer, wie in **Abbildung 3-120** gezeigt. Dies hilft dem Patienten, die Umgebung besser zu begreifen und Handlungen an und mit ihm einzuordnen.

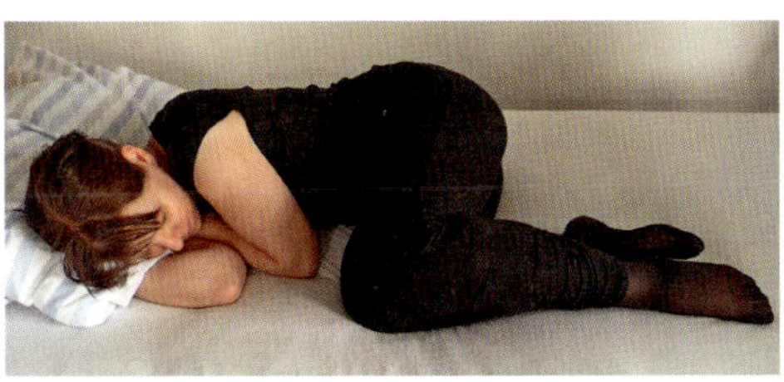

Abbildung 3-117: Eigene Körpergerüche wahrnehmen (Foto: Margrit Hatz-Casparis)

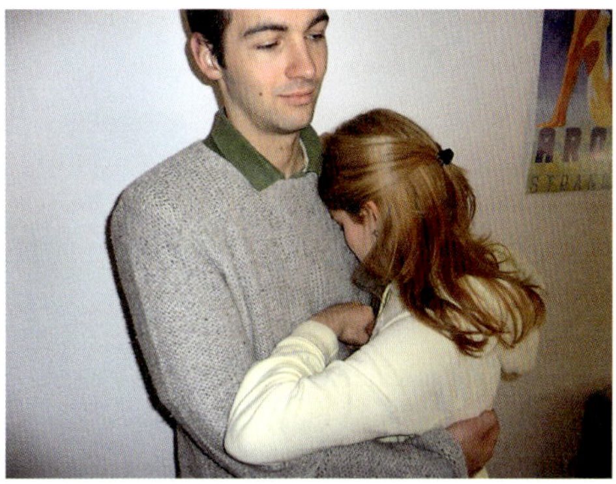

Abbildung 3-118: Den Geruch nahestehender Menschen wahrnehmen (Foto: Margrit Hatz-Casparis)

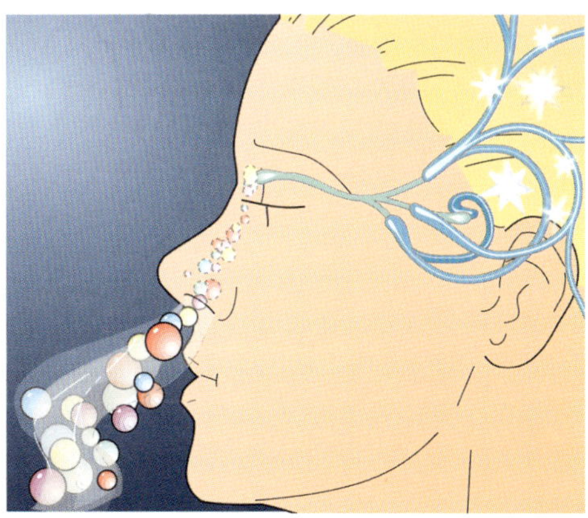

Abbildung 3-119: Düfte aus der Dufterfahrung des Patienten, die positive Gefühle wachrufen (Foto: Margrit Hatz-Casparis)

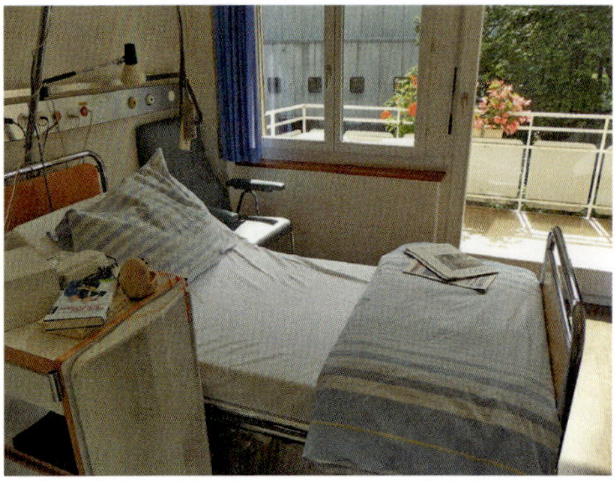

Abbildung 3-120: Spezifische Gerüche aus der momentanen Umgebung, z.B. dem Patientenzimmer (Foto: Margrit Hatz-Casparis)

Olfaktorische Angebote können vielfältige zerebrale Funktionen aktivieren. Durch einen Geruch oder spezifischen Duft können Aufmerksamkeit erzeugt und Assoziationen geweckt werden. Dieser Impuls kann auch spontan zu einer sinnvollen Reaktion führen.

Die große Anzahl an Dufterfahrungen eines Menschen ermöglicht es, zielgerichtete Vorstellungen zu entwickeln und sich beispielsweise an etwas Bestimmtes zu erinnern. Dies wiederum kann die Selbstwahrnehmung und Umgebungswahrnehmung positiv unterstützen und führt oftmals zu mehr Interesse am Geschehen und an den Menschen, die den Kontakt mit dem Patienten suchen.

Dieses erhöhte Interesse zeigt sich im Mitwirken bei Pflegehandlungen und in der Kommunikation. Deshalb bewähren sich die olfaktorischen Anwendungen als vorbereitende Maßnahmen auf Behandlungs- und Pflegeaktivitäten. Es zeigen sich auch positive Auswirkungen im zwischenmenschlichen Kontakt und im Wiedererkennen von Personen. Olfaktorische Anwendungen können so einem Patienten die Umwelt nach und nach wieder erschließen.

Bei olfaktorischen Anwendungen spielt auch die Anwendung von spezifisch ausgewählten ätherischen Ölen eine zentrale Rolle. Für die Wahl eines ätherischen Öls steht vor allem das individuell ausgewählte Duftprofil im Vordergrund. Hier ist es wichtig, dass duftbiografische Informationen berücksichtigt werden. Zusätzlich können die pharmakologischen Wirkweisen der ätherischen Öle positive Impulse setzen. Dies stellt eine Verknüpfung/Schnittstelle zwischen Basaler Stimulation und Aromapflege dar.

Angewendet werden olfaktorische Angebote bei Patienten, die:

- sich in ständiger Unruhe befinden
- nervös und unaufmerksam wirken
- ängstlich erscheinen
- somnolent und antriebsreduziert sind
- sich kaum bewegen
- unter chronischen Schmerzen leiden
- nicht einschlafen können
- im Sterben liegen.

Es gilt zu erkunden, in welchem Umfang Angehörige wünschen und/oder bereit sind, olfaktorische Anwendungen durchzuführen. Die Nähe der Angehörigen kann zur Förderung des Wohlbefindens und der Genesung beitragen und dem Patienten Sicherheit vermitteln. Neben der Bereitschaft der Angehörigen ist eine gute Anleitung die Voraussetzung dafür, dass sie selbst olfaktorische Anwendungen durchführen können.

Wichtige Hinweise

Händedesinfektionsmittel riechen intensiv und können für den Patienten unangenehm sein. Deshalb bitte darauf achten, dass sich dieser Geruch bereits verflüchtigen konnte.

Unangenehme Gerüche sollen möglichst durch Frischluft reduziert werden. Zur Geruchsbindung eignen sich die ätherischen Öle der Douglasie und der Zirbelkiefer.

Es bedarf der feinfühligen Aufmerksamkeit der Pflegeperson, um den Patienten nicht zu überfordern.

3.9.1 Wahrnehmung des eigenen Körpergeruchs

Die Wahrnehmung des vertrauten eigenen Körpergeruchs kann Ruhe vermitteln und ein Gefühl des „Bei-sich-Seins" auslösen.

- In Liegepositionen kann dem Patienten ermöglicht werden, seine Arme, seine Hände und evtl. auch seine Haare zu riechen – siehe **Abbildung 3-121.**
- Auch das persönliche T-Shirt, Nachthemd oder Pyjama machen den Eigenduft erfahrbar.
- Gegenstände, die lange in der Hand oder am Körper gehalten wurden, übermitteln ebenfalls den Körpergeruch und können in die Nähe der Nase gelegt werden.
- Menschen nehmen ihren Eigenduft bei Sonnenbestrahlung intensiver wahr.

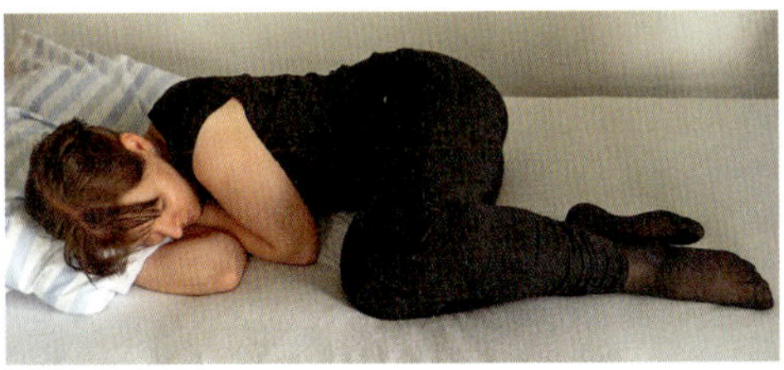

Abbildung 3-121: Den eigenen Körpergeruch wahrnehmen (Foto: Margrit Hatz-Casparis)

3.9.2 Wahrnehmung des Geruchs nahestehender Angehöriger

- Bei diesem Angebot sind nahe Angehörige angesprochen, deren Geruch der Patient kennt. Der wahrnehmbare, vertraute Geruch kann das Gefühl von Sicherheit und Geborgenheit vermitteln.
- Nahestehende Angehörige werden ermuntert, ihren Kopf in die Nähe des Gesichts des wahrnehmungsbeeinträchtigten Patienten zu legen. Dies ermöglicht dem Patienten, die Atemluft des Angehörigen zu riechen.
- Angehörige müssen wissen, dass sie den Patienten in den Armen halten dürfen, wenn die medizinische Situation dies erlaubt, dargestellt in **Abbildung 3-122.** Eine Frau kann beispielsweise ihren Mann riechen, was ihr Wärme und Sicherheit vermitteln kann, obwohl ihre Wahrnehmung stark beeinträchtigt ist.
- Auch über die Hand kann der Geruch weitergereicht werden. Angehörige werden ermutigt, die eigene Hand auf die Wange oder in die Nähe der Nase des Patienten zu legen, ihn anzusprechen und ihm zu sagen, wer sie sind.
- Wenn noch so kleine und leise Reaktionen erahnt oder gespürt werden, soll dies dem Patienten verbal mitgeteilt werden.

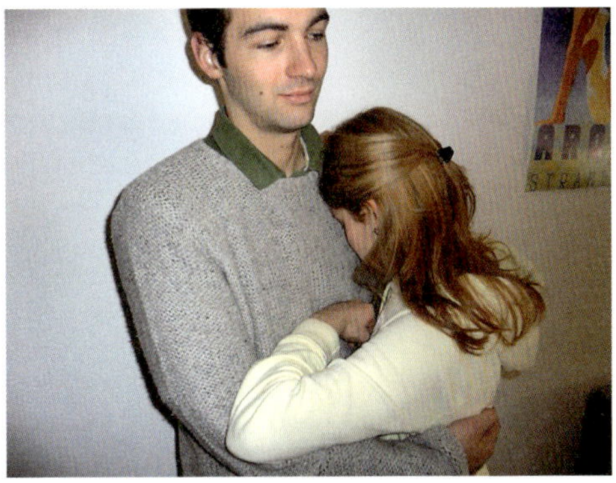

Abbildung 3-122: Den Geruch nahestehender Menschen wahrnehmen (Foto: Margrit Hatz-Casparis)

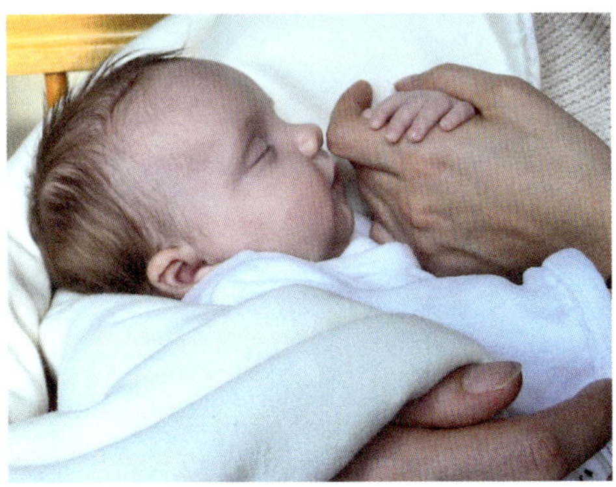

Abbildung 3-123: Früh-/Neugeborene nehmen den Geruch der Eltern wahr (Foto: Margrit Hatz-Casparis)

- Zu früh geborene und neugeborene Kinder sind auf den Geruch der Eltern angewiesen, um Vertrauen zu fassen und die olfaktorische Wahrnehmung zu entwickeln, wie **Abbildung 3-123 zeigt**.

3.9.3 Gerüche oder spezifische Düfte aus der Geruchserfahrung

Der Patient erhält die Möglichkeit, auf ihm vertraute und angenehm besetzte Gerüche und Düfte zu reagieren. Vielleicht rufen diese Düfte positive Gefühle und Stimmungen wach und setzen Impulse frei.

- Duftende Nahrungs- und Genussmittel, die beim Patienten positiv besetzt sind, in Riechnähe platzieren. Beispiele siehe **Abbildungen 3-124a** und **3-124b**. Wenn dem Patienten z. B. der Duft von frischem Kaffee in die Nase steigt und er diesen erkennt, kann die Aktivität des Schluckens vorbereitet und der Trinkwille gefördert werden.
- Berufs- oder freizeitbezogene Gerüche und Düfte gezielt als Erinnerungsimpuls einsetzen, wie in den **Abbildungen 3-125a** und **3-125b** beispielhaft gezeigt.
- Wenn noch so kleine und leise Reaktionen erahnt oder gespürt werden, soll dies dem Patienten verbal mitgeteilt werden.

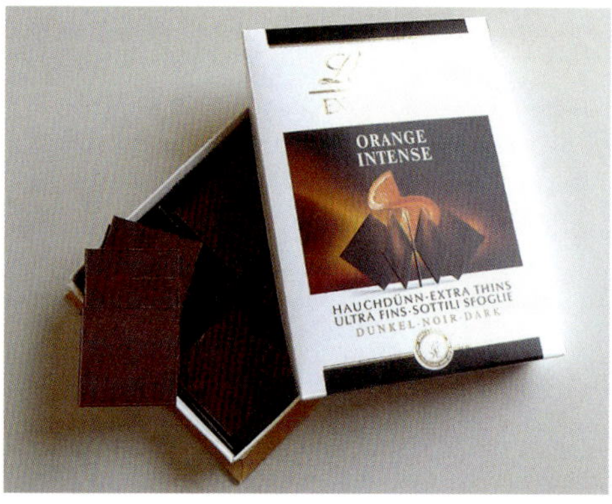

Abbildung 3-124a: Nahrungs- und Genussmittel in Riechweite platzieren (Foto: Margrit Hatz-Casparis)

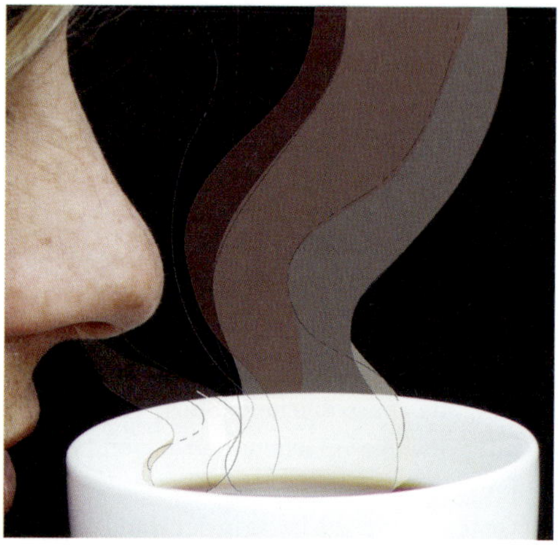

Abbildung 3-124b: Duft von Kaffee (Foto: Margrit Hatz-Casparis)

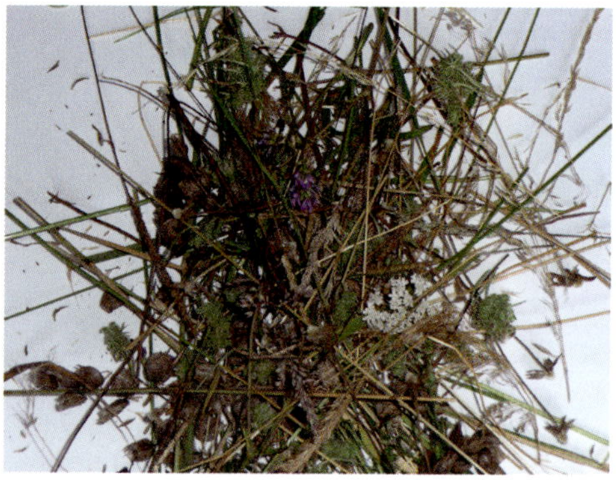

Abbildung 3-125a: Frische Heuhalme als Erinnerungsimpuls (Foto: Margrit Hatz-Casparis)

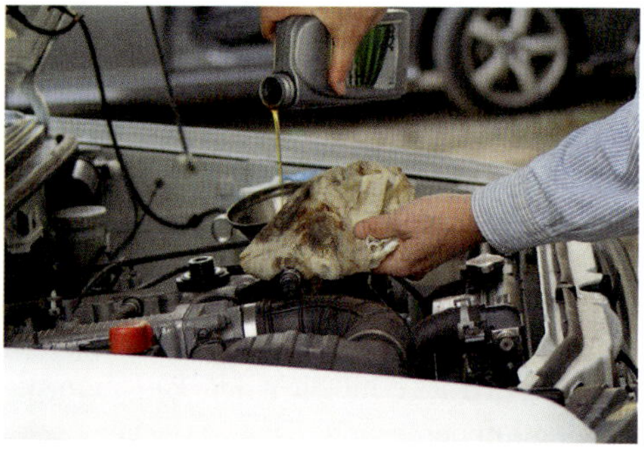

Abbildung 3-125b: Berufsbezogener Duft als Erinnerungsimpuls (Foto: Margrit Hatz-Casparis)

3.9.4 Gerüche oder spezifische Düfte der momentanen Umgebung

Der Patient erhält die Möglichkeit, anhand von Gerüchen oder spezifischen Düften die momentane Umgebung besser zu begreifen und Handlungen an und mit ihm einzuordnen.

- Die Raumluft möglichst regelmäßig mit Frischluft anreichern. Der Patient soll die Außenluft mit all ihren Geruchsprägungen wahrnehmen können. Beispielsweise den Geruch des Wetters, Blütenduft, aber auch Autoabgase und Landwirtschaftsgerüche. Beispiele zeigen die **Abbildungen 3-126a, 3-126b, 3-126c, 3-126d**.
- Die Wahrnehmung des Geruches und der Temperatur der Außenluft kann Orientierung zur Jahreszeit bieten.
- Den Patienten gezielt zu den Essenszeiten die Düfte der Küche erleben lassen – siehe **Abbildung 3-127a**. Der Duft von Mahlzeiten kann Orientierung zur Tageszeit bieten.
- Dem Patienten den Geruch seiner frischen Wäsche und seiner Pflegeprodukte anbieten, um das gewohnte Duftgemisch erleben zu können, beispielhaft dargestellt in den **Abbildungen 3-127b** und **3-127c**. Dabei soll die Pflegeperson die Gegenstände benennen.
- Wenn noch so kleine und leise Reaktionen erahnt oder gespürt werden, soll dies dem Patienten verbal mitgeteilt werden.

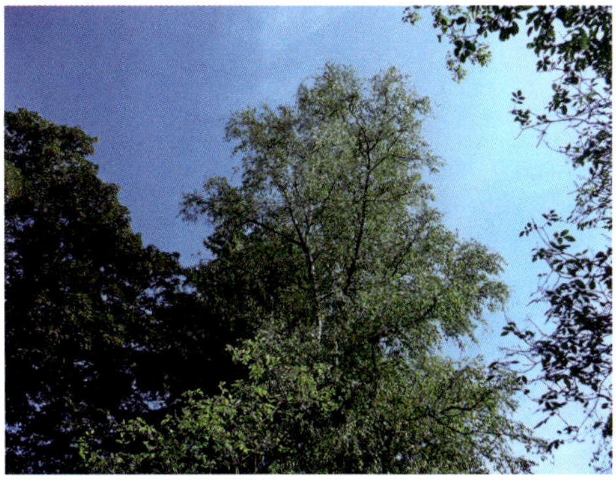

Abbildung 3-126b: Außenluft wahrnehmen (Foto: Margrit Hatz-Casparis)

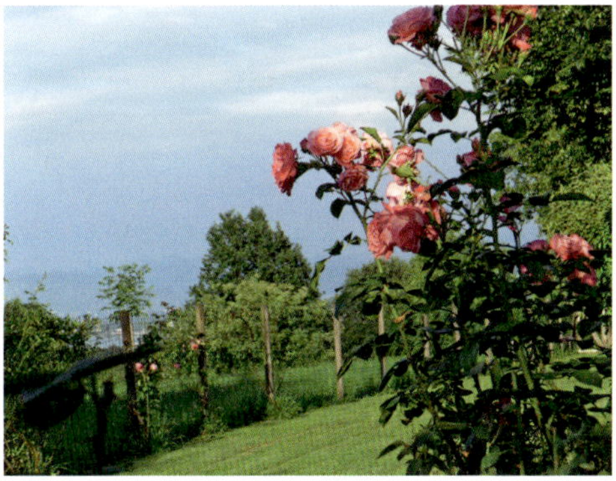

Abbildung 3-126c: Frische Blüten wahrnehmen (Foto: Margrit Hatz-Casparis)

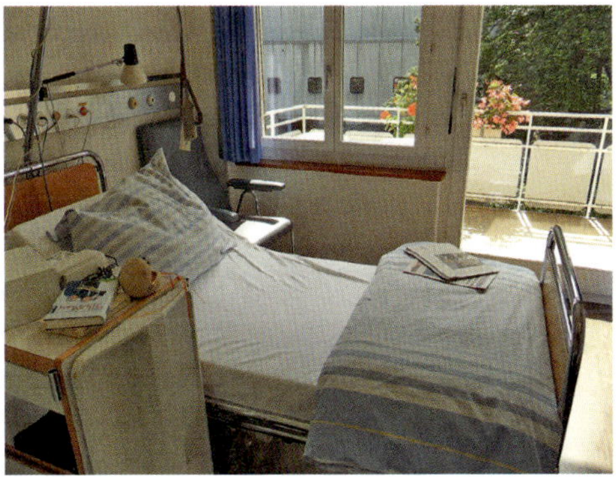

Abbildung 3-126a: Raumluft wahrnehmen (Foto: Margrit Hatz-Casparis)

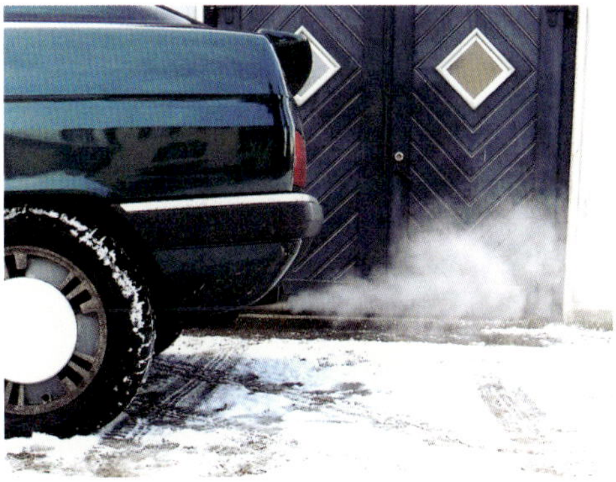

Abbildung 3-126d: Autoabgase wahrnehmen (Foto: Margrit Hatz-Casparis)s

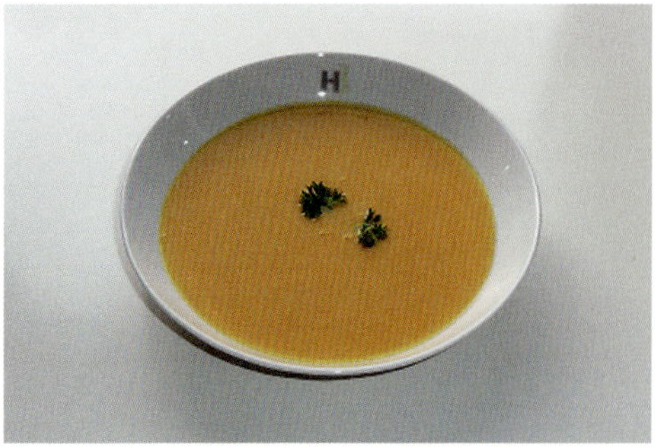

Abbildung 3-127a: Der Duft von Mahlzeiten (Foto: Margrit Hatz-Casparis)

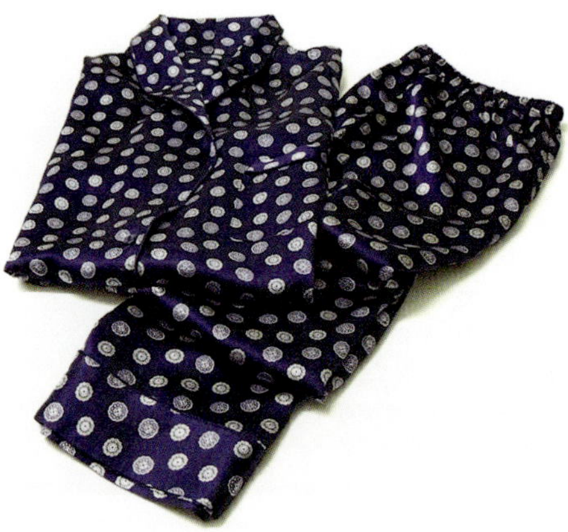

Abbildung 3-127b: Frische Wäsche riechen (Foto: Margrit Hatz-Casparis)

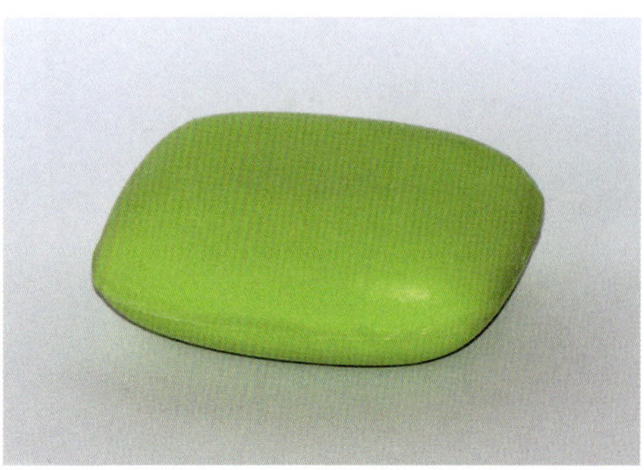

Abbildung 3-127c: Pflegeprodukte wie Seife riechen (Foto: Margrit Hatz-Casparis)

3.10 Oral-gustatorische Anwendungen

Der Mundbereich stellt eine komplexe und hochsensible Einheit dar (Fröhlich & Simon, 2004). Es handelt sich um einen sehr wahrnehmungsintensiven Bereich, der mit verschiedenen Sinnen, wie dem Tastsinn durch Lippen, Zunge und Gaumen, dem Geruchssinn durch die Nase und dem Geschmackssinn durch die Zunge, in enger Verbindung steht.

Die Erkundung des Mundes ermöglicht seit frühester Kindheit den Kontakt zu sich selbst. Den äußeren Bereich des Mundes – Lippen, Unter- und Oberkiefer und Wangen – nimmt der Mensch über die Bewegung der Gesichtsmuskulatur und durch Berührung wahr. Der Mensch hält diesen Kontakt zu sich selbst zeitlebens durch sehr individuell geprägte Ausdrucksformen aufrecht.

Fast ununterbrochen ertasten und erspüren wir unsere Lippen, Zähne, Mundhöhle und Zunge. Dies geschieht beiläufig beim Sprechen, Kauen und Schlucken sowie beim Benetzen der Lippen mit der Zunge oder durch Berührung mit Finger und Hand. Der Mensch fasst sich täglich mehrmals an die untere Hälfte des Gesichts. Dabei spielen auch Gegenstände, wie beispielsweise Schreibstifte, Tabakpfeifen, Streichhölzer, Lippen- und Pomadenstifte, eine verbindende Rolle. Dieser intensive Kontakt gibt dem Menschen Sicherheit und Orientierung und dient zudem der Stressregulation (Grunwald, 2017).

Menschen, die eine diesbezügliche Einschränkung erfahren, sind in der Erfahrung des Selbst und der Außenwelt beeinträchtigt. Durch eine feinfühlige Herangehensweise oder Annäherung an den Mund dieser schwerbeeinträchtigten Patienten und indem wir ihre orale Wahrnehmung gezielt anregen oder animieren, können wir die Empfindung und Wahrnehmung und somit die geistigen Fähigkeiten dieser Patienten aktivieren. Dadurch können sich die Aufmerksamkeit, Wachheit, selbstständige Mundbewegungen und Lautentwicklungen erhöhen.

Die oral-gustatorische Wahrnehmung erfolgt über den Geruchs- und Geschmackssinn. Erst in Verbindung mit dem olfaktorischen Sinn wird ein spezifischer Geschmack wahrgenommen (Nydahl & Bartoszek, 2003). Der Geschmackssinn registriert über die Chemorezeptoren der Zunge die Grundqualitäten des Geschmacks: süß, sauer, bitter und salzig. Neue Erkenntnisse weisen auf zwei weitere Geschmacksqualitäten hin: nämlich auf fetthaltig, ausgelöst durch Fettbestandteile, und umami (jap. wohlschmeckend, würzig), ausgelöst durch Geschmacksverstärker. Die Wahrnehmungsspezifität der Zunge ist außerordentlich hoch und hat einen sehr individualisierten Wiedererkennungsgrad.

Zur Förderung der oral-gustatorischen Wahrnehmung werden folgende Anwendungen erfolgreich eingesetzt:

- Unterstützung des Patienten beim *Berühren und Ertasten seines Mundbereiches*, um sich spüren und wahrnehmen zu können, zeigt **Abbildung 3-128.**
- Unterstützung des Patienten bei der oral-gustatorischen Wahrnehmung durch *Nahrungs- und Genussmittel*, damit er sich erinnern und darauf reagieren kann, zeigt **Abbildung 3-129.**
- Die *kompensatorische Mundhygiene* nutzen, um den Patienten in der Wahrnehmung seines Mundes zu unterstützen, seine Reaktionen zu deuten und darauf einzugehen, verdeutlicht **Abbildung 3-130.**

Bei den oral-gustatorischen Angeboten spielt die *Positionierung des Patienten* eine wichtige Rolle. Der Mensch ist in der Regel gewohnt, in sitzender oder stehender Position zu essen und zu trinken. Auch die Mundhygiene übt er in stehender oder sitzender Position aus. Dies ist bei der Positionierung des Patienten zu beachten, und es ist für ihn eine möglichst realitätsnahe Position zu schaffen. Ungewohnte Positionen im Zusammenhang mit oralen und gustatorischen Erfahrungen können den Patienten verunsichern, überfordern und Angst auslösen oder ein Gefühl des Ausgeliefertseins hervorrufen respektive verstärken.

Um dem Patienten zu einer günstigen Position zu verhelfen, beginnt man mit langsamen

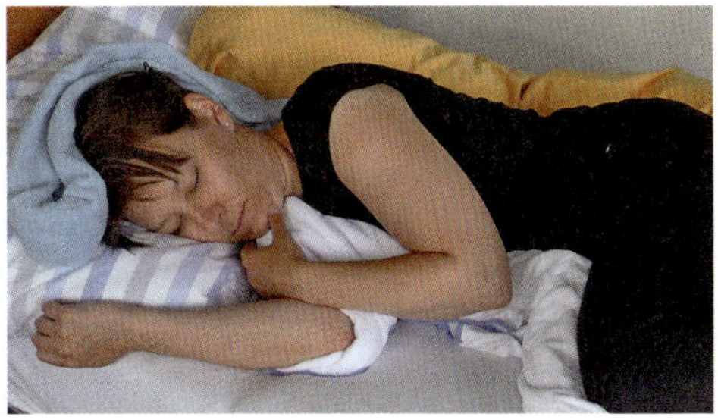

Abbildung 3-128: Das Berühren und Ertasten des Mundbereichs ermöglichen (Foto: Margrit Hatz-Casparis)

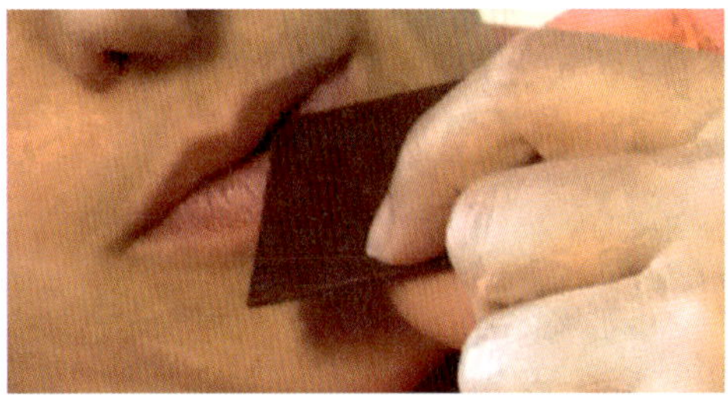

Abbildung 3-129: Genussmittel wie Schokolade schmecken (Foto: Margrit Hatz-Casparis)

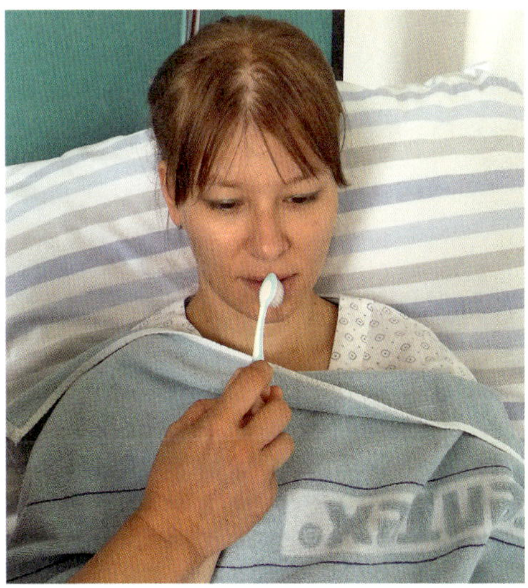

Abbildung 3-130: Kompensatorische Mundhygiene (Foto: Margrit Hatz-Casparis)

und flächigen Streichungen der Füße und Beine. Damit kann eine gewisse Stabilität unterstützt werden. Die Fußsohlen sollen gegen einen Widerstand gelagert werden, beispielsweise gegen das Bettende, ein hartes Kissen oder einen stabilen Schaumstoffkeil. Das Gesäß kann mit kleinen Kissen, einer kleinen Frottiertuchrolle oder einem gefalteten Waschlappen gestützt werden, damit das Abrutschen des Oberkörpers in sitzender Position gebremst wird. In den oberen Extremitäten sollte auf jegliche Einengung verzichtet werden, damit eine bestmögliche Bewegungsfreiheit besteht. Die Beweglichkeit des Schultergürtels kann von der Pflegeperson mit langsamen und flächigen Streichungen vom Brustbein über die Schultern und die Arme zu den Händen angeregt werden.

Die *Vorgehensweise* soll bei oral-gustatorischen Anwendungen möglichst immer gleich sein und im selben Zeitfenster durchgeführt werden. Damit kann der Patient die Handlungsschritte vorausahnen und es kann sich eine förderliche Routine entwickeln.

Bei der Planung der Anwendungen empfiehlt es sich, die Wachphasen des Patienten, seine Phasen in Rückenlage, seine Zeiten mit nahen Angehörigen, seine gewohnten Zeiten der Nahrungsaufnahme und Mundhygiene zu berücksichtigen.

Zur Kontaktaufnahme wird dem Patienten die Möglichkeit geboten, die Hand der Pflegeperson zu berühren und zu ertasten. Dabei ist zu beachten, welche Hand des Patienten sich besser eignet beziehungsweise welche sensibler reagiert. In der Regel handelt es sich um die aktivere Hand. Zudem teilt man dem Patienten mit, wer man ist und was geschehen wird.

Die Pflegefachperson orientiert sich an den Fähigkeiten des Patienten. Sie beachtet dabei die Beweglichkeit der oberen Extremitäten, die kognitiven Fähigkeiten, die aktuelle Befindlichkeit sowie die Anzeichen von Bereitschaft, die Anwendung durchführen zu lassen. Die einzelnen Anwendungsschritte werden dem Patienten beschrieben und laufend kommentiert. Auch seine Reaktionen werden verbalisiert.

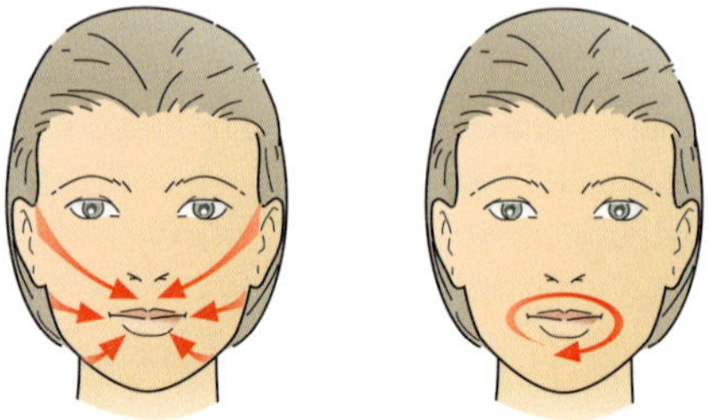

Abbildung 3-131: Annäherung an den Mund des Patienten anbahnen (Foto: Margrit Hatz-Casparis)

Die *Annäherung* an den Mund des Patienten muss feinfühlig angebahnt werden. Man beginnt mit der Berührung am äußeren Rand des Gesichts, fährt über die knöchernen Strukturen des Kiefers zum Mund hin und folgt seinen Konturen, dargestellt in **Abbildung 3-131**.

Wenn immer möglich wird bei der Annäherung die Hand des Patienten mitgeführt. Die erfahrene Eigenberührung erleichtert die Annahme der Fremdberührung durch die Pflegeperson. Während der Annäherung und der Anwendung ist der Körperkontakt beispielsweise am Oberarm oder an der Schulter zu halten. Der Patient soll die Annährung nicht aus dem Raum erfahren, sondern im zwischenmenschlichen Kontakt.

Bei den nachfolgend beschriebenen oral-gustatorischen Anwendungen ist die Fähigkeit zur Selbststeuerung gut zu beobachten und die Pflegeperson kann dementsprechend gut darauf eingehen. Eine veränderte Atmung, Pulsfrequenz, eine Veränderung der Mimik oder auch eine veränderte körperliche Anspannung so wie ein aktives Verschließen des Mundes können beispielsweise Zeichen für die Selbststeuerung sein. Wenn dies in der Handlung aufgegriffen wird, kann sich eine gewisse Selbstbestimmung des Patienten entwickeln. Zudem ist zu beachten, dass der für den Patienten sehr intime und hoch sensible Bereich des Mundes oft eine der wenigen bzw. die einzig verbliebene Möglichkeit gelebter Selbstbestimmung bei schwerer Beeinträchtigung darstellt (z.B. bei Bewusstseinsbeeinträchtigung oder im Sterbeprozess).

Angewendet werden oral-gustatorische Anwendungen bei Patienten, die:

- komatös oder somnolent sind
- sich kaum bewegen
- den Mund kaum oder nicht bewegen und nicht öffnen
- kaum oder nicht sprechen können
- antriebsreduziert sind
- durch Lähmungen oder hohe muskuläre Anspannung eingeschränkt sind
- im Sterben liegen.

Es gilt zu erkunden, in welchem Umfang Angehörige wünschen und/oder bereit sind, oral-gustatorische Anwendungen durchzuführen. Die Nähe der Angehörigen kann zur Förderung des Wohlbefindens oder der Genesung beitragen und dem Patienten Sicherheit vermitteln. Neben der Bereitschaft der Angehörigen ist eine gute Anleitung die Voraussetzung dafür, dass sie selbst oral-gustatorische Anwendungen durchführen.

Wichtige Hinweise

Das **Ertasten der Mundhöhle** mit dem Finger wird nur im Mitführen des Fingers des Patienten durchgeführt.
Bei **Schluckstörungen** muss von der Logopädie abgeklärt werden, inwieweit die Anwendungen durchgeführt werden können.
Bei bestehender **Aspirationsgefahr** ist auf fett-, säure- und zuckerhaltige Nahrungs- und Genussmittel zu verzichten.
Die benutzten Hilfsmittel, Materialien oder Nahrungs- und Genussmittel dürfen keine Verletzungsgefahr, kein Allergierisiko und keine hygienischen Risiken bergen.

3.10.1 Berühren und Ertasten des eigenen Mundbereiches

Die Eigenberührung der Mundregion soll dem Patienten möglichst oft angeboten werden, damit dieser gewohnheitsmäßige Kontakt mit sich selbst nicht zu kurz kommt oder gar fehlt. Die Förderung dieses Kontaktes gibt dem Menschen Sicherheit und Orientierung. Die Berührung und das Ertasten des Mundbereiches sollen auch unter erschwerten Bedingungen angeboten werden, wenn z.B. der Mundbereich durch eine Sonde, eine Maske oder einen Tubus belegt ist. Auch bei durch Krankheit oder Unfall stark verändertem Mundbereich soll eine Erkundung ermöglicht werden.

- Die Annäherung an den Mund des Patienten muss feinfühlig angebahnt werden, wie in den **Abbildungen 3-132a, 3-132b, 3-132c** dargestellt.

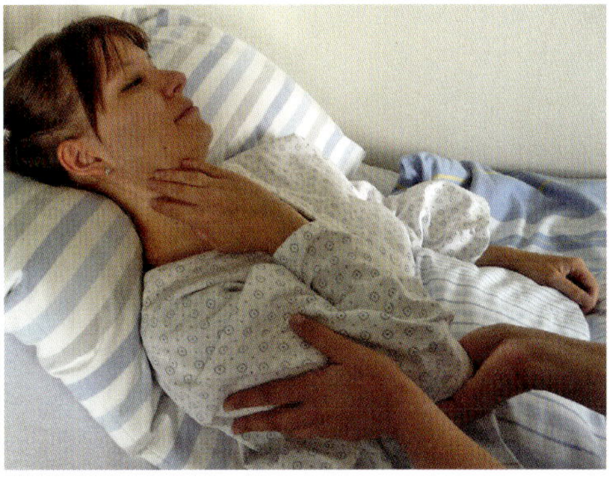

Abbildung 3-132a: Annäherung an den Mund anbahnen (Foto: Margrit Hatz-Casparis)

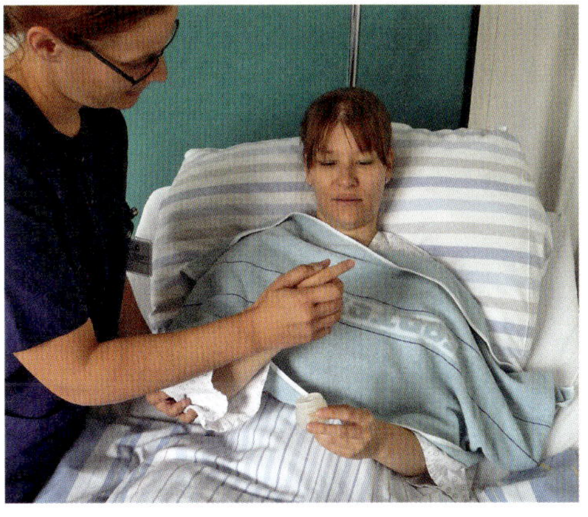

Abbildung 3-132b: Unterstützung für die begleitet bewegte Annäherung an den Mundbereich (Foto: Margrit Hatz-Casparis)

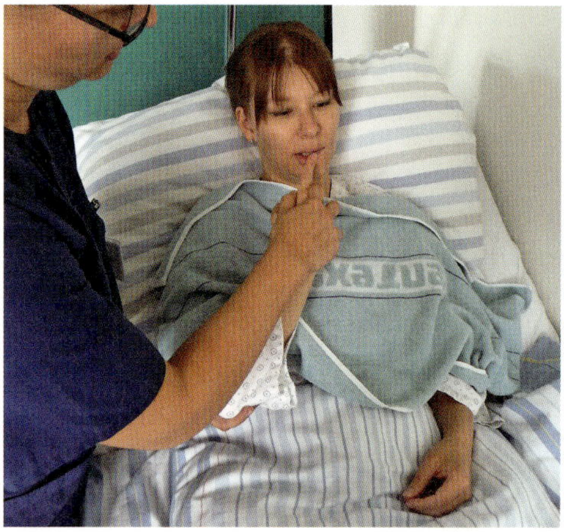

Abbildung 3-132c: Berührung der Lippen mit begleitet bewegter Unterstützung (Foto: Margrit Hatz-Casparis)

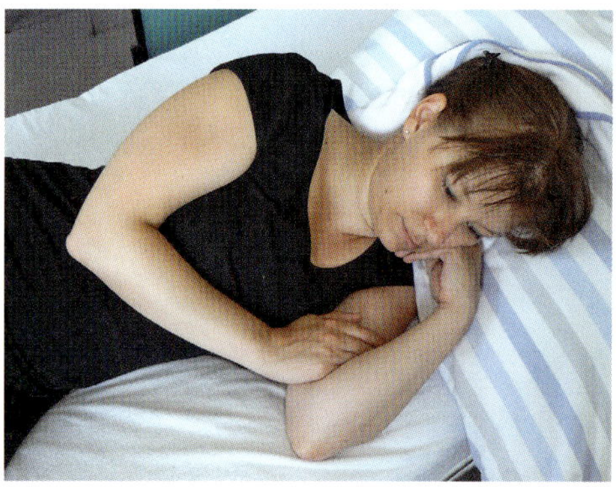

Abbildung 3-133: Eigenberührung in Ruheposition ermöglichen (Foto: Margrit Hatz-Casparis)

- Es muss darauf geachtet werden, dass der Patient sich dabei nicht ekelt und seine Hände entsprechend gepflegt und sauber sind.
- Die verschiedenen Bereiche des Mundes mit ihrer unterschiedlichen Beschaffenheit können wahrgenommen und erkundet werden. Zur zusätzlichen Stimulation können die Finger mit einem Lieblingsgetränk oder einer Lieblingsspeise angefeuchtet werden.
- Die Pflegeperson benennt während der begleiteten Berührung in der Regel die einzelnen Bereiche des Mundes. Auch krankheitsbedingte Veränderungen sollen erklärt und erläutert werden.
- Wie die **Abbildung 3-133** zeigt, kann Eigenberührung auch in Ruheposition gefördert werden, indem eine Hand in die Nähe des Mundes, ans Kinn oder an die Wange gelegt wird.

3.10.2 Kontakt mit Nahrungs- und Genussmitteln

Nahrungs- und Genussmittel oder vielmehr deren Geschmack, Geruch, Form, Konsistenz und Temperatur können die oral-gustatorische Wahrnehmung anregen und fördern. Der Patient erhält die Möglichkeit, sich zu erinnern und darauf zu reagieren. Es werden Nahrungs- oder Genussmittel gewählt, die der Patient kennt und geschmacklich bevorzugt. Diese sollen sein Interesse wecken und ihm ermöglichen, mit der Mitwelt in Kontakt zu treten. Zudem kann der Patient durch diese gezielt eingesetzte Stimulation seine Mundaktivität entwickeln.

- Je nach Vorlieben eignen sich beispielsweise Schokolade, Kaffee, kohlensäurehaltige Süßgetränke, Frucht- oder Gemüsestückchen, Brot, Trockenfleisch – Beispiele siehe **Abbildungen 3-134a, 3-134b, 3-134c 3-134d**. Angehörige wissen meist sehr gut, was der Patient bevorzugt.
- Die Geschmacksträger werden auch immer zum Riechen angeboten, da eine enge Verbindung der beiden Sinne besteht und gewisse Geschmacksqualitäten erst in der Kombination erkannt werden.

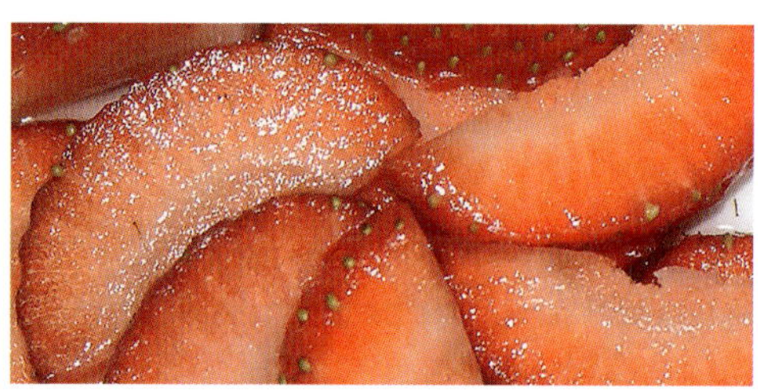

Abbildung 3-134a: Fruchtstücke für den Kontakt mit Nahrungsmitteln (Foto: Margrit Hatz-Casparis)

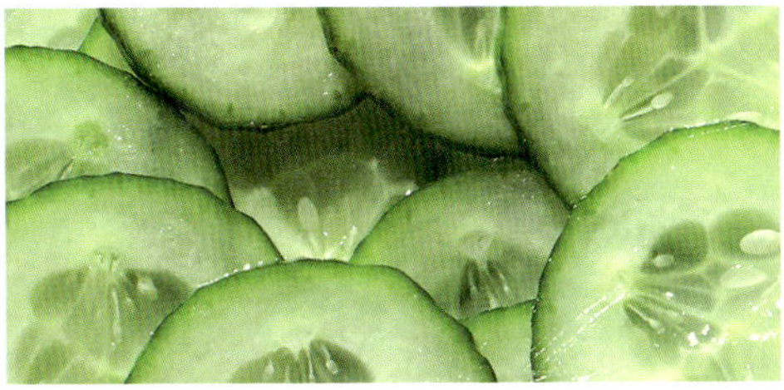

Abbildung 3-134b: Gemüse für den Kontakt mit Nahrungsmitteln (Foto: Margrit Hatz-Casparis)

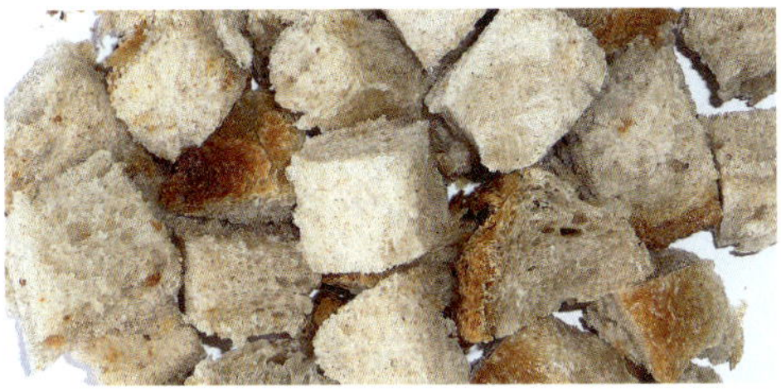

Abbildung 3-134c: Brot für den Kontakt mit Nahrungsmitteln (Foto: Margrit Hatz-Casparis)

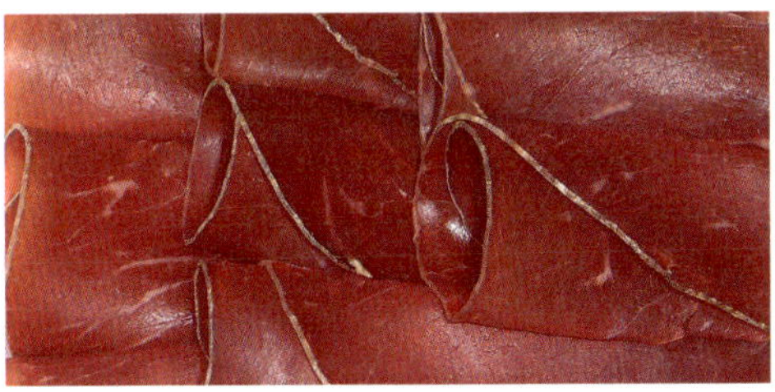

Abbildung 3-134d: Trockenfleisch für den Kontakt mit Nahrungsmitteln (Foto: Margrit Hatz-Casparis)

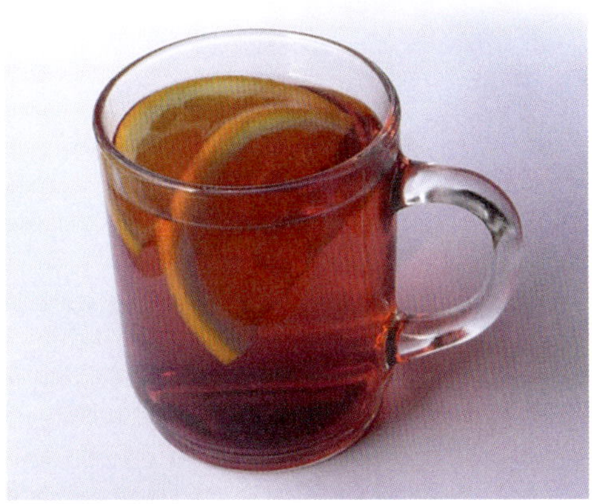

Abbildung 3-135a: Tee für das Mundpflegeschwämmchen (Foto: Margrit Hatz-Casparis)

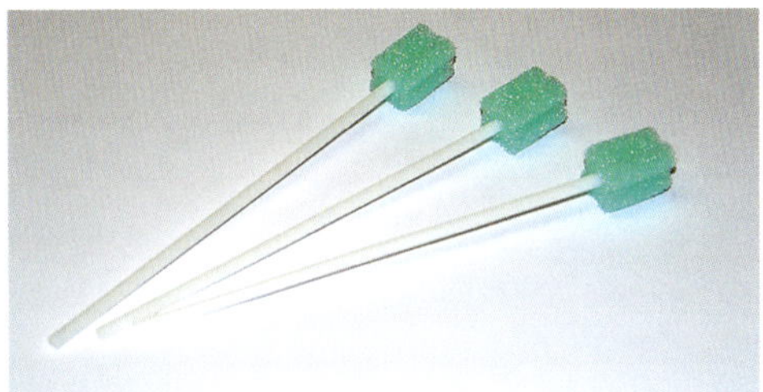

Abbildung 3-135b: Mundpflegeschwämmchen (Foto: Margrit Hatz-Casparis)

- Ein mit wohlschmeckender Flüssigkeit getränktes Mundpflegeschwämmchen eignet sich besonders, um Geschmack und Geruch zu einer Geschmacksqualität zu vereinen, wie in **Abbildungen 3-135a** und **3-135b** dargestellt.
- Die Annäherung erfolgt über die Lippen und wird unter Beachtung der Reaktionen des Patienten in der Mundhöhle weitergeführt.
- Mundpflegeschwämmchen können die Speichelproduktion anregen und Lutschbewegungen bewirken.
- Kleine in Gazekompressen eingewickelte Speisestücke eignen sich gut, um neben der geschmacklichen Wahrnehmung auch Form, Konsistenz und Temperatur wahrnehmen zu können. Besonders eignen sich frische und eingelegte Früchte, frisches oder gekochtes Gemüse und Essigfrüchte.
- Es empfiehlt sich, immer etwa drei gleiche „Geschmacksbeutel" herzustellen. Eine schöne Präsentation, z.B. mit der ganzen Frucht, ist wichtig, um dem Patienten die Möglichkeit der optischen Erkennung zu geben.
- Die Gazekompressen werden vor dem Gebrauch gut mit Wasser ausgespült, um den Eigengeschmack zu neutralisieren, wie die **Abbildung 3-136a** veranschaulicht. Zudem

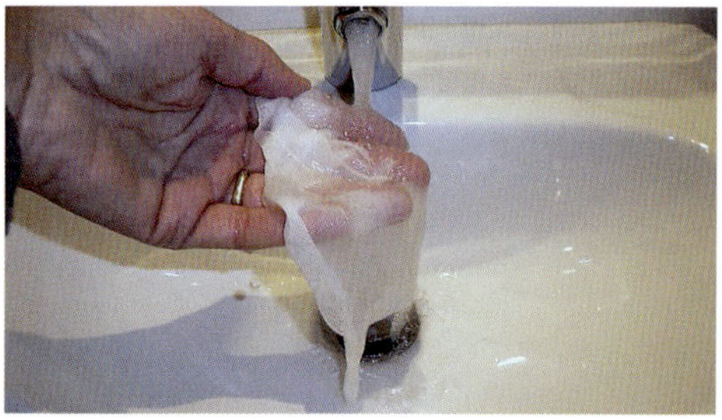

Abbildung 3-136a: Ausspülung einer Gazekompresse (Foto: Margrit Hatz-Casparis)

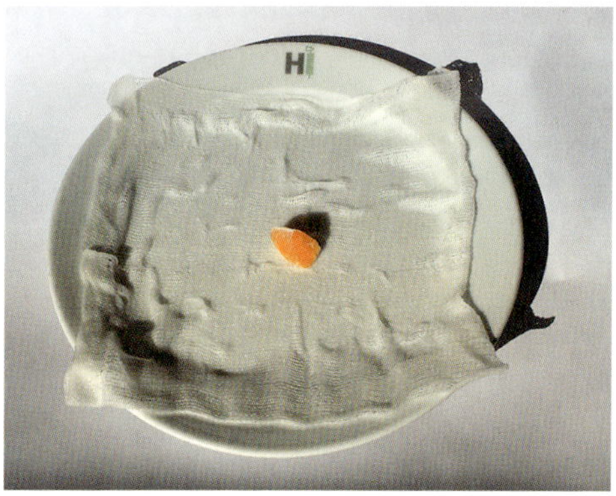

Abbildung 3-136b: Vorbereitung der Gazekompresse mit Orange (Foto: Margrit Hatz-Casparis)

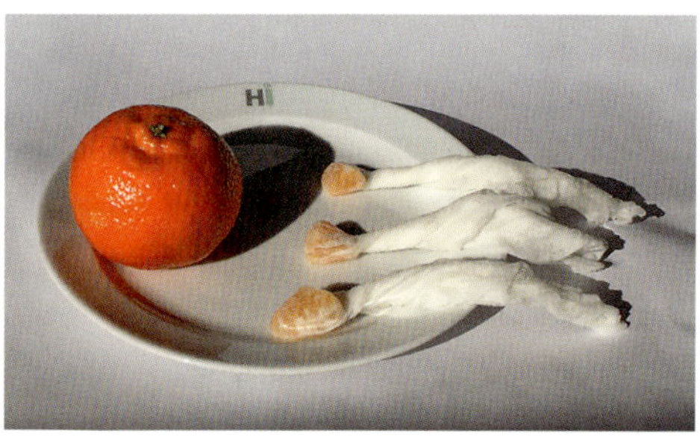

Abbildung 3-136c: Fertige „Geschmacksbeutel" mit Orange (Foto: Margrit Hatz-Casparis)

lässt sich feuchte Gaze besser im Mund bewegen und wird als angenehmer empfunden.

- Die gefüllten Gazekompressen müssen ausreichend groß sein, damit die Pflegeperson die Kompressen gut und sicher halten kann – siehe **Abbildungen 3-136b** und **3-136c**.
- Die Annäherung erfolgt über die Lippen in die Wangentaschen. Das getränkte Mundpflegeschwämmchen oder die gefüllte Gazekompresse kann dann mit Rücksicht auf die Reaktion und Bereitschaft des Patienten in der Mundhöhle sanft bewegt und an bestimmten Stellen für einen Moment belassen werden.
- Dies ermöglicht dem Patienten, in unterschiedlichen Regionen der Mundhöhle den „Geschmacksbeutel" zu spüren, ihn zu erkunden und im besten Falle darauf zu reagieren. Gleichzeitig spürt er dadurch die verschiedenen Bereiche seiner Mundhöhle. Dies ist ein wichtiger Schritt zur Körperorientierung.
- Als Reaktionen des Patienten können Lutsch- und Kaubewegungen sowie suchende Zungenbewegungen beobachtet werden.
- Das mit Flüssigkeit getränkte Mundpflegeschwämmchen oder der „Geschmacksbeutel" wird dem Patienten beschrieben und die Absicht und Vorgehensweise werden laufend kommentiert: „Ich habe hier ein Stück Orange in einem kleinen Gazebeutel, den ich Ihnen gerne in Mund geben möchte, damit Sie geschmacklich kosten können. Spüren Sie es an den Lippen? Riechen Sie die Orange? Nun schiebe ich das Beutelchen in die Wangentasche, halte es aber immer fest ...".
- Zeigt der Patient aktive Reaktionen, werden diese aufgenommen, verbalisiert und gemeinsam weiterentwickelt. Der Patient kann sich auf diese Weise als mitbestimmend erleben.
- Die Dauer einer aktiven oral-gustatorischen Erkundung ist auf die Reaktion des Patienten abzustimmen.

3.10.3 Nutzen der kompensatorischen Mundhygiene

Der kompensatorischen Mundhygiene ist besondere Aufmerksamkeit zu schenken. Während die Mundhygiene durchgeführt wird, regt

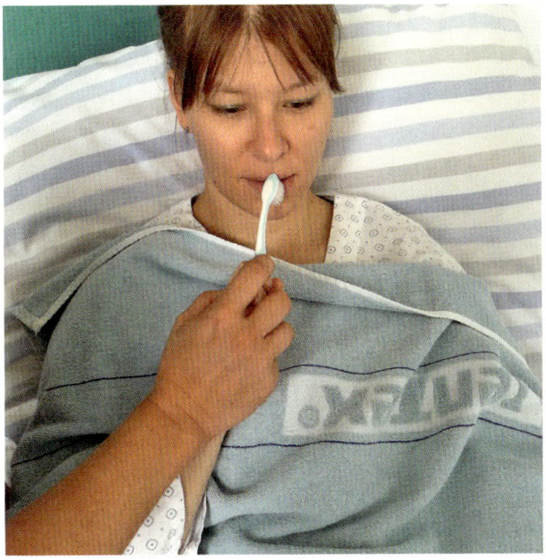

Abbildung 3-137: Annäherung: Die Hand des Patienten mitführen (Foto: Margrit Hatz-Casparis)

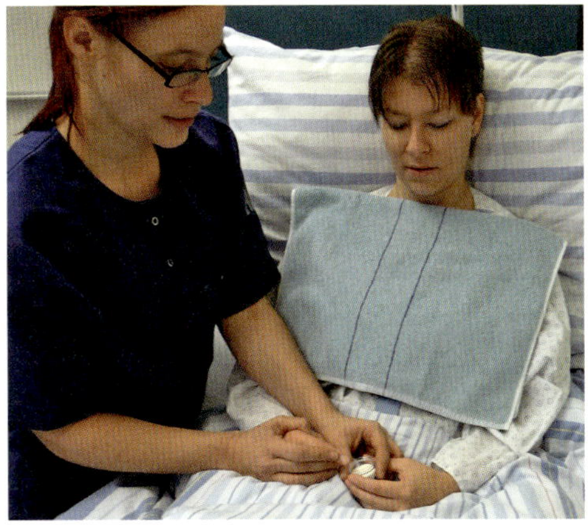

Abbildung 3-138a: Vorbereitung zum Einfetten der Lippen (Foto: Margrit Hatz-Casparis)

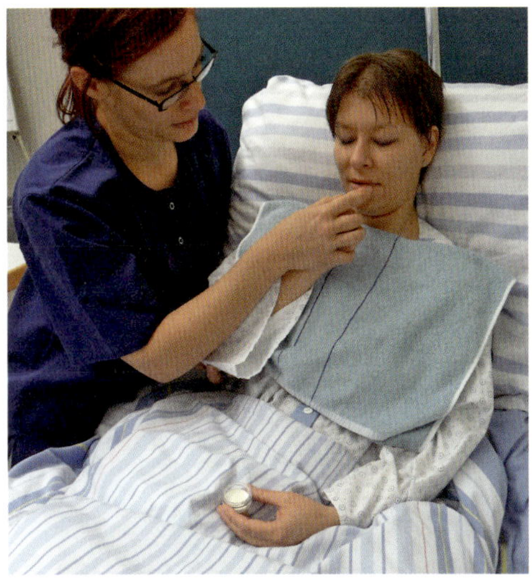

Abbildung 3-138b: Das Einfetten der Lippen stimuliert die Muskulatur für die Mundöffnung (Foto: Margrit Hatz-Casparis)

man gleichzeitig die oral-gustatorische Wahrnehmung an.

- Wenn immer möglich wird die Hand des Patienten bei der Annäherung mitgeführt – siehe **Abbildung 3-137**). Während der Annäherung und der Anwendung ist der Körperkontakt beispielsweise am Oberarm oder an der Schulter zu halten.
- Wenn die Hand des Patienten nicht mitgeführt werden kann, wird die Annäherung an den Mund über feinfühlige Streichungen von außen zum Mund hin angebahnt.
- Zuerst werden die Lippen des Patienten eingefettet. Auch dies erfolgt nach Möglichkeit durch den mitgeführten Finger des Patienten, wie in den **Abbildungen 3-138a** und **3-138b** zu sehen ist. Dieser erste Mundkontakt stimuliert die darunter liegende Muskulatur und erleichtert es dem Patienten, den Mund zu öffnen.
- Dieses vorbereitende Einfetten der Lippen muss dem Patienten erläutert werden, da es unüblich ist, die Lippen vor dem Zähneputzen einzufetten.
- Die Mundhygiene wird vorzugsweise mit der Zahnbürste angeboten, um Gewohntes erfahrbar zu machen. Erste Versuche der Mundhygiene mit der Zahnbürste werden ohne Zahnpasta angeboten, um weniger Stress beim Patienten auszulösen und die Gefahr der Aspiration zu reduzieren.
- Sämtliche Pflegematerialien, die zur Mundhygiene eingesetzt werden, werden dem Patienten zum Ertasten und Erkunden in die Hand gegeben, wie in der **Abbildung 3-139a** dargestellt.

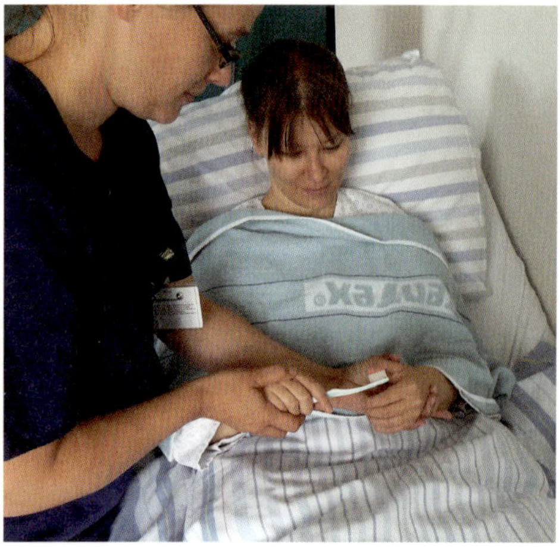

Abbildung 3-139a: Pflegematerialien dem Patienten zum Ertasten in die Hand geben (Foto: Margrit Hatz-Casparis)

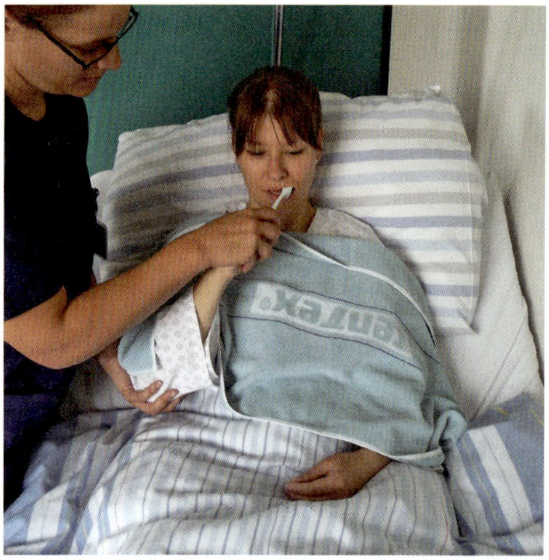

Abbildung 3-139b: Zahnbürste an den Mund/die Unterlippe führen (Foto: Margrit Hatz-Casparis)

- Nun kann die Zahnbürste an den Mund oder an die Unterlippe geführt und dort für einen kurzen Moment belassen werden – siehe **Abbildung 3-139b.** So bietet man dem Patienten die Möglichkeit, die Zahnbürste wahrzunehmen, sie zu erkennen und sich auf die Mundhygiene einzustellen.
- Anschließend wird die Zahnbürste mit den Borsten nach unten in die Wangentasche geführt und man beginnt sachte, die Außenflächen der Zähne zu reinigen. Dies erfordert von der Pflegeperson viel Aufmerksamkeit, um die Bereitschaft des Patienten zu spüren, um Verspannungen zu lockern und Vertrauen aufzubauen.
- Die Reinigung der Zahninnenseiten wird möglichst auf die Steuerungsimpulse der Zunge abgestimmt. Indem sich die Pflegeperson von den Steuerungsimpulsen leiten lässt, können Stress und Ängste beim Patienten reduziert werden. Gleichzeitig wird der Patient dazu animiert, die Zunge zu bewegen und damit den Mund zu erkunden. Dies ist ein wichtiger Schritt zur Körperorientierung.
- Das Spülen des Mundes wird auf die Fähigkeiten des Patienten und das Aspirationsrisiko abgestimmt. Je nach Einschätzung werden entsprechende Hilfsmittel gewählt: Spezialbecher, Trinkhalm, Sprayfläschchen, mit Wasser getränkte Mundpflegeschwämmchen oder mit Wasser befeuchtete Tupfer, dargestellt in den **Abbildungen 3-140a, 3-140b, 3-140c.**

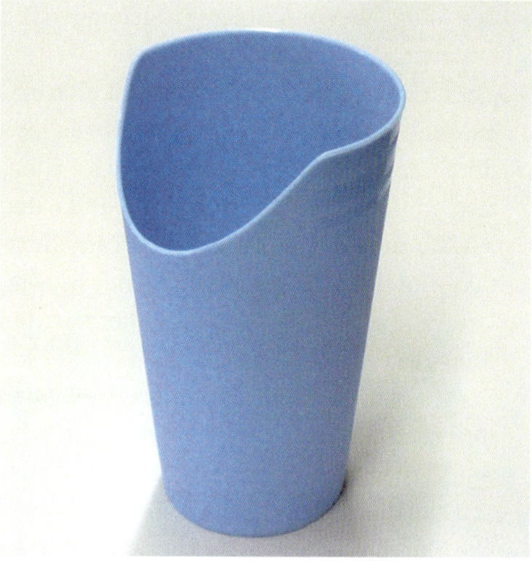

Abbildung 3-140a: Spezialbecher für die Mundspülung (Foto: Margrit Hatz-Casparis)

- Die einzelnen Schritte der kompensatorischen Mundhygiene werden dem Patienten laufend beschrieben.
- Zeigt der Patient aktive Reaktionen, werden diese aufgenommen, verbalisiert und gemeinsam weiterentwickelt. Der Patient kann sich auf diese Weise als mitbestimmend erfahren und vielleicht ist es ihm möglich, der Pflegeperson seine gewohnte Art der Mundhygiene „mitzuteilen".

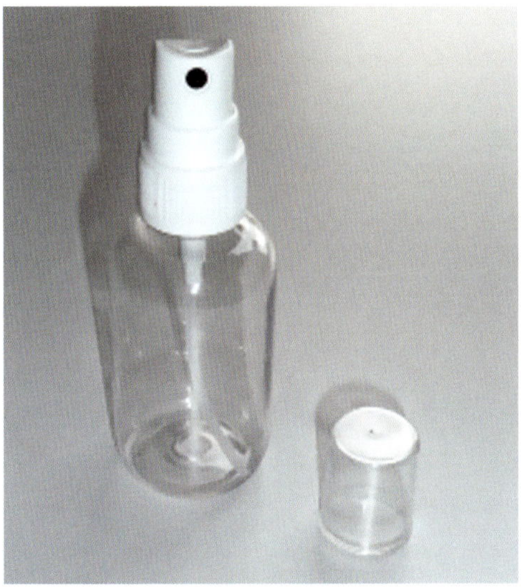

Abbildung 3-140b: Sprayflaschen für die Mundbefeuchtung (Foto: Margrit Hatz-Casparis)

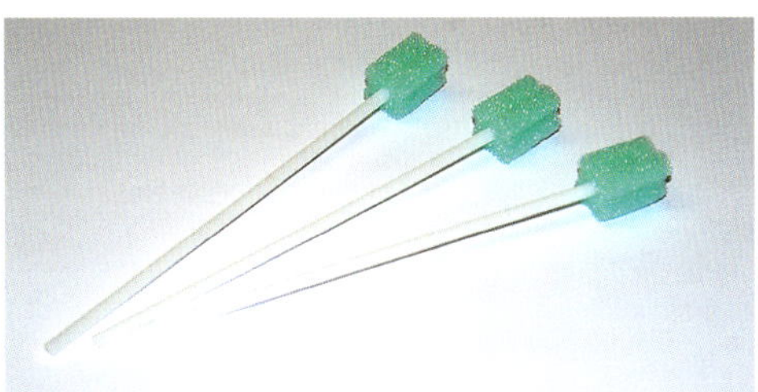

Abbildung 3-140c: Mundpflegeschwämmchen mit Wasser für die Mundbefeuchtung (Foto: Margrit Hatz-Casparis)

3.11 Spezifizierte Anwendungen

Dieses Kapitel thematisiert spezifizierte Anwendungen und stellt das Basale Optimal Handling vor.

3.11.1 Basales Optimal-Handling

Bei sehr kritisch kranken, instabilen, vulnerablen (intensiv-)pflegepflichtigen Menschen kommt das Konzept Basale Stimulation im Sinne eines **„Basal-Optimal-Handling"** zur Anwendung (Remer, 2014). In diesen anspruchsvollen Situationen werden alle pflegetherapeutischen Handlungen als „beruhigende" basal stimulierende Anwendungen situativ und individuell gestaltet mit dem Schwerpunkt des Ressourcenerhalts und dem Ermöglichen größtmöglichen Wohlbefindens.

Basal stimulierende Anwendungen des „Basalen Optimal-Handling":

- Gestaltung ruhiger aufmerksamer Präsenz mit einfacher klarer Sprache (wenig wortreich) – dialogische Kommunikation und Interaktion
- achtsame Berührungsgestaltung, eindeutige, anbahnende – gemäß basaler Berührungsprinzipien
- Orientierung durch beruhigende, stress-/schmerzreduzierende basal stimulierende Anwendungen z. B. im Rahmen von notwendiger durchzuführender Körperpflege und Positionierung mit angepasster Aktivitätsgeschwindigkeit
- Fokus auf Ressourcenerhalt und -förderung
- strukturgebende Tagesplanung mit Aktivitäts-, Therapie- und Ruhephasen, unter Einbezug des aktuellen Schlaf-Wach-Rhythmus, vermeiden von Überforderung und Reizüberflutung.

4 Anwendungen in der Pädiatrie

In der gesamten Entwicklung von Kindern ist die Sinneswahrnehmung zentral. Diese bildet die Basis für das Zusammenwirken von Wahrnehmung – Bewegung – Kommunikation.

Die Körper- und Umwelt-Wahrnehmung erfolgt über die unterschiedlichen Sinne. Die Fähigkeit der Wahrnehmung, Bewegung und Kommunikation ermöglicht es dem Säugling, Kind und Jugendlichen, sich entsprechend seines Lebensalters als Individuum wahrzunehmen (Affolter, 2001; Annunciato, 2014, 2015; Pickenhain, 2000). Diese ist eine wertvolle Grundlage für die kindliche Entwicklung.

Die gezielten und ausgesuchten basal stimulierenden Anwendungen in den Bereichen Wahrnehmung – Bewegung – Kommunikation ermöglichen dem Säugling, Kind und Jugendlichen im Kontext von Erkrankungen und Beeinträchtigungen Sicherheit, Stabilität und Entwicklung zu erfahren. Der Einbezug von Eltern bzw. Bezugspersonen in die Gestaltung von basal stimulierenden Anwendungen ermöglicht es, einen vertrauensvollen Zugang zum Säugling, Kind und Jugendlichen zu finden und unterstützt eine entwicklungsfördernde Beziehungsgestaltung.

4.1 Anwendungen bei Kindern

Die kindliche Entwicklung ist ein kontinuierlicher Prozess und umfasst unterschiedliche Alters-, Entwicklungs- und Lebensphasen:

- das **Frühgeborene**:Geburt bis zur $36^{6/7}$. SSW (Schwangerschaftswoche)
- das **Neugeborene**: Geburt von $37^{0/7}$. bis $42^{0/7}$. SSW bis zur vollendeten 4. Lebenswoche
- den **Säugling**: 5. Lebenswoche bis Ende 1. Lebensjahr
- das **Kleinkind**: 2. bis vollendetes 3. Lebensjahr
- das **Kind**: 4. bis vollendetes 12. Lebensjahr
- den **Jugendlichen** 13. bis vollendetes 18. Lebensjahr.

Im Verlauf dieses Prozesses werden auf der Grundlage der Sinneswahrnehmung die bestehenden Bewegungs- und Kommunikationsmöglichkeiten Schritt für Schritt weiterentwickelt und ausdifferenziert. Dies wird anhand der körperlichen und geistigen Entwicklung von Fähigkeiten und Fertigkeiten des heranwachsenden Kindes sichtbar.

Mit der Geburt sind die Wahrnehmungssinne ausgebildet, erklärt in der **Abbildung 4-1**. Über die Sinneswahrnehmung aufgenommene Impulse und deren Verarbeitung sind Grundlage für die gesamte Entwicklung von Bewegung, Kommunikation und Interaktion mit der Umwelt, im Überblick dargestellt in der **Abbildung 4-2** und **Abbildung 4-3**.

Der Prozess der kindlichen Entwicklung wird bei basal stimulierenden Anwendungen berücksichtigt und individuell gefördert.

Basal stimulierenden Anwendungen, wie sie im **Kapitel 3** ausführlich beschrieben werden, kommen beim Kleinkind, Kind und Jugendlichen zur Anwendung. Diese sind der Alters-, Entwicklungs- und Lebensphase sowie der gesundheitlichen Situation jeweils individuell anzupassen.

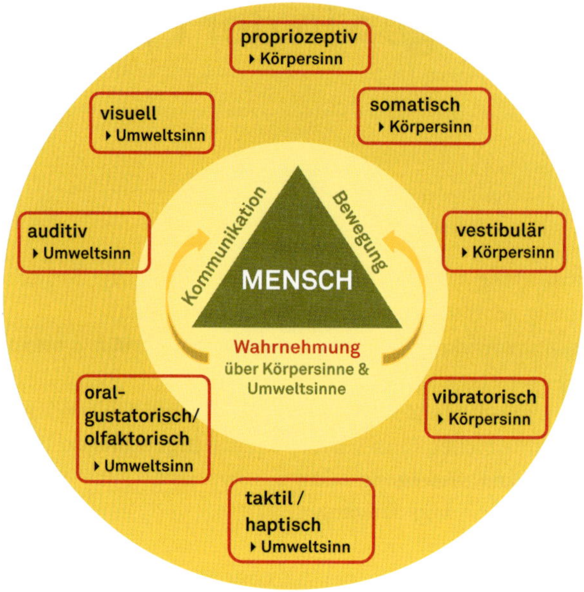

Abbildung 4-1: Wahrnehmungssinne bei Geburt (Eigendarstellung nach Huch & Jürgens, 2022; Menche, 2016; Pickenhain, 2000; Thieme, 2015; Warren, 2015)

4.2 Anwendungen bei Früh-, Neugeborenen und Säuglingen

Früh-, Neugeborene und Säuglinge sind sehr schutzlos. Sie benötigen Geborgenheit und Sicherheit. Mit Körperkontakt, achtsamen Berührungen und leisem Sprechen, langsamen Bewegungen und Stimulation der Wahrnehmungssinne wird dies vermittelt. Stress, Schmerz und Angst bei potenziell schmerzhaften Handlungen werden reduziert. Die Entwicklung des Früh-, Neugeborenen und Säuglings wird unterstützt und gefördert (Annunciato 2014, 2015; Pickenhain, 2000; Warren, 2015).

Basal stimulierende Anwendungen – wie in **Kapitel 3** detailliert dargestellt – kommen beim Früh-, Neugeborenen und Säuglingen zur Anwendung. Diese sind dem Lebensalter und der gesundheitlichen Situation individuell anzupassen.

Die nachfolgend in den **Kapiteln 4.2.1-4.2.6** beschriebenen **spezifizierten basal stimulierenden Anwendungen** bei Früh-, Neugeborenen und Säuglingen ergänzen diese Anwendungen.

4.2.1 Kängurumethode

Mit der **Kängurumethode** (Warren, 2015) gelingt es, den Bedürfnissen von Früh- und Neugeborenen nach Geborgenheit, Sicherheit, Körperkontakt, Vertrautheit und Wärme gerecht zu werden. Bei intensivmedizinischen Versorgungsituationen nach der Geburt kommt es häufig zu einer Trennung von Früh-/Neugeborenen und deren Eltern. Ein Beziehungsaufbau wird durch die Kängurumethode möglich.

Bei der Kängurumethode verweilt das Früh-/Neugeborene über mehrere Stunden Haut auf Haut auf dem Brustkorb der Mutter oder des Vaters, wie in der **Abbildung 4-4** und **Abbildung 4-5** zu sehen ist.

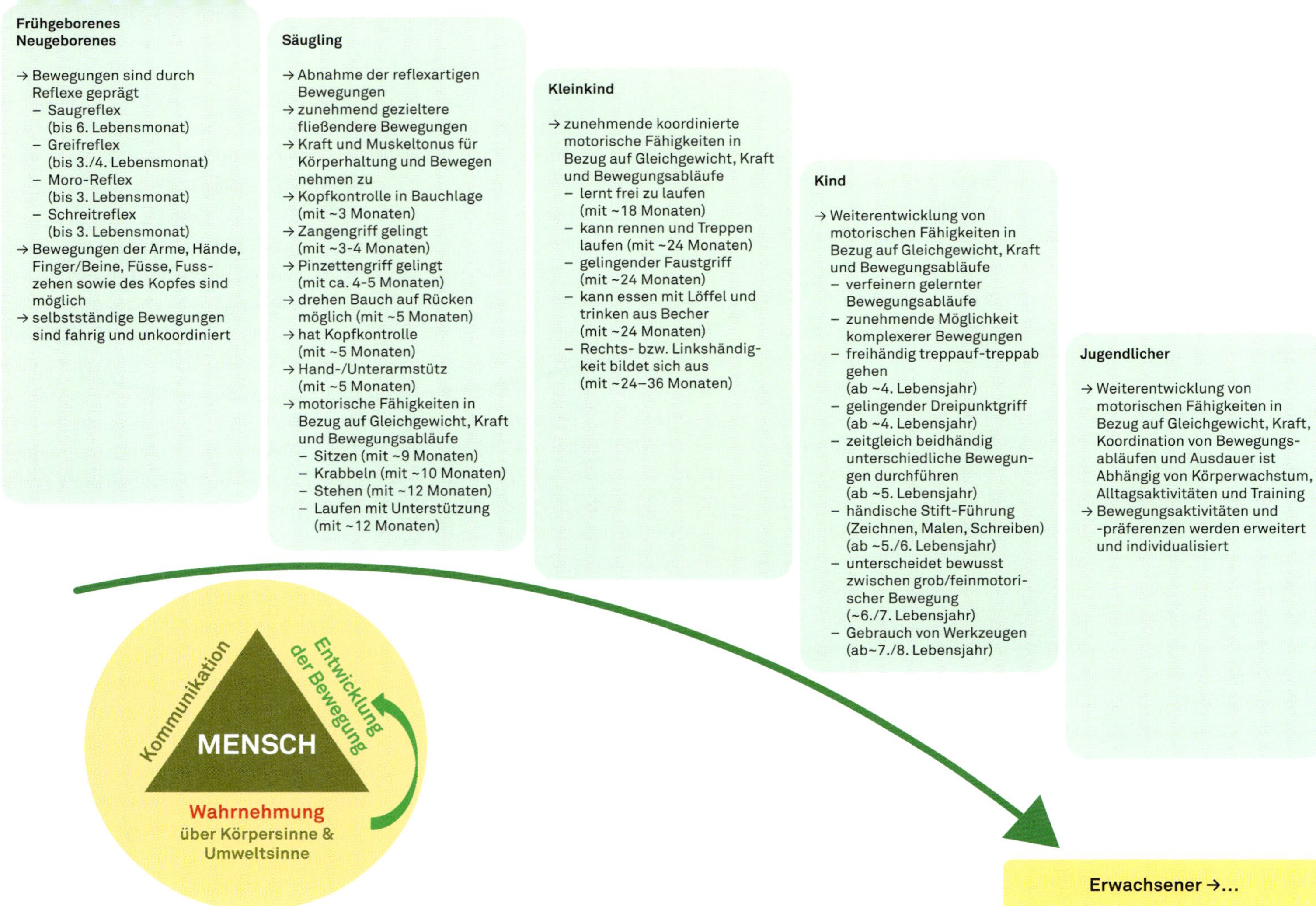

Abbildung 4-2: Bewegungsentwicklung (Eigendarstellung nach Affolter, 2001; Annunciato, 2014; Huch & Jürgens, 2022; Menche, 2016; Pickenhain, 2000; Sparshott, 2009; Thieme, 2015; Warren, 2015)

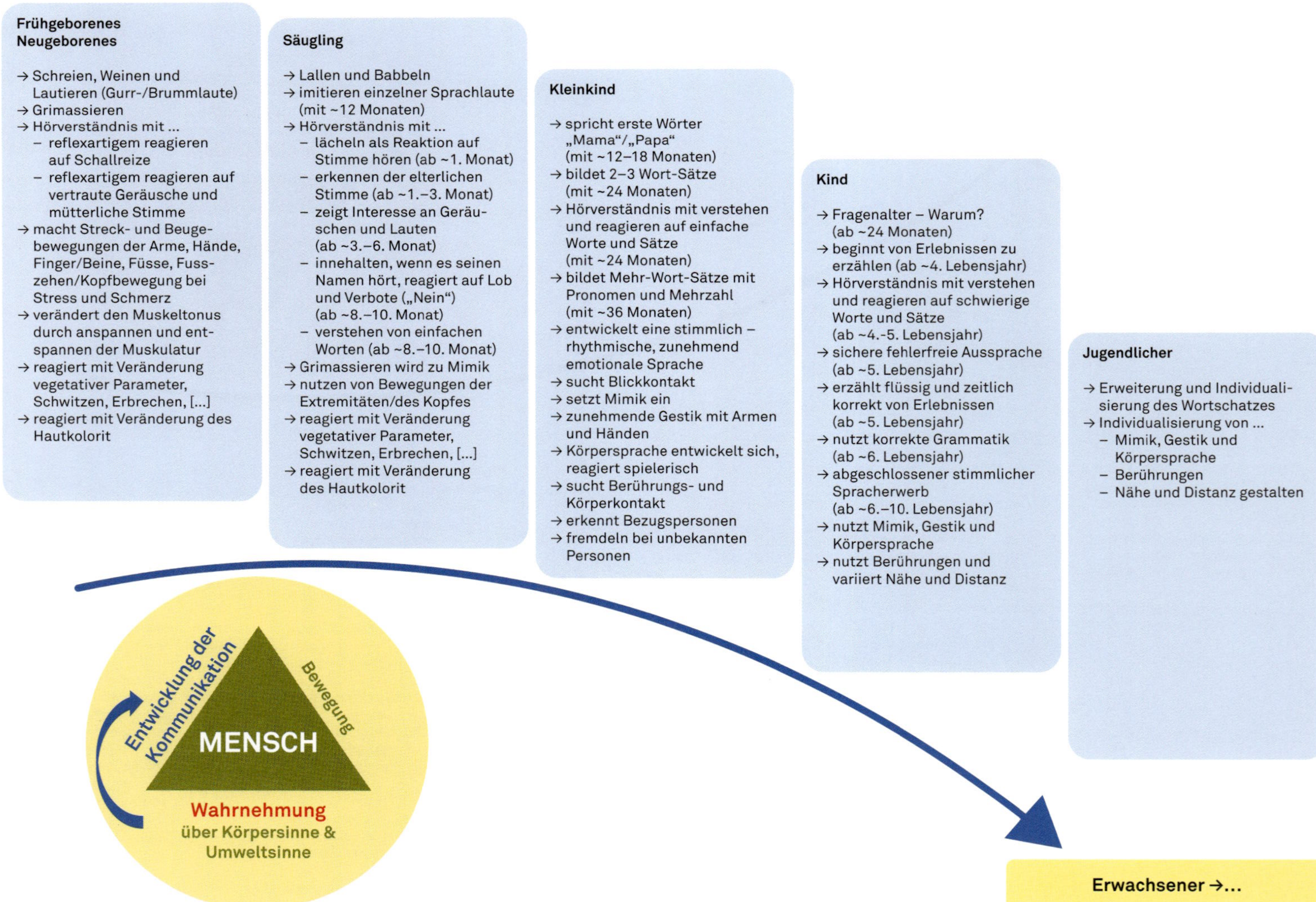

Abbildung 4-3: Kommunikationsentwicklung (Eigendarstellung nach Affolter, 2001; Annunciato, 2014; Bauer & Beer, 2023; dbh, 2024; Huch & Jürgens, 2022; Menche, 2016; Pickenhain, 2000; Sparshott, 2009; Thieme, 2015; Warren, 2015)

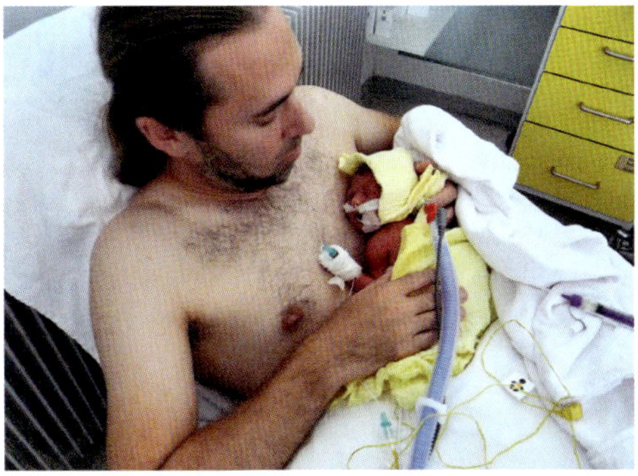

Abbildung 4-4: Ein Frühgeborenes auf dem Brustkorb des Vaters (Foto Markus Remer)

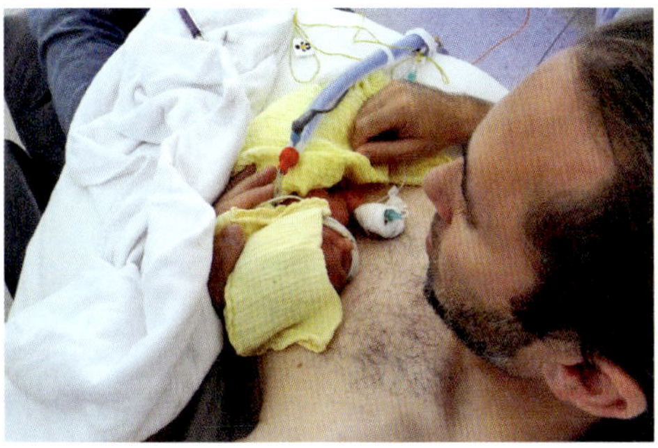

Abbildung 4-5: Der Haut-zu-Haut-Kontakt vermittelt Frühgeborenen u.a. Geborgenheit, Sicherheit, Vertrautheit und Wärme (Foto: Markus Remer)

Hierbei sind verschiedene positive Effekte zu beobachten, wie die Stabilisierung von Organfunktionen (z.B. Atmung, Kreislauf, Verdauung), die Förderung körperlich-geistiger Entwicklungsprozesse, verbesserter Schlaf sowie eine Reduktion von Stress- und Schmerzempfindungen.

Basal stimulierende Anwendungen bei der Kängurumethode:

Förderung der Körper-*Wahrnehmung,* u.a. durch:

- *somatisch:* großflächiger Haut-Kontakt zwischen dem Erwachsenen und dem Früh-/Neugeborenen durch umgrenzende flächenbetonende Positionierung.
- *vestibulär:* leicht wiegend schwingend schaukelndes und rhythmisches Bewegen des Thorax des Erwachsenen durch die Atmungs- und Rumpf-Bewegungen sowie die Eigenbewegungen des Früh-/Neugeborenen.
- *vibratorisch:* durch Atmung, Herzschlag und Sprechen, Singen, Brummen, Summen entstehende Vibrationen sind für das Früh-/Neugeborenen spürbar.
- *propriozeptiv:* Bewegungen in unterschiedlich wechselnden Positionen im Liegen bzw. Sitzen führen zu Lageveränderungen und lassen so die Schwerkraft wirksam werden.

Förderung der Umwelt-*Wahrnehmung,* u.a. durch:

- *visuell:* sehen im unmittelbaren nahen Sehumfeld des Früh-/Neugeborenen.
- *auditiv:* hören von Atmung, Herzschlag und Sprechen, Summen, Brummen, Singen des Erwachsenen.
- *oral-gustatorisch:* Hand-Mund-Kontakt des Früh-/Neugeborenen, Mund-Haut-Kontakt zwischen Erwachsenem bzw. Mund-Brustwarzen-Kontakt (mit/ohne Muttermilch) zwischen Mutter und Früh-/Neugeborenen.
- *olfaktorisch:* Nase-Haut-Kontakt zwischen Erwachsenem bzw. Nase-Brustwarzen-Kontakt (mit/ohne Muttermilch) zwischen Mutter und Früh-/Neugeborenen.
- *taktil-haptisch:* Hand-Mund-Kontakt, Hand-Körper-Kontakt des Früh-/Neugeborenen zu sich selbst, Hand-Körper-Kontakt bzw. Hand-Hand-Kontakt zwischen dem Früh-/Neugeborenen und dem Erwachsenen, Hand-Körper-Kontakt des Erwachsenen zum Früh-/Neugeborenen.

Förderung der *Kommunikation* und Interaktion, u.a. durch:

- Sprechen, Summen, Brummen, Singen.
- achtsame Berührungsgestaltung.
- aufmerksame Präsenz.

Förderung der *Bewegung,* u.a. durch:

- achtsame Berührungsgestaltung.
- achtsame Gestaltung von begleiteten Bewegungen.

- Stabilität durch umgrenzende flächenbetonende Positionierung, um Aktivität in der Bewegung zu ermöglichen.
- mittels Liege-Sitz-Positionswechsel die propriozeptive und vestibuläre Wahrnehmung anregen als Basis für Eigenbewegungen.

4.2.2 Somatische und taktil-haptische Anwendungen

Die *somatischen* und *taktil-haptischen* Sinnesfunktionen der Haut als Grenze zwischen dem Körper und seiner unmittelbaren Umwelt (Fruchtwasser und Uterus) sind beginnend mit der 7. Schwangerschaftswoche (SSW) vorhanden. Ab der 24. SSW umfasst diese den ganzen Körper mit einer Reizempfindlichkeit für Berührung, insbesondere im Mundbereich. (Pickenhain, 2000; Warren, 2015)

Hinweis

Für die Gestaltung von **somatischen und taktil-haptischen Anwendungen** können die Anwendungsbeschreibungen in den **Kapiteln 3.2** und **3.6** orientierende Grundlage sein.

Anwendungen bei der Erstversorgung von Früh-, Neugeborenen nach Spontangeburt/Sectio

- Früh-/Neugeborenes in einem „Nest" möglichst in Seitenlage umgrenzend und mit einem warmen Tuch flächenbetonend positionieren.
- Achtsame Berührungen durch die Pflegeperson bzw. Eltern/Bezugspersonen ermöglichen, dabei achtsame, großflächige und langsam fließende Berührungen gestalten.
- Körperkontakt des Früh-/Neugeborenen mit der Mutter, dem Vater bzw. der Bezugsperson ermöglichen in Anlehnung an die „Kängurumethode" (Bonding).

Anwendungen bei der Pflege von Früh-, Neugeborenen und Säuglingen

- Kängurumethode anwenden.
- Berührungsgestaltung: -Beachte Prinzipien einer professionellen Berührung-
  - → Initialberührung/Berührungsgeste zusammen mit den Eltern festgelegen, gut sichtbar Info am Bettplatz anbringen – siehe Abbildung **4-6.**
  - → Mögliche Berührungsorte: Füße, Hände, Kopf, Rücken oder Kopf und Füße, dargestellt in den **Abbildungen 4-7, 4-8, 4-9, 4-10**. (Beachte: Geburtstraumata am Kopf).

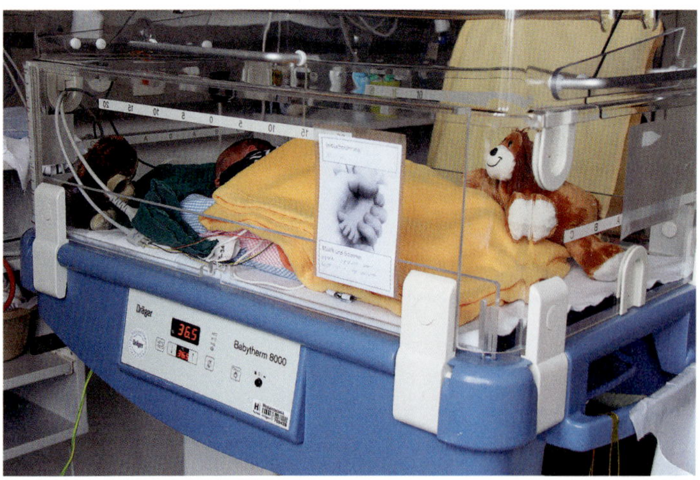

Abbildung 4-6: Info für die Initialberührung/Berührungsgeste gut sichtbar am Bettplatz anbringen (Foto: Kantonsspital St. Gallen)

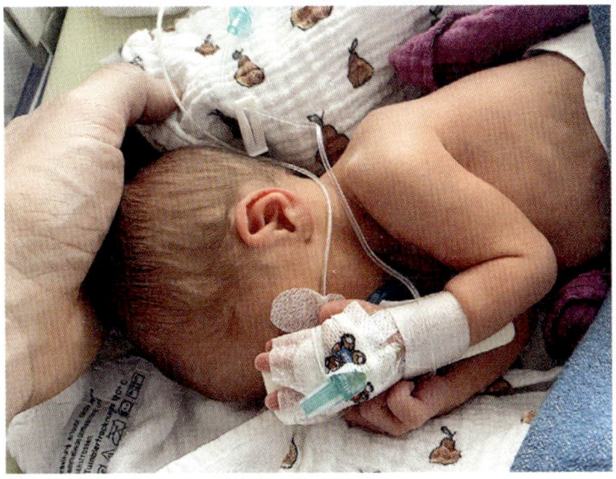

Abbildung 4-7: Berührungsort Kopf (Foto: Markus Remer)

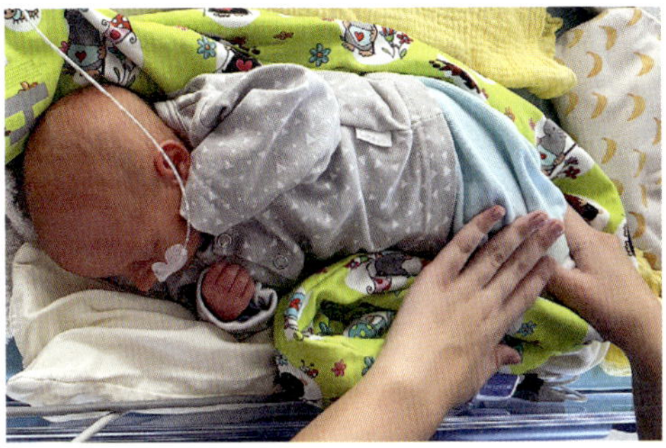

Abbildung 4-8: Berührungsort Füße (Foto: Markus Remer)

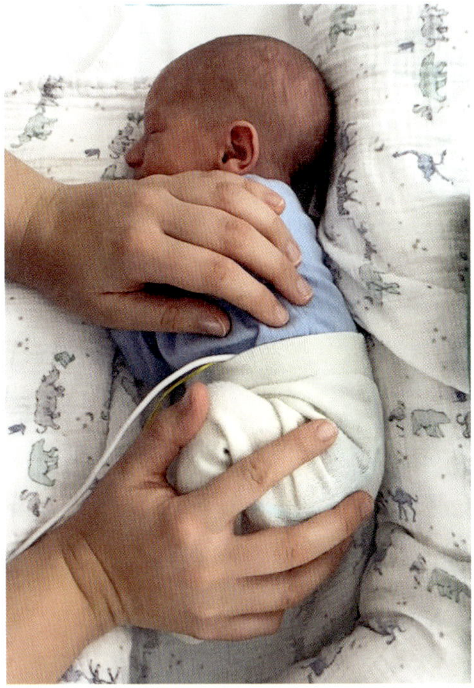

Abbildung 4-9: Berührungsort Körperstamm und Füße (Foto: Markus Remer)

- → Achtsame, großflächige und langsam fließende Berührungen.
- → Berührungen eindeutig bedeutend sinngebend und anbahnend gestalten.
- → Berührungs-Kontakt im Handeln aufrechterhalten. Im Falle eines notwendigen Kontaktlösens zur Überbrückung des fehlenden Berührungs-Kontaktes und als Orientierungsimpuls z. B. Stoffwindel, Oktopus, Plüschtier nutzen.
- → Über Berührungen verbale Informationen betreffend zu erwartenden Handlungen „erklärend" verdeutlichen bzw. diese anbahnen.
- → Nach Möglichkeit regelmäßiger Wechsel von z. B. Sättigungssensor und Blutdruckmessmanschette, um anhaltende irritierende Dauerdruckimpulse zu vermeiden

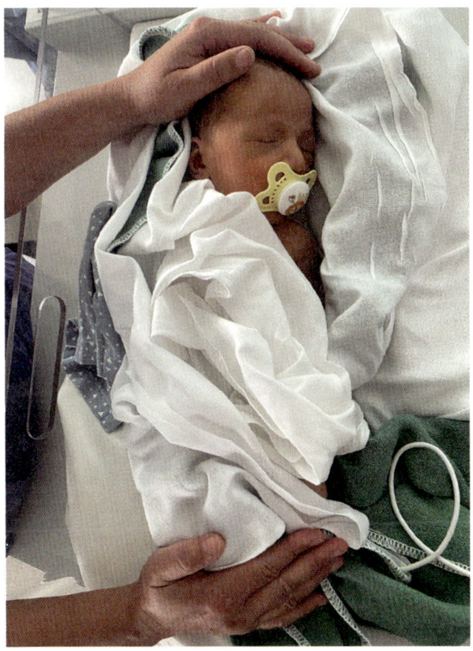

Abbildung 4-10: Berührungsort Kopf und Füße (Foto: Markus Remer)

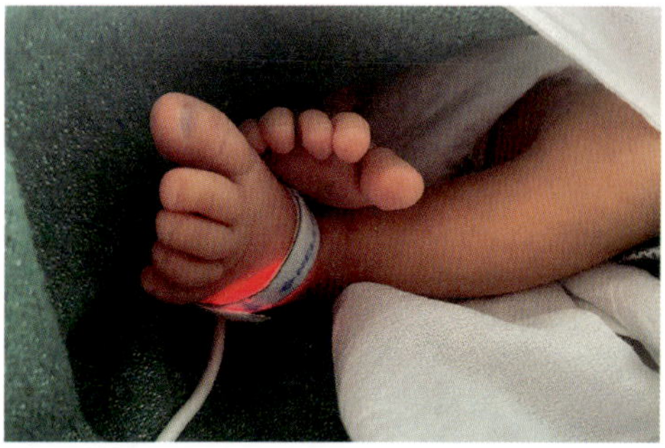

Abbildung 4-11: Regelmäßiger Wechsel von Sättigungssensor (Foto: Markus Remer)

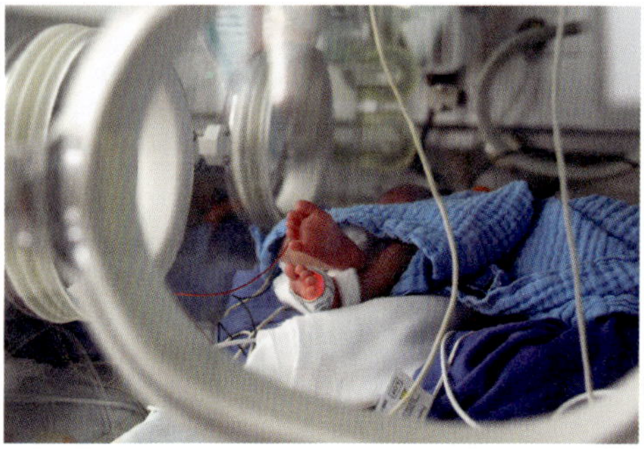

Abbildung 4-12: Neue Position des Sättigungssensors (Foto: Kantonsspital St. Gallen)

und die Körperwahrnehmung an den betroffenen Hautarealen zu erhalten – siehe **Abbildungen 4-11** und **4-12**.

→ Greifen und Berühren mit den Händen des Früh-/Neugeborenen bzw. Säuglings ermöglichen durch Berührungskontakt zu sich selbst (Eigenberührung), einer Pflegeperson oder der dinglichen Umwelt (z. B. Oktopus), wie in **Abbildung 4-13** gezeigt.

- Positionierungsgestaltung:

→ Umgrenzende, flächenbetonende und Körperteile verbindende (Mikro-) Positionierungen („Nest“) mit unterschiedlich geeigneten Positionierungsmaterialien, wie die **Abbildungen 4-14, 4-15, 4-16, 4-17, 4-18, 4-19** veranschaulichen. [Stabilität gebende Positionierung ermöglicht Eigenaktivität, Resonanzraum.]

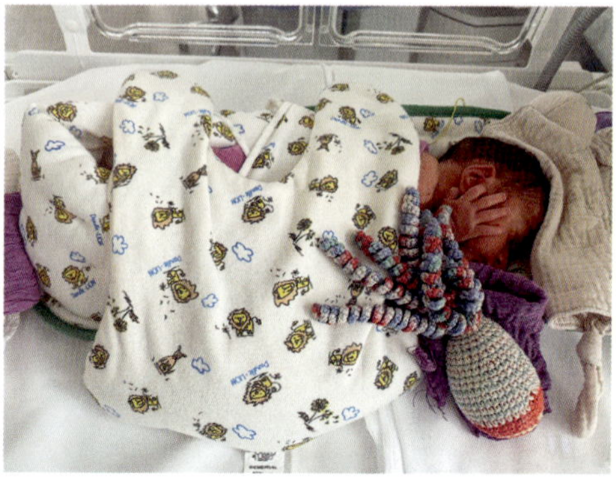

Abbildung 4-13: Eigenberührung des Säuglings (Foto: Markus Remer)

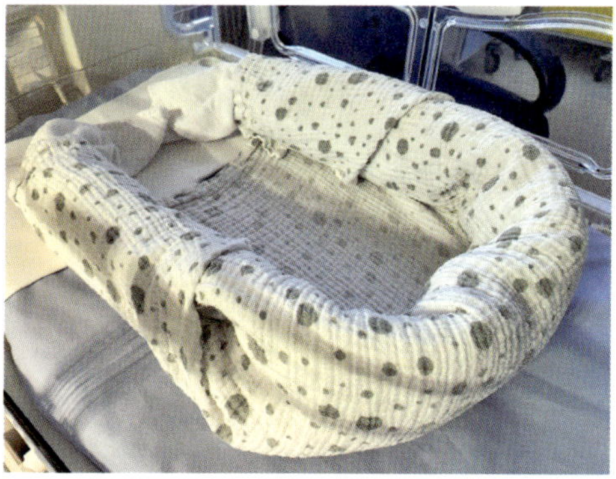

Abbildung 4-14: „Nest“ für eine Körperwahrnehmung fördernde Positionierung (Foto: Markus Remer)

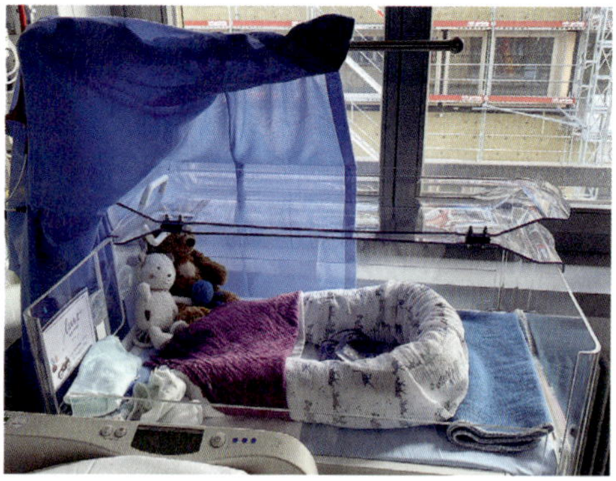

Abbildung 4-15: „Nest“ in einer offenen Einheit (Foto: Markus Remer)

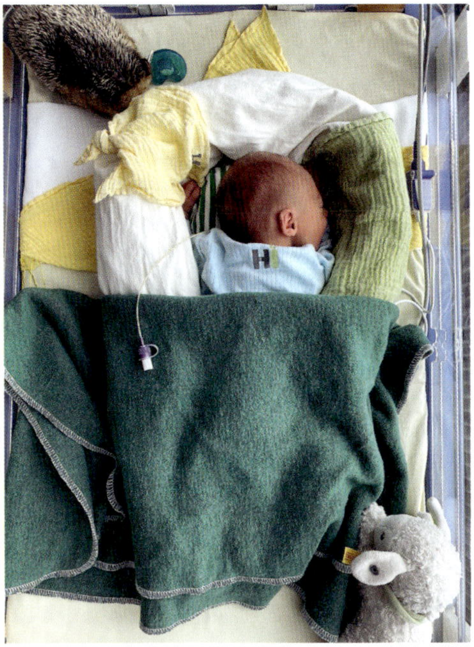

Abbildung 4-16: Positionierung im Nest mit Umgrenzung und Flächenbetonung (Foto: Markus Remer)

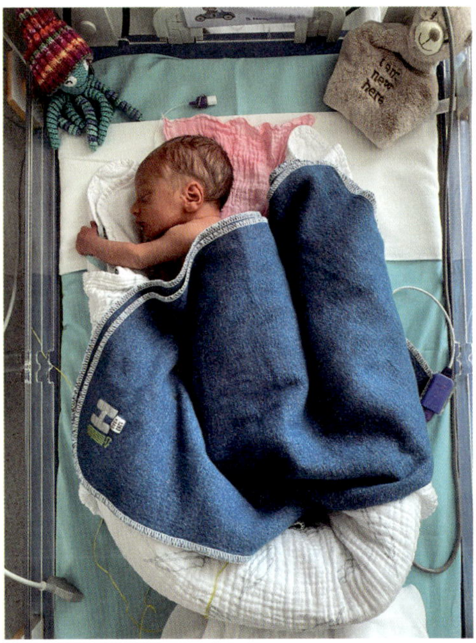

Abbildung 4-17: Eigenaktivität ermöglichende, umgrenzende und flächenbetonende Positionierung (Foto: Markus Remer)

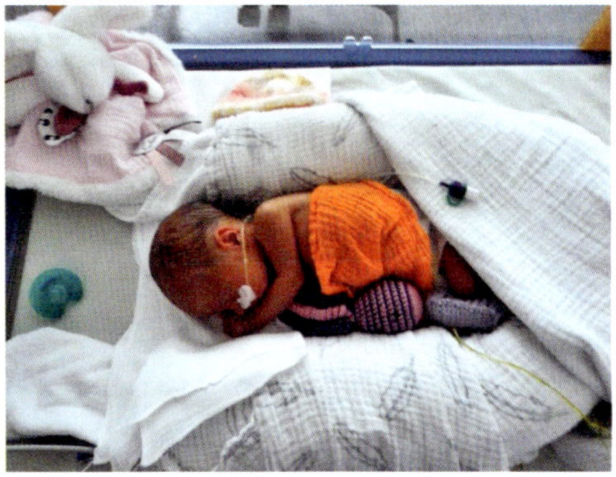

Abbildung 4-18: Körperteile verbindende und umgrenzende, stabilisierende Positionierung (Foto: Markus Remer)

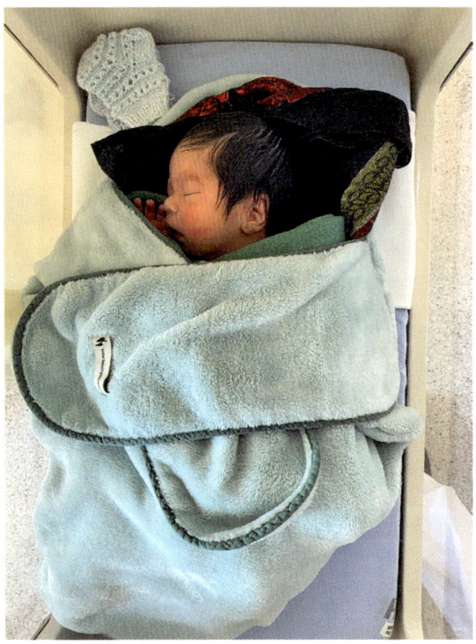

Abbildung 4-19: Resonanzraum bildende Positionierung (Foto: Markus Remer)

→ Körperteile verbindende Positionierungen mit Hand-Mund-Kontakt bzw. Eigenberührungen in der unteren Gesichtshälfte des Früh-/Neugeborenen bzw. Säuglings – siehe **Abbildung 4-20**. [Körpereigenwahrnehmung, Selbst- und Stressregulation].
→ Körperteile verbindende Positionierungen mit an der Körpermittellinie ausgerichteten Extremitäten mit Körpereigenberührung [Körpereigenwahrnehmung, Selbst- und Stressregulation].

- Positionierung und Berührungen in Rahmen von potenziell schmerzhaften und stresserzeugenden Handlungen:
  → Achtsamer anhaltender Berührungs- und Körperkontakt gestalten mit den Händen und dem Körper, dargestellt in den **Abbildungen 4-21, 4-22, 4-23** (Initialberührung/Berührungsgeste, Berührungs-Kontakt im Handeln aufrechterhalten).
  → Hautkontakt zu den Eltern bzw. Bezugspersonen (Kängurumethode) unterstützt mit Orientierung gebenden Positionierungsmaterialien (nach Mutter duftende Stoffwindel).
  → Unterstützender Berührungskontakt durch zweite Pflegeperson im Sinne einer „Co-Regulation“ – siehe **Abbildung 4-21.**
  → Die Positionierung mit der Kängurumethode, dargestellt in den **Abbildungen 4-4** und **4-5**, bzw. während des Stillens

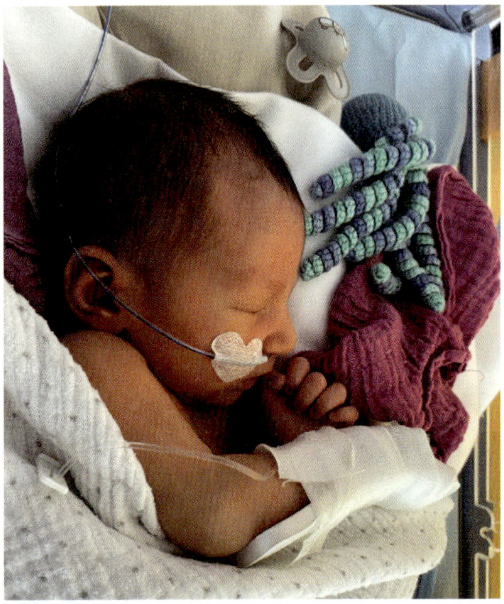

Abbildung 4-20: Körperteile verbindende Positionierungen mit Hand-Mund-Kontakt und Eigenberührung (Foto: Markus Remer)

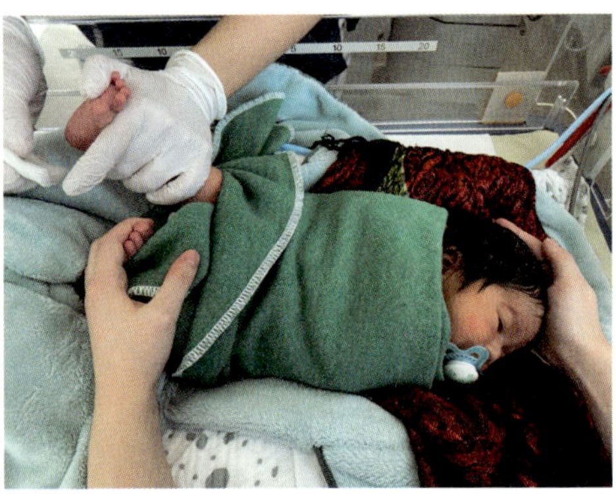

Abbildung 4-21: Achtsamer anhaltender Berührungs- und Körperkontakt („Co-Regulation“) (Foto: Markus Remer)

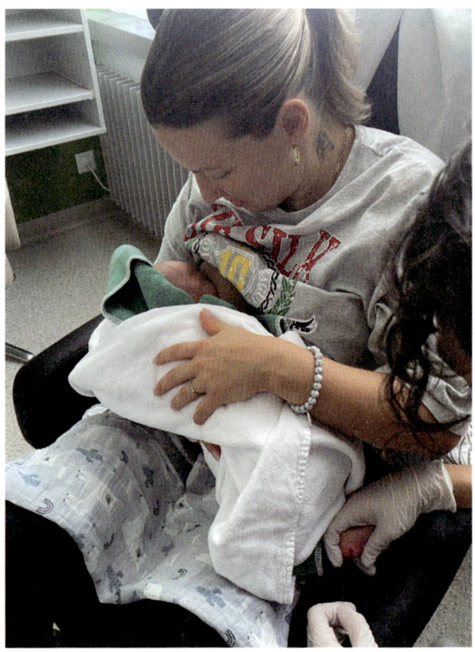

Abbildung 4-22: Hautkontakt zu der Mutter während des Stillens (nach der Mutter duftende Stoffwindel) (Foto: Markus Remer)

zeigen die **Abbildungen 4-22** und **Abbildung. 4-23**.

- Körperwahrnehmung fördern mit ...
  → Körperpflege gestalten im Sinne einer beruhigenden Waschung.
  → Kinderbad: Hier steht die Körper-Wahrnehmungsförderung im Vordergrund der Anwendung. Das Bad dient nicht primär der körperlichen Reinigung. Die Körper-Wahrnehmung erfolgt über die Körpersinne durch das Sein und Bewegen im Element Wasser (Impulsgeber und Resonanzraum) und der damit möglichen Anknüpfung an vorgeburtliche Erfahrungen des Früh-/Neugeborenen bzw. Säuglings. Die Körper-Wahrnehmungserfahrung kann durch die zusätzliche Umhüllung des Früh-/Neugeborenen bzw. Säuglings mit einer Stoffwindel verstärkt werden. Die **Abbildungen 4-24, 4-25, 4-26** veranschaulichen das Handling.
  → Beruhigende Einreibung des ganzen Körpers/von Körperteilen (bei der Hautpflege) mit Öl mit achtsamer Berührungsgestaltung und langsamen rhythmisch fließenden Streichungen, wie die **Abbildungen 4-27, 4-28, 4-29**) zeigen.

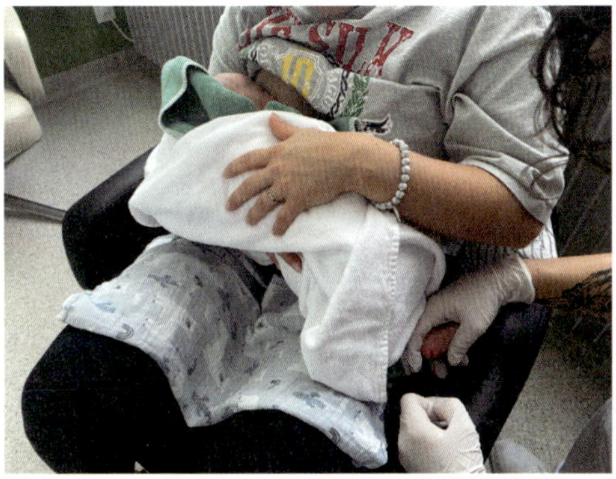

Abbildung 4-23: Stabile Positionierung mit Berührungs- und Körperkontakt zu der Mutter (Foto: Markus Remer)

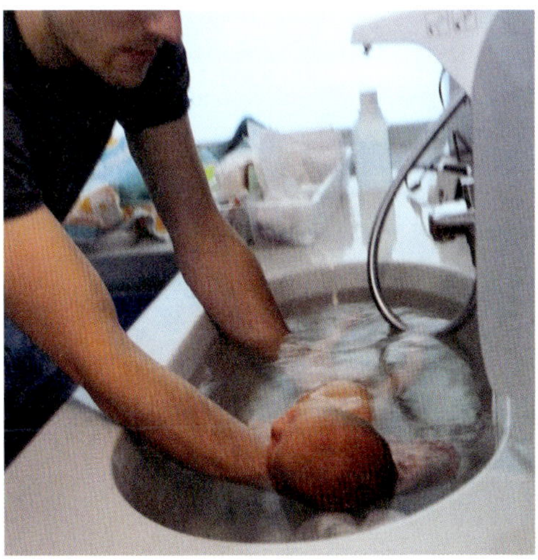

Abbildung 4-24: Kinderbad (Foto: Markus Remer)

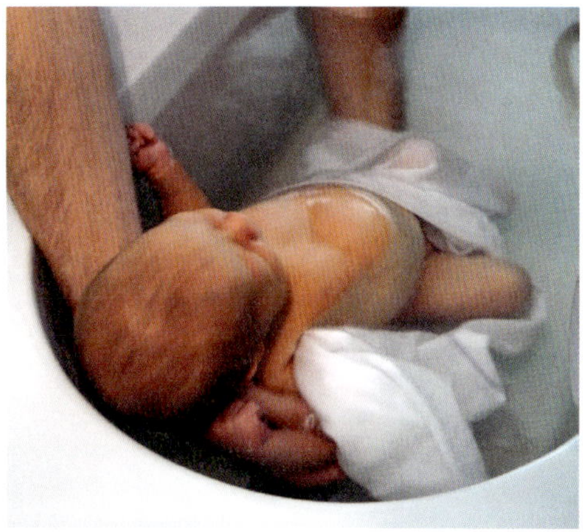

Abbildung 4-25: Kinderbad mit Stoffwindel als zusätzliche Umhüllung des Früh-/Neugeborenen/Säugling (Foto: Markus Remer)

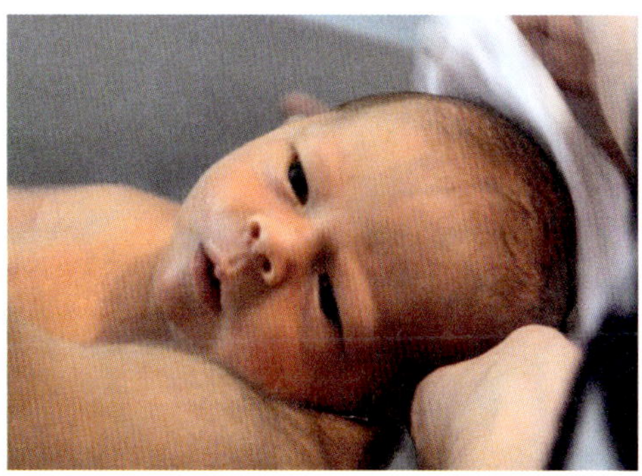

Abbildung 4-26: Kinderbad mit zusätzlicher Umhüllung des Früh-/Neugeborenen/Säuglings hinter dem Kopf (Foto: Markus Remer)

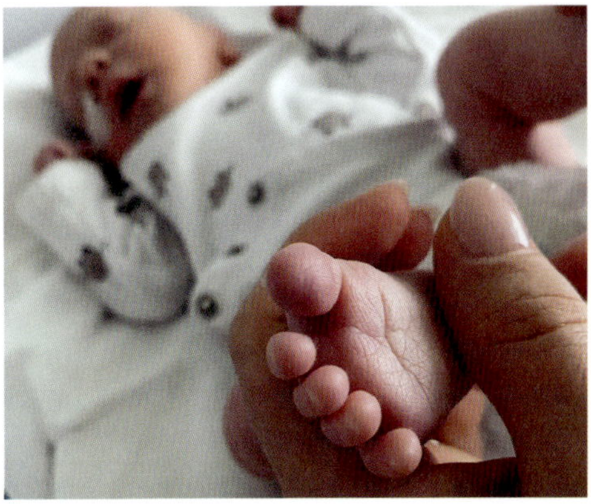

Abbildung 4-27: Beruhigende Einreibung des Körpers/von Körperteilen mit Öl (Foto: Markus Remer)

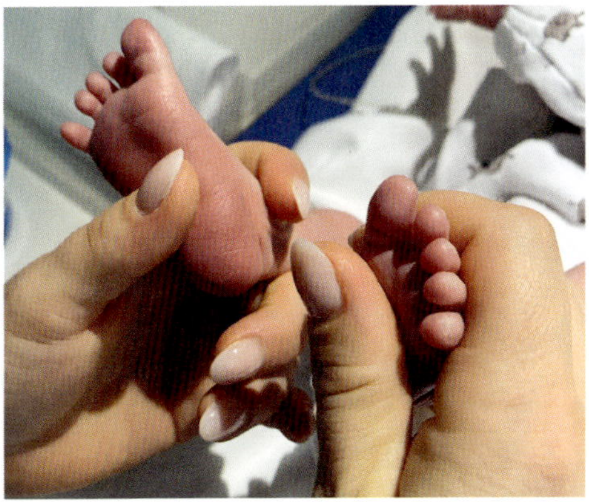

Abbildung 4-28: Beruhigende Einreibung an den Füßen (Foto: Markus Remer)

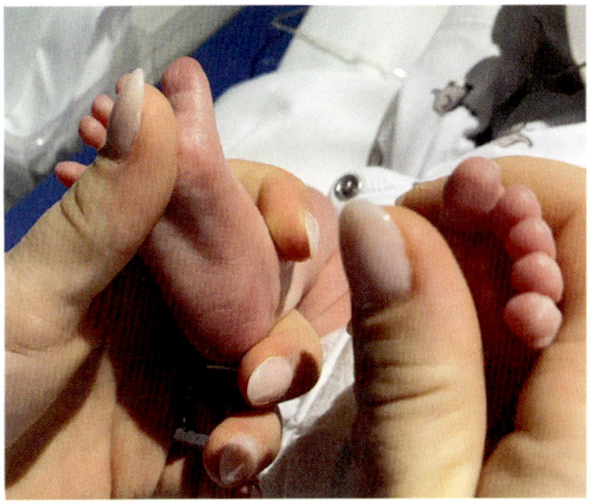

Abbildung 4-29: Beruhigende Einreibung an den Füßen mit langsam rhythmisch fließenden Streichungen (Foto: Markus Remer)

→ Über die Berührung und Streichung der Haut vermittelten Sinneseindrücke bei Eigen-Bewegung des Früh-/Neugeborenen bzw. Säuglings durch die den Körper umhüllende Kleidung. Gezieltes einsetzten von Kleidung, sobald diese im Rahmen der Gesamtsituation möglich/erlaubt ist. Bei Frühgeborenen vor der 32. SSW anstelle von Kleidung eine Stoffwindel zur Umhüllung einsetzen, um eine mögliche Überreizung mit somatischen und taktil-haptischen Informationen zu vermeiden – siehe **Abbildungen 4-30** bis **4-31**.

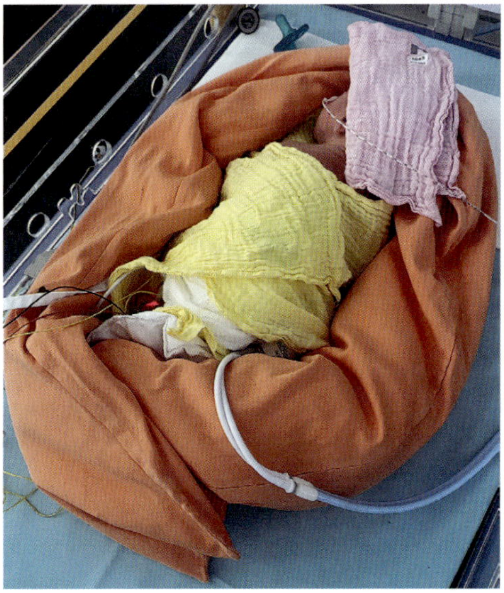

Abbildung 4-30: Berührung und Streichung der Haut bei Eigen-Bewegung unter Nutzung einer Stoffwindel-Umhüllung (Foto: Markus Remer)

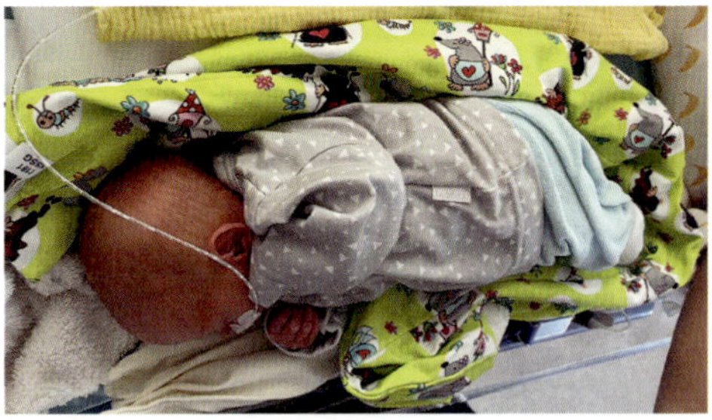

Abbildung 4-31: Berührung und Streichung der Haut bei Eigen-Bewegung unter Nutzung von Kleidung als Umhüllung (Foto: Markus Remer)

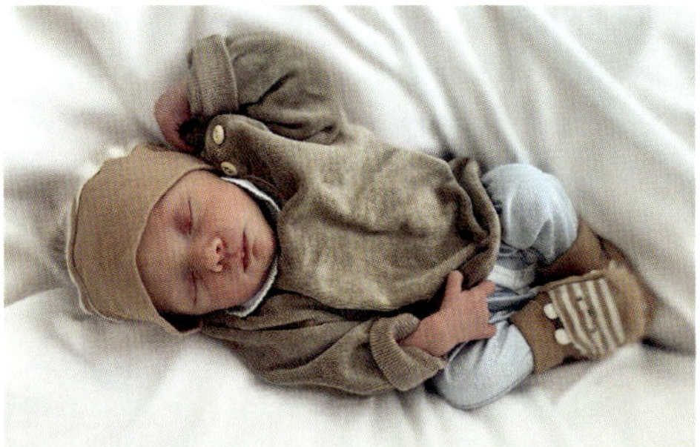

Abbildung 4-32: Umgrenzende flächenbetonende Positionierung des Säuglings in einem Tuch (Foto: Florian Birk)

→ umgrenzender flächenbetonender Positionierung des Früh-/Neugeborenen bzw. Säuglings mit Kleidung in einem Tuch im Liegen, wie **Abbildung 4-32** zeigt; im Tragetuch beim Umhergehen siehe **Abbildungen 4-35, 4-36, 4-37**.

4.2.3 Vestibuläre und propriozeptive Anwendungen

Die *vestibuläre* Sinnesfunktion ist ab der 21. Schwangerschaftswoche (SSW) funktionsfähig. In enger Zusammenarbeit mit der *propriozeptiven* Wahrnehmung, einer Teilleistung der somatisch/taktil-haptischen Wahrnehmung sind ab der 23. SSW Greifbewegungen beobachtbar. Ein vollständiger Klammerreflex ist ab der der 30. SSW möglich. Mit der Geburtsreife (34. SSW) ist eine Koordination von Bewegung (vestibuläre Wahrnehmung) und der Funktion der der Bewegung folgenden Augenmotorik (visuelle Wahrnehmung) möglich. Die damit vorhandenen Grundlagen zur Körper-Eigenwahrnehmung mittels *Propriozeption* sind mit dem Einwirken der Schwerkraft auf das Früh-/Neugeborene bzw. den Säugling nach der Geburt vorhanden. Diese ermöglichen dem Früh-/Neugeborenen bzw. Säugling neben der Körper-Eigenwahrnehmung ein sich Abgrenzen von der Umwelt bzw. ein sich der Bewegungsentwicklung entsprechendes koordiniertes Bewegen. Die Entwicklung der Propriozeption setzt sich nach der Geburt entsprechend dem entwicklungsphysiologischen Prozess bis zur vollen Funktionsfähigkeit fort. (Annunciato, 2014, 2015; Pickenhain, 2000; Warren, 2015)

Hinweis:

Für die Gestaltung von **vestibulären und propriozeptiven Anwendungen** können die Anwendungsbeschreibungen in den **Kapiteln 3.4** und **3.5** orientierende Grundlage sein.

Anwendungen bei der Erstversorgung von Früh-, Neugeborenen nach Spontangeburt/Sectio

- Früh-/Neugeborenes in einem „Nest" möglichst in Seitenlage umgrenzend und mit einem warmen Tuch flächenbetonend positionieren.
- Hand-Mund-Kontakt herstellen bzw. die Hände-Arme thorakal in Kopfnähe in der Körpermitte ausgerichtet positionieren zur Selbst- und Stressregulation mit achtsamer Berührung und begleiteter Bewegung.
- Stabilität durch Förderung der Körper-Wahrnehmung fördern mit leicht wiegend schwingend schaukelndem Bewegen des ganzen Körpers als Ausgangspunkt für Aktivität der postnatalen lebenswichtigen Organfunktionen.
- Körperkontakt des Früh-/Neugeborenen mit der Mutter, dem Vater bzw. der Bezugsperson ermöglichen in Anlehnung an die „Kängurumethode" (Bonding).

Anwendungen bei der Pflege von Früh-, Neugeborenen und Säuglingen

- Kängurumethode anwenden.
- Bewegen des Früh-/Neugeborenen bzw. Säuglings mit Berührungen ergänzend zu den verbalen Informationen „erklärend" verdeutlichen bzw. dieses anbahnen.

- Körperwahrnehmung fördern mit ...
  → Eigenbewegungen begleitet bewegt unterstützen/ermöglichen mit eindeutiger Berührungsqualität, in angepasst langsamem Bewegungstempo (nutze Prinzipien des „Kinaesthetics Infant Handlings").
  → Hand-Mund-Kontakt herstellen bzw. die Hände-Arme thorakal in Kopfnähe in der Körpermitte ausgerichtet positionieren [Selbst- und Stressregulation] mit achtsamer Berührung und begleiteter Bewegung.
  → leicht wiegend schwingend schaukelndem Bewegen des ganzen Körpers/einzelner Körperteile – siehe **Abbildung 4-33**.
  → Bewegungen mit Kontakt zum Umfeld ermöglichen durch flächenbetonende umhüllende Positionierung (Resonanzraum), dargestellt in den **Abbildungen 4-33** und **4-34**.

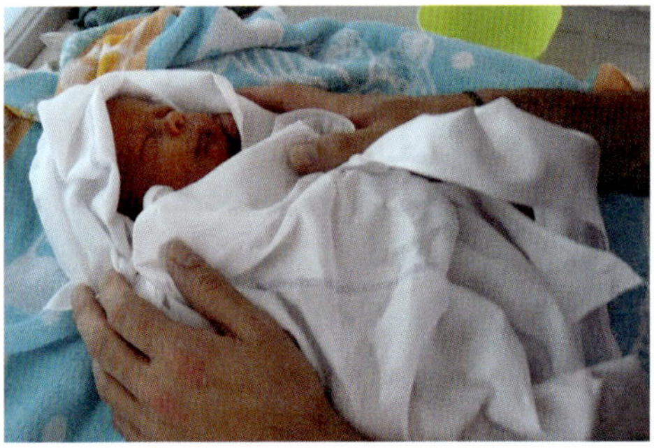

Abbildung 4-33: Leicht wiegend schwingend schaukelndem Bewegen des ganzen Körpers/einzelner Körperteile (Foto: Markus Remer)

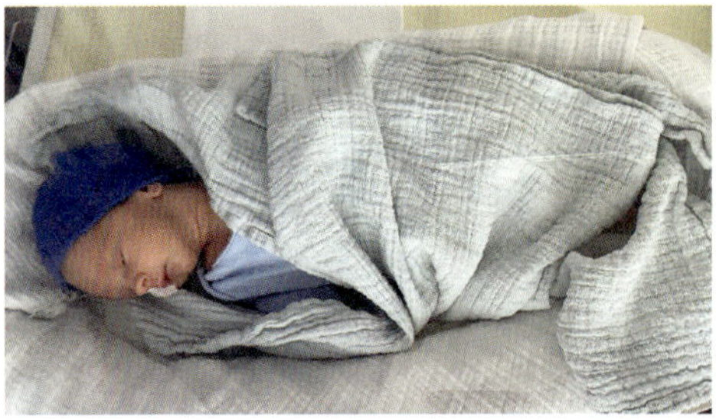

Abbildung 4-34: Bewegungen mit Kontakt zum Umfeld ermöglichen durch flächenbetonende umhüllende Positionierung (Foto: Markus Remer)

  → Positionierungswechsel bzw. Mikropositionierung gestalten [ganzer Körper/einzelner Körperteile], dabei Eigenbewegungsaktivität des Früh-/Neugeborenen bzw. Säuglings aktiv – begleitet bewegt unterstützt – mit einbeziehen, Berührungskontakt im Handeln, bzw. zur Auflagefläche aufrechterhalten (Kinästhetische Bewegungsprinzipien beachten und miteinbeziehen).
  → Mit einem Tuch/Tragetuch umhüllt leicht wiegend schwingend schaukelnder Bewegungsaktivität des ganzen Körpers beim Umhergehen. [umgrenzender flächenbetonender Positionierung, Erleben von Schwerkraft – Anknüpfen an die umfassende Wahrnehmungsförderung der Kängurumethode gegeben, auch wenn kein direkter Haut-zu-Haut-Kontakt gegeben sein sollte, veranschaulicht in den **Abbildungen 4-35, 4-36, 4-37**.
  → In einer „Hängematte" positioniert leicht wiegend schwingend schaukelnde Bewegungen des ganzen Körpers bei Eigenbewegungen des Früh-/Neugeborenen bzw. Säuglings (umgrenzenden flächenbetonenden Positionierung, Erleben von Schwerkraft), wie die **Abbildungen 4-38** und **4-39** zeigen.

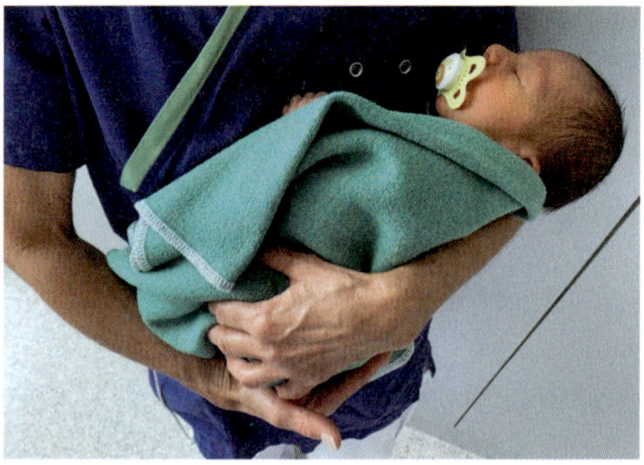

Abbildung 4-35: Beim Umhergehen (Beispiel 1): Umhüllung mit einem Tuch und leicht wiegend schwingend schaukelnder Bewegungsaktivität des ganzen Körpers (Foto: Markus Remer)

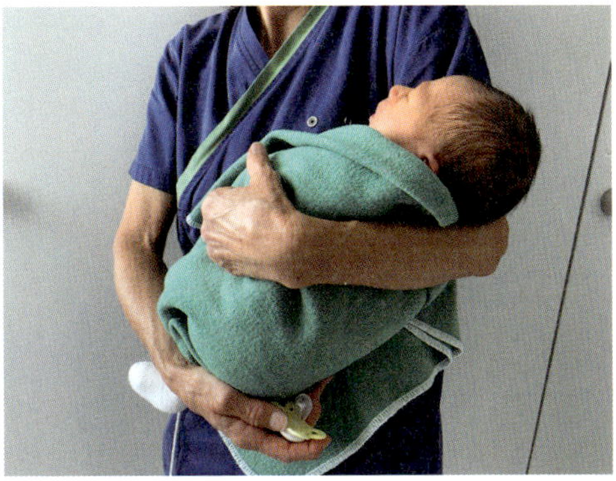

Abbildung 4-36: Beim Umhergehen (Beispiel 2): Umhüllung mit einem Tuch und leicht wiegend schwingend schaukelnder Bewegungsaktivität des ganzen Körpers (Foto: Markus Remer)

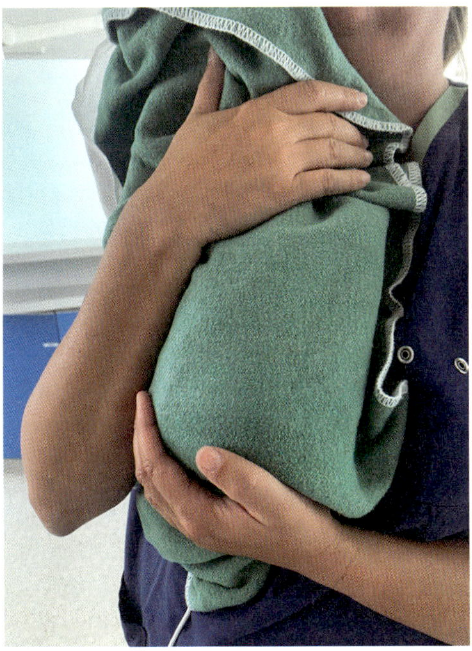

Abbildung 4-37: Beim Umhergehen (Beispiel 3): Umhüllung mit einem Tuch und leicht wiegend schwingend schaukelnder Bewegungsaktivität des ganzen Körpers (Foto: Markus Remer)

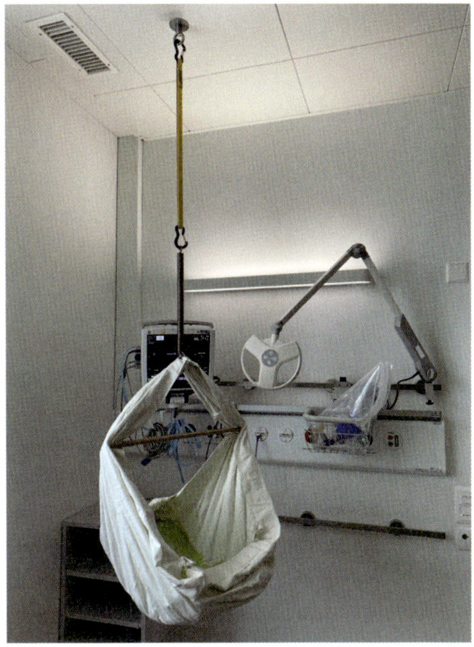

Abbildung 4-38: In „Hängematte" umgrenzend flächenbetonend positioniert Schwerkraft erfahren (Foto: Markus Remer)

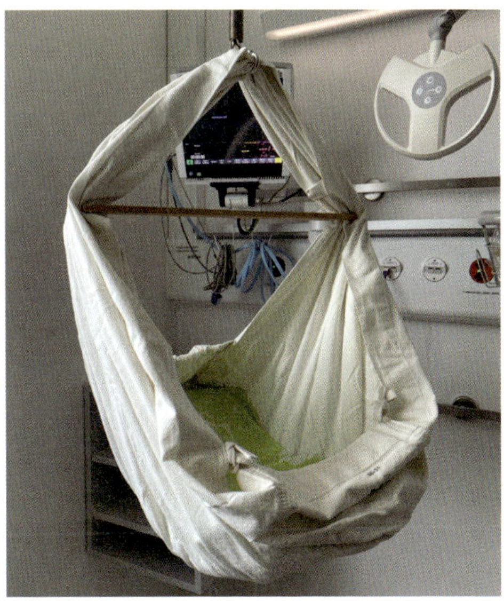

Abbildung 4-39: In „Hängematte" bei Eigenbewegungen leicht wiegend schwingend schaukelnde Bewegungsaktivität des ganzen Körpers erfahren (Foto: Markus Remer)

→ Kinderbad: Hier steht die Körper-Wahrnehmungsförderung im Vordergrund der Anwendung. Die Stimulation der Körpersinne, das Erleben von Veränderung der Schwerkraft und das Sein und sich Bewegen in „Schwerelosigkeit" im Element Wasser als Impulsgeber und Resonanzraum knüpft direkt an vorgeburtliche Erfahrungen des Früh-/Neugeborenen bzw. Säuglings an. Die Körper-Wahrnehmungserfahrung kann durch ein zusätzliches achtsames in Bewegung bringen des Früh-/Neugeborenen bzw. Säuglings verstärkt werden, dargestellt in **Abbildungen 4-24** und **4-25**.

4.2.4 Vibratorische und auditive/audiorhythmische Anwendungen

Die *vibratorische* Sinnesfunktion (Pallästhesie), welche eine Teilfunktion der taktil-haptischen Sinnesfunktionen der Haut darstellt, ist beginnend mit der 7. Schwangerschaftswoche (SSW) vorhanden. Ab der 24. SSW umfassen die taktilhaptischen Sinnesfunktionen den ganzen Körper mit einer Reizempfindlichkeit, sodass eine Vibrationswahrnehmung über die Mechanorezeptoren (Meissner-Tastkörperchen für niederfrequente Vibration/Vater-Pacini-Körperchen für hochfrequente Vibration) gegeben ist (Annunciato, 2014, 2015; Pickenhain, 2000).

Die *auditive* Sinnesfunktion des Ohrs ist beginnend ab der 24. Schwangerschaftswoche beobachtbar. Ab der 27. SSW kommt es zu Bewegungen als Reaktion auf Geräusche. Mit der 32. SSW ist ein Erkennen der Stimme der Mutter möglich. Ab der 34. SSW ist ein selektives Reagieren auf vertraute Geräusche bzw. ein im Schlaf ignorieren von zuvor irritierenden Geräuschen wahrzunehmen. Ab der 35. SSW ist das Erkennen der Stimme, Sprache und Sprachmuster der Mutter möglich. Ab der 40. SSW ist ein Erkennen von Stimmung und Absicht der verbalen Sprache möglich. Die Entwicklung der auditiven Wahrnehmung setzt sich nach der Geburt entsprechend den entwicklungsphysiologischen Prozessen bis zur vollen Funktionsfähigkeit fort. (Pickenhain, 2000; Warren, 2015)

Bei vibratorischen und auditiven/audiorhythmischen Anwendungen sind durch die gleichzeitig einwirkenden Schwingungen unterschiedlicher Frequenzen eine sich ergänzende und evtl. auch verstärkende Wirkung zu beobachten.

Hinweis

Für die Gestaltung von **vibratorischen und auditiven/audiorhythmischen Anwendungen** können die Anwendungsbeschreibungen in den **Kapiteln 3.3** und **3.8** orientierende Grundlage sein.

Anwendungen bei der Erstversorgung von Früh-, Neugeborenen nach Spontangeburt/Sectio

- Einfache klare und ruhige Sprache (wenig wortreich) mit normaler bis leiser Lautstärke und angepasster Stimmmelodie – Dialogische Kommunikation und Interaktion gestalten.
- Achtsame Berührungen durch die Pflegeperson bzw. Eltern/Bezugspersonen ermöglichen mit summender und brummender stimmlicher Aktivität des Erwachsenen.
- Körperkontakt des Früh-/Neugeborenen mit der Mutter, dem Vater bzw. der Bezugsperson ermöglichen in Anlehnung an die „Kängurumethode" verbunden mit summender und brummender stimmlicher Aktivität des Erwachsenen (Bonding).

Anwendungen bei der Pflege von Früh-, Neugeborenen und Säuglingen

- Kängurumethode anwenden.
- Einfache klare und ruhige Sprache (wenig wortreich) mit normaler bis leiser Lautstärke und angepasster Stimmmelodie. Früh-/Neugeborenes bzw. Säugling beim Namen nennen. Das Früh-/Neugeborenen bzw. der Säugling wird mit positiven Äusserungen

und Ermutigungen unterstützt, aber auch getröstet – Dialogische Kommunikation und Interaktion gestalten.

- Verbale Ansprache ergänzend mit Berührungen „erklärend" verdeutlichen bzw. die damit verbundene Handlung anbahnen. Dem Früh-/Neugeborenen bzw. Säugling ausreichend Zeit geben, um das Gesagte zu verarbeiten und darauf reagieren zu können.
- Achtsame Berührungen durch die Pflegeperson bzw. Eltern/Bezugspersonen mit gleichzeitiger summender und brummender stimmlicher Aktivität des Erwachsenen.
- Auditive Angebote durch besprochene oder bespielte Tonträger der Eltern sowie eine Spieluhr werden dem Früh-/Neugeborenen bzw. Säugling in angepasster leiser Lautstärke vorgespielt. Bei Risikoschwangeren bereits Musik (z.B. Schlaflieder) vor der Entbindung anbieten, um nach der Geburt an „Bekanntes" anknüpfen zu können – siehe **Abbildungen 4-40, 4-41** und **4-42**.

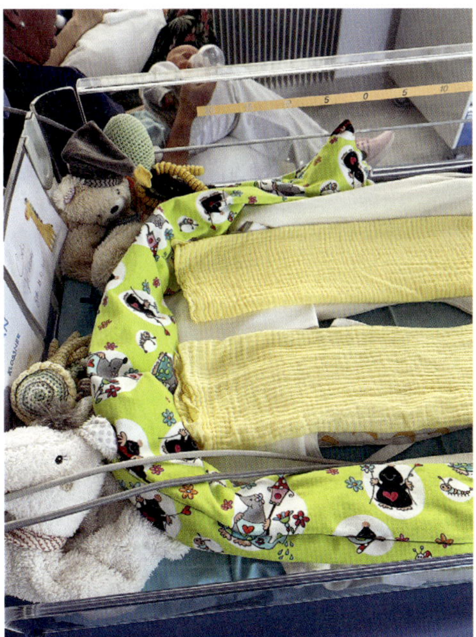

Abbildung 4-40: Auditive Angebote, hierbei den Tonträger mit ausreichend Abstand in Kopfnähe positionieren (Foto: Markus Remer)

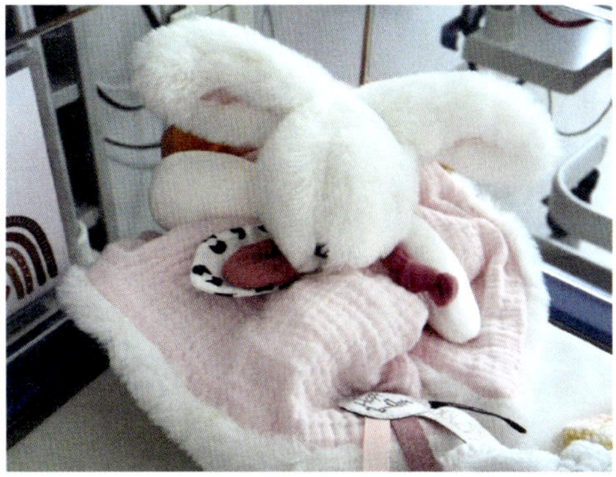

Abbildung 4-41: Auditive Angebote, z.B. mit einer Spieluhr machen (Foto: Markus Remer)

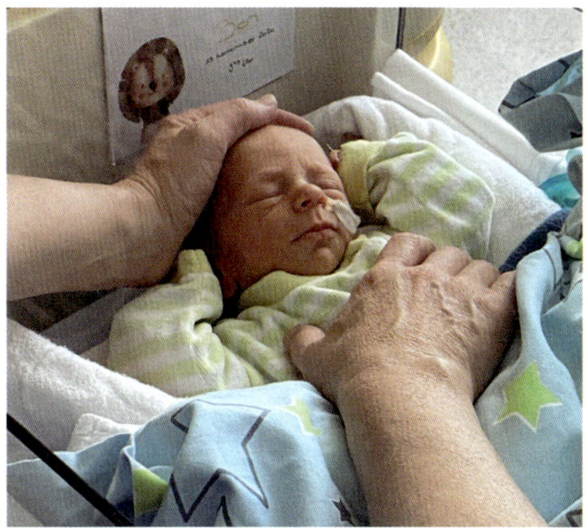

Abbildung 4-42: Leises Summen/Brummen bzw. Singen in direktem Berührungskontakt (Foto: Markus Remer)

- Pflegepersonen und Musiktherapeuten bieten dem Früh-/Neugeborenen bzw. Säugling regelmäßig sanfte, instrumentale Musik und/oder Gesang an, sofern das Früh-/Neugeborenen bzw. der Säugling wach und aufnahmebereit ist. Hierbei ist ein dialogisches Kommunizieren und Interagieren gewährleistet. Rhythmen des Früh-/Neugeborenen bzw. Säuglings werden in die basal stimulierende Anwendung integriert. Der Fokus hierbei liegt u.a. auf Hören, Stressreduktion, Entspannung, Kommunikation, personelle und dingliche Umwelt erfahren. Beispiele zeigen die **Abbildungen 4-43** bis **4-44**.

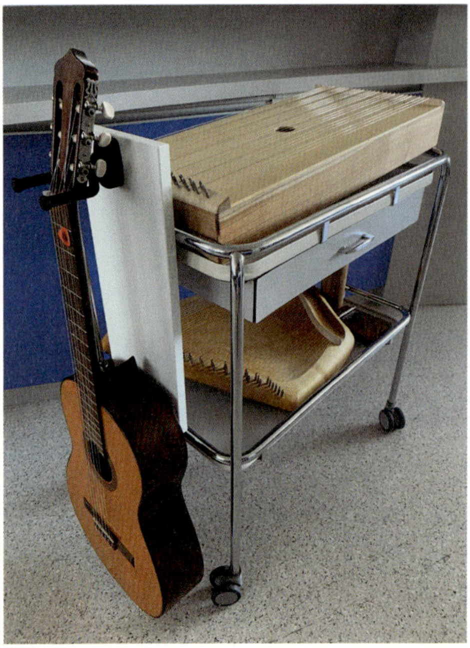

Abbildung 4-43: Musikangebot mit unterschiedlichen Saiteninstrumenten (Foto: Markus Remer)

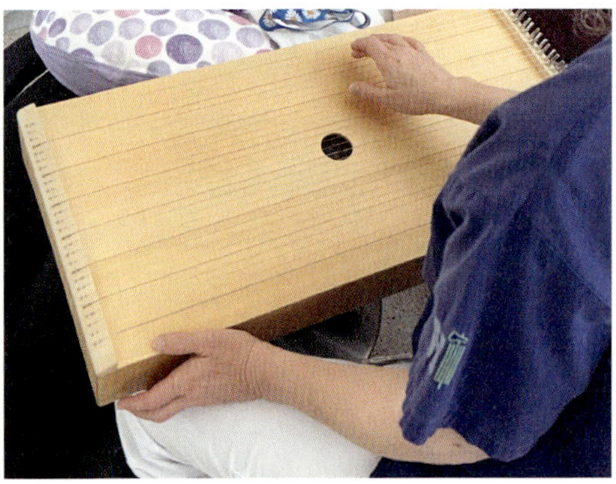

Abbildung 4-44: Sanftes, regelmäßig-rhythmisches Musikangebot mittels Körpertambura (Foto: Markus Remer)

- Körperwahrnehmung fördern mit ...
  → leisem Sprechen, Singen, Summen, Brummen – das Früh-/Neugeborene bzw. der Säugling hört das auditive Angebot und spürt gleichzeitig die dadurch im Brustkorb gezeugten Vibrationen durch den direkten Körperkontakt – siehe **Abbildungen 4-45** und **4-46.**

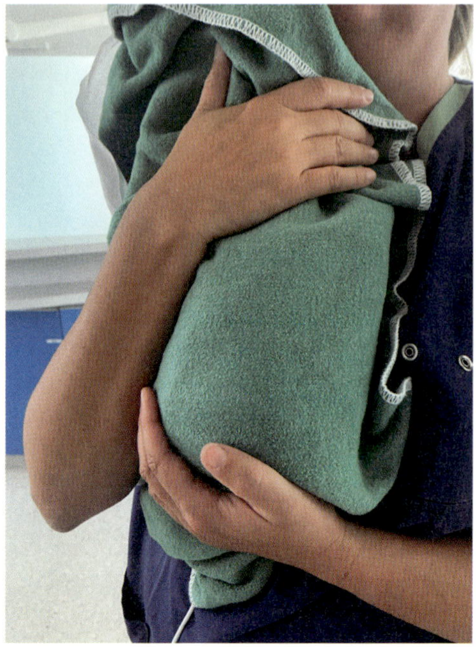

Abbildung 4-45: Vibrationen wahrnehmen durch z. B. leises Sprechen bei Körperkontakt (Foto: Markus Remer)

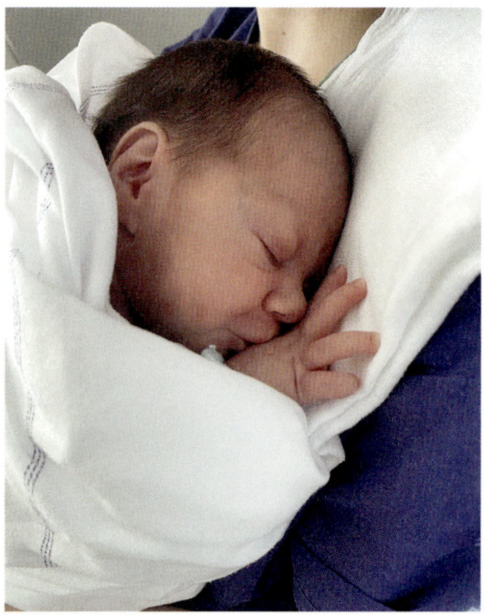

Abbildung 4-46: Vibrationen wahrnehmen durch z. B. leises Singen bei Körperkontakt (Foto: Markus Remer)

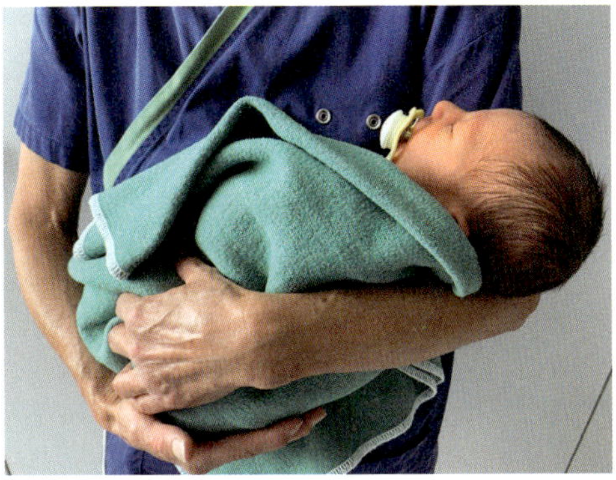

Abbildung 4-47: Vibrationen erzeugen durch leichtes Beklopfen (Foto: Markus Remer)

- → gleichmäßigem, leichtem und beruhigendem Beklopfen von Rücken, Gesäß sowie an den Extremitäten, wie in **Abbildung 4-47** gezeigt. Bei diesen manuell mit den Fingern/Händen erzeugten Vibrationen ist besondere Achtsamkeit und Aufmerksamkeit gefordert sowie eine genaue Beobachtung des Früh-/Neugeborenen bzw. Säuglings.
- → Das Früh-/Neugeborene bzw. den Säugling mit dem Bett oder Kinderwagen leicht wiegend schwingend schaukelnd bewegen.

- Lärm- und Geräuschreduktion im Umfeld des Früh-/Neugeborenen bzw. Säuglings:
  - → Ruhige, mit normaler bis leiser Lautstärke gestaltete Kommunikation der Pflegepersonen bzw. Eltern/Bezugspersonen untereinander.
  - → Unnötige Gespräche und Telefonate werden außerhalb des direkten Umfeldes des Früh-/Neugeborenen bzw. Säuglings, im Stationszimmer bzw. außerhalb der Station geführt.
  - → Pflegepersonen bzw. Eltern/Bezugspersonen und Besucher werden auf eine angepasste leise Kommunikation aufmerksam gemacht.
  - → Hauswirtschaftliche Arbeiten wie Reinigung, Material auffüllen, Abfall und Wäsche entsorgen werden leise erledigt.
  - → Aufräum- und Auffüllarbeiten in Patientenplatznähe erfolgen direkt im Anschluss an die Pflege.
  - → Akustische Alarmmeldungen von Überwachungs- und Therapiegeräten werden so laut wie notwendig und so leise wie möglich eingestellt sowie rasch quittiert. Es wird darauf geachtet, dass keine unnötigen Alarmmeldungen generiert werden.
  - → Auf der geschlossenen Versorgungseinheit werden keine Gegenstände abgestellt. Deren sowie andere Türen und Schubladen werden leise geöffnet und geschlossen.

4.2.5 Visuelle Anwendungen

Die *visuelle* Sinnesfunktion der Augen ist beginnend ab der 32. Schwangerschaftswoche (SSW) beobachtbar mit Reaktion der Pupillen auf einfallendes Licht. Ab der Geburtsreife (34. SSW) ist ein Fixieren und Verfolgen eines hellen Objektes zunehmend möglich. Ab der 39. SSW ist dann ein Fixieren bewegter Objekte und diesen Folgen in horizontaler, vertikaler und diagonaler Richtung bei geringer Sehschärfe und das Wahrnehmen von Graustufen möglich. Die Entwicklung der visuellen Wahrnehmung setzt sich nach der Geburt entsprechend der entwicklungsphysiologischen Prozesse bis zur vollen Funktionsfähigkeit fort (Pickenhain, 2000; Warren, 2015)

Hinweis

Für die Gestaltung von **visuellen Anwendungen** können die Anwendungsbeschreibungen im **Kapitel 3.7** orientierende Grundlage sein.

Anwendungen bei der Erstversorgung von Früh-, Neugeborenen nach Spontangeburt/ Sectio

- Die Lichtquelle der offenen Versorgungseinheit und die Raumbeleuchtung werden auf

das nötige Minimum reduziert bzw. wenn nicht gebraucht ausschaltet.
- Bei Handlungen, welche viel Licht erfordern, werden die Augen des Früh-/Neugeborenen mit einer Stoffwindel so abgedeckt, dass die Stoffwindel Schatten spendet. Ebenso in der Situation eines stattfindenden Bondings. Dem Früh-/Neugeborenen die Möglichkeit geben, hervorzuschauen um mit der betreuenden Pflegeperson bzw. der Mutter, dem Vater bzw. der Bezugsperson zu kommunizieren.

Anwendungen bei der Pflege von Früh-, Neugeborenen und Säuglingen
- Kängurumethode anwenden.
- Die Lichtquelle der genutzten Versorgungseinheit, die Umgebungs- und die Raumbeleuchtung auf das nötige Minimum reduzieren, welche zur Beobachtung, pflegerischen und therapeutischen Betreuung des Früh-/Neugeborenen bzw. Säuglings und für eine sichere Handhabung von Überwachungs- und Therapiegeräten erforderlich ist.
- Nicht benötigtes Licht ausschalten.
- Direkte Sonneneinstrahlung in den Raum vermeiden, den Raum abdunkeln/die Versorgungseinheit/das Bett wie in den **Abbildungen 4-49, 4-50, 4-51** dargestellt. Bei direktem Sonnenlicht oder starker Lichteinstrahlung aus dem direkten Umfeld für ausreichend geeigneten Lichtschutz der Augen des Früh-/Neugeborenen bzw. Säuglings Sorge tragen.
- Tag-Nachtrhythmus mittels angepasster Beleuchtungssituation gestalten.
- Ein Lichtschutz der Augen während der Fototherapie ist unerlässlich. Berührungskontakt (Initialberührung/Berührungsgeste/Berührungskontakt halten im Handeln) und verbale Ansprache bei notwendigen Handlungen nutzen – siehe **Abbildung 4-48**.
- Bei Handlungen, welche viel Licht erfordern, werden die Augen des Früh-/Neugeborenen bzw. Säuglings mit einer Stoffwindel so abgedeckt, dass die Stoffwindel Schatten spendet. Dem Früh-/Neugeborenen bzw. Säugling die Möglichkeit geben, darunter hervorzuschauen um mit der betreuenden Pflegeperson, den Eltern bzw. der Bezugsperson zu kommunizieren.
- Ein Fotografieren bei ungeschützten Augen sollte mit möglichst wenig Blitzlicht erfolgen.
- Während der Ruhe- bzw. Schlafphase des Früh-/Neugeborenen bzw. Säuglings die genutzte Versorgungseinheit oder das Bett mit einem Tuch abdunkeln. Ein Betthimmel kann in der Wach- bzw. Aktivitätsphase entfernt werden, wie in den **Abbildungen 4-49, 4-50, 4-51** dargestellt.
- Bei Interaktion der Pflegeperson, den Eltern bzw. der Bezugsperson mit dem Früh-/Neugeborenen bzw. Säugling auf die Gestaltung des direkten Sehumfeldes des Früh-/Neuge-

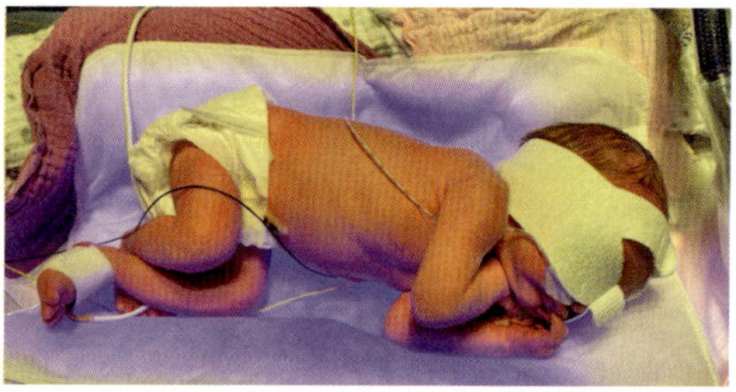

Abbildung 4-48: Lichtschutz der Augen während der Fototherapie (Foto: Markus Remer)

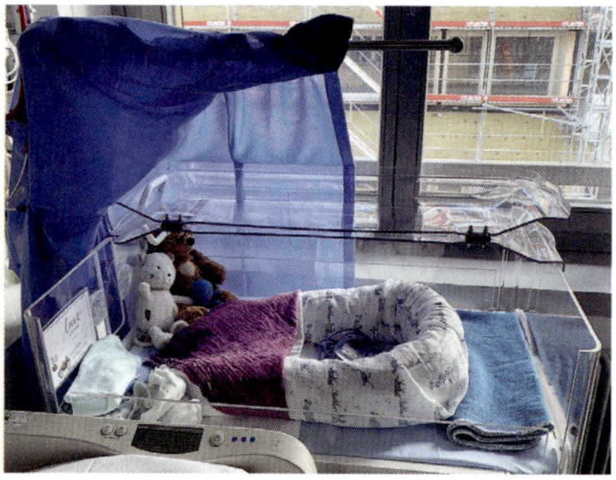

Abbildung 4-49: Abdunkeln des Bettes mit einem Tuch gegen seitlichen Lichteinfall von außen (Foto: Markus Remer)

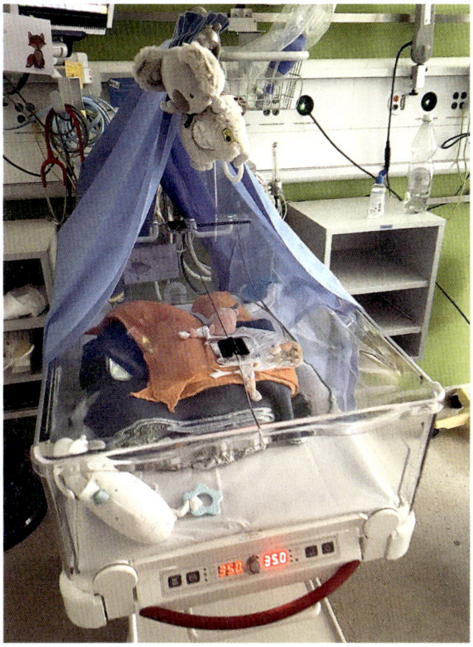

Abbildung 4-50: Abdunkeln des Bettes mit einem Tuch gegen Lichteinfall aus dem Raum (Foto: Markus Remer)

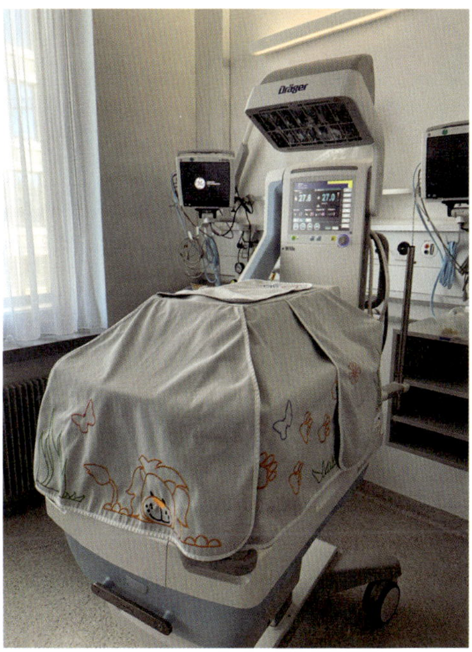

Abbildung 4-51: Abdunkeln des ganzen Bettes mit einem Betthimmel (Foto: Markus Remer)

borenen bzw. Säuglings achten. Dies bedeutet z.B., Spielsachen im Gesichtsfeld des Früh-/Neugeborenen bzw. Säuglings platzieren, Face-to-Face Situationen mit entsprechender Gestaltung von Nähe-Distanz im Gesichtsfeld des Früh-/Neugeborenen bzw. Säuglings gestalten, Mobile über dem Wickeltisch einrichten.

4.2.6 Oral-gustatorische und olfaktorische Anwendungen

Die orale Sinnesfunktion ist analog der Entwicklung der somatischen und taktil-haptischen Sinnesentwicklung verfügbar. Erste Saugbewegungen an Daumen und Zehen sind bereits in der 9. Schwangerschaftswoche (SSW), ein Schlucken von Fruchtwasser ist ab der 10. SSW beobachtbar (Pickenhain, 2000; Warren, 2015).

Die gustatorische Sinnesfunktion des Mundes ist beginnend ab der 7. SSW mit der Anlage der Geschmacksrezeptorenbildung und dem Ausreifen bis zur 16. SSW gegeben. Ab der 17. SSW ist eine Aktivität der Geschmacksrezeptoren vorhanden. Mit Reaktionen auf Bitteres (24.-27 SSW), einer Differenzierung von süß und sauer (28.-29. SSW) und einer erkennbaren Präferenz von süß (ab 34. SSW) ist die gustatorische Sinnesfunktion zunehmend aktiv (Pickenhain, 2000; Warren, 2015).

Die olfaktorische Sinnesfunktion der Nase ist ab der 8. SSW mit der Anlage der Geruchsrezeptoren verfügbar. Eine Aktivität der Geruchsrezeptoren ist ab der 24. SSW vorhanden. Mit der Geburtsreife (34. SSW) ist ein Erkennen der Muttermilch über den Geruch möglich (Pickenhain, 2000; Warren, 2015).

Die orale, gustatorische und olfaktorische Wahrnehmung sind eng miteinander verknüpft. So können Anwendungen, die diese Sinne betreffen, sich gegenseitig beeinflussend ergänzen.

Hinweis

Für die Gestaltung von **oral-gustatorischen und olfaktorischen Anwendungen** können die Anwendungsbeschreibungen in den **Kapitel 3.9** und **3.10** orientierende Grundlage sein.

Anwendungen bei der Erstversorgung von Früh-, Neugeborenen nach Spontangeburt/Sectio

- Hand-Mund-Kontakt ermöglichen bei potenziell schmerzhaften bzw. Stress generierenden Handlungen.
- Oral gustatorische und/oder olfaktorische Wahrnehmung der Mutter, dem Vater bzw. der Bezugsperson ermöglichen durch Berührungs- und Körperkontakt des Früh-/Neugeborenen (kann diese schmecken/riechen) in Anlehnung an die „Kängurumethode“ (Bonding). Das Bonding mit der Mutter kann mit einem ersten Ansetzversuch für ein Stillen ergänzt werden, sofern das Früh-/Neugeborene entsprechende Zeichen zeigt.

Anwendungen bei der Pflege von Früh-, Neugeborenen und Säuglingen

- Kängurumethode anwenden.
- Hand-Mund-Kontakt ermöglichen für ein Saugen bzw. Schlecken und Riechen an den Fingern/der Hand, wie in den **Abbildungen 4-52, 4-53, 4-54 dargestellt.**

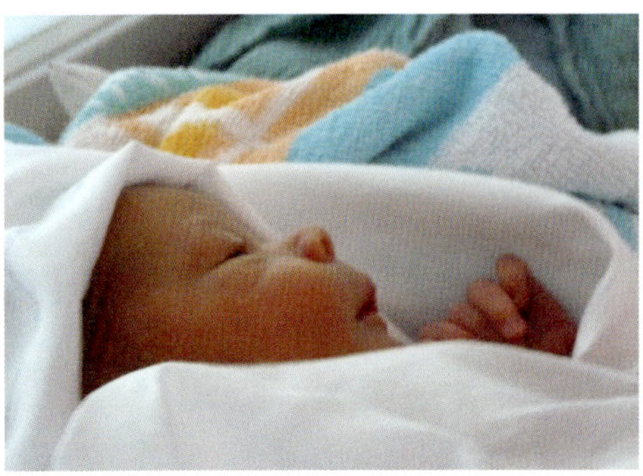

Abbildung 4-52: Hand-Mund-Kontakt ermöglichen (Foto: Markus Remer)

- Beide Arme bzw. Hände thorakal in Kopfnähe in der Körpermitte ausgerichtet während der Nahrungsaufnahme positionieren.
- Oral gustatorische und/oder olfaktorische Wahrnehmung der Mutter, des Vaters bzw. der Bezugsperson ermöglichen durch Berührungs- und Körperkontakt des Früh-/Neugeborenen bzw. Säuglings (kann diese schmecken/riechen) in Anlehnung an die „Kängurumethode“ (Bonding).

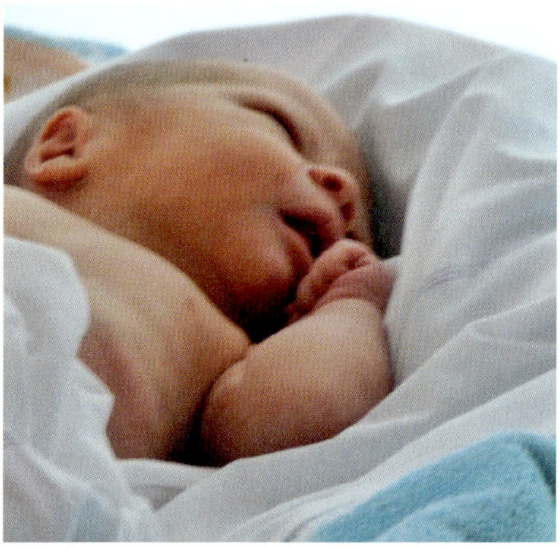

Abbildung 4-53: Hand-Mund-Kontakt für das Riechen der Hand (Foto: Markus Remer)

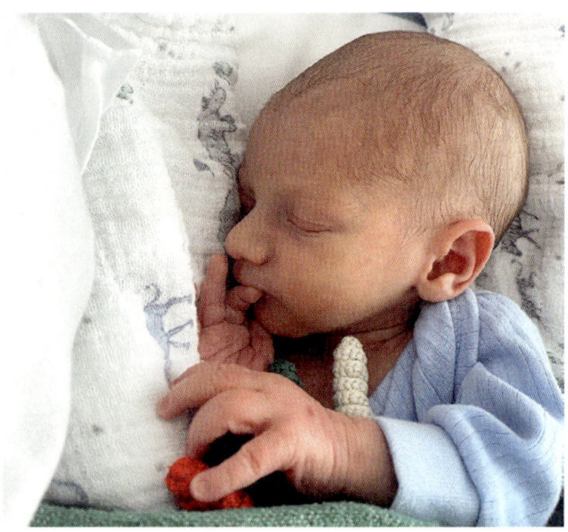

Abbildung 4-54: Haut-Mund-Kontakt für das Schlecken/Saugen an den Fingern (Foto: Markus Remer)

- → Hand-Mund-Kontakt des Früh-/Neugeborenen bzw. Säuglings, Mund-Haut-Kontakt zwischen Erwachsenem bzw. Mund-Brustwarzen-Kontakt (mit/ohne Muttermilch) zwischen Mutter und Früh-/Neugeborenem bzw. Säugling ermöglichen.
  - → Nase-Haut-Kontakt zwischen Erwachsenem bzw. Nase-Brustwarzen-Kontakt (mit/ohne Muttermilch) zwischen Mutter und Früh-/Neugeborenem bzw. Säugling ermöglichen.
- Basal stimulierende Mundpflege mit Muttermilch und nicht nutritivem Saugen verbinden, dabei an der Muttermilch ergänzend riechen lassen.
- Bei der Ernährung durch Stillen ein Erkunden der Brustwarze über das Riechen, das orale Erkunden mittels Saugen/Schlecken und das Schmecken der Muttermilch ermöglichen.
- Trinken/Schlucken und Atmen unterstützen mit umgrenzender flächenbetonender Positionierung (z.B. Seitenlage mit in „Embryonalhaltung" angewinkelten Beinen und Händen des Früh-/Neugeborenen bzw. Säuglings), wie die **Abbildungen 4-55** und **4-56 zeigen**.
- Bei der Ernährung mit Sonde bzw. Babytrinkflasche ein Riechen und Schmecken der Muttermilch ermöglichen. Ein Hand-Mund-Kontakt bzw. beide Arme bzw. Hände thorakal in Kopfnähe in der Körpermitte ausgerichtetes Positionieren unterstützt die orale Aktivität des Trinkens.
- Bei der Ernährung über eine Magensonde sorgt eine umgrenzende flächenbetonende Positionierung für Stabilität und ermöglicht eine gelingende Nahrungsverabreichung. Ein körpernaher Kontakt zu und eine Interaktion mit der sondierenden Person ist so für das Früh-/Neugeborene bzw. den Säugling möglich – siehe **Abbildung 4-57**.
- Zur Schmerz- und Stressreduktion bei potenziell schmerzhaften bzw. Stress erzeugenden Handlungen einen achtsamen Hand-Mund-Kontakt (Schlecken/Saugen) bzw. ein nicht

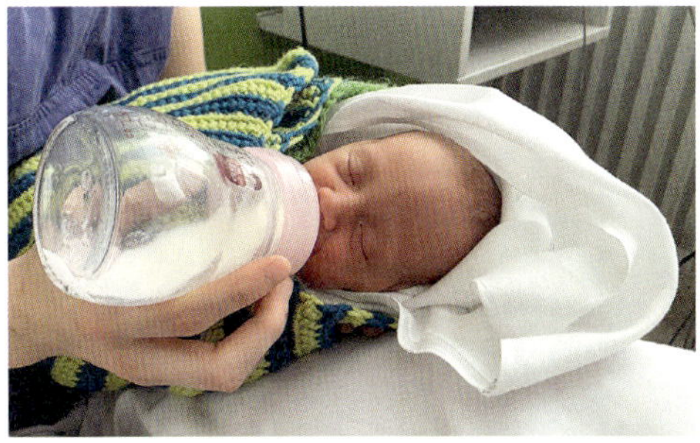

Abbildung 4-55: Positionierung/Umhüllung beim Trinken/Schlucken in Seitenlage (Foto: Markus Remer)

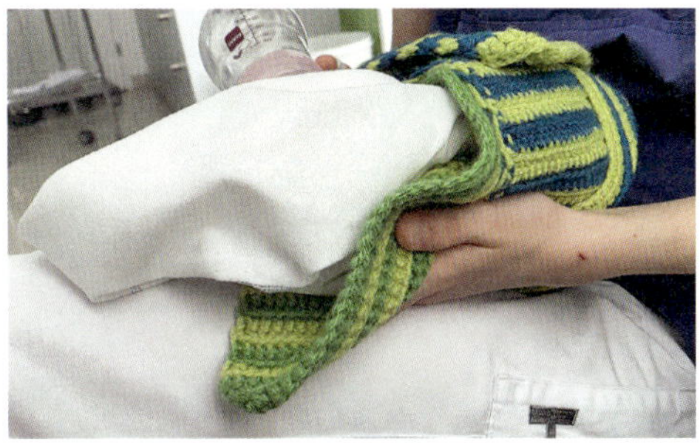

Abbildung 4-56: Positionierung/Umhüllung beim Trinken/Schlucken in Seitenlage mit anhaltendem Berührungskontakt der Hand (Foto: Markus Remer)

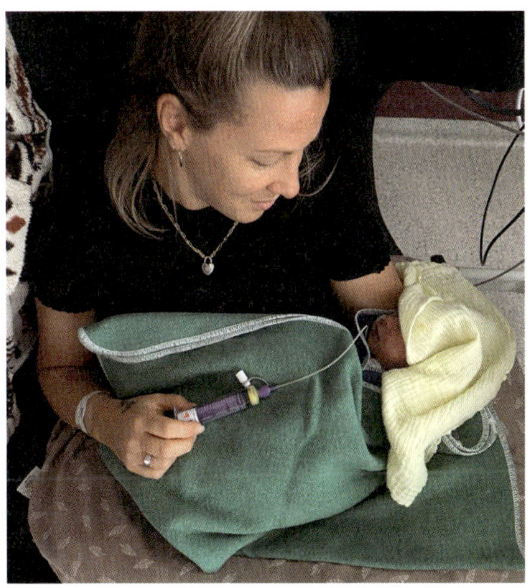

Abbildung 4-57: Positionierung und Umhüllung bei Ernährung mit Magensonde (Foto: Markus Remer)

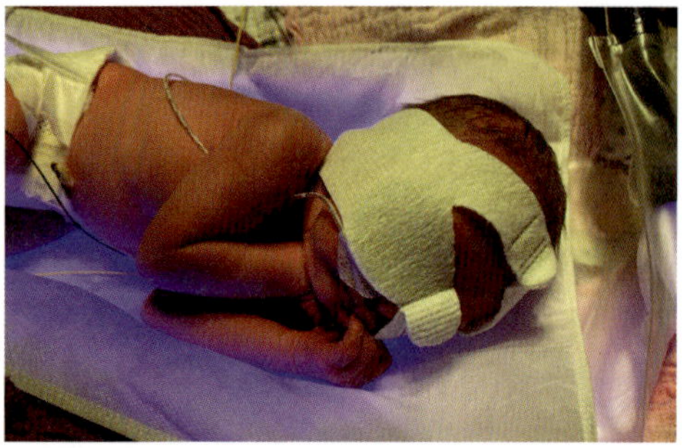

Abbildung 4-58: Hand-Mund-Kontakt bei Stress erzeugenden Handlungen (Foto: Markus Remer)

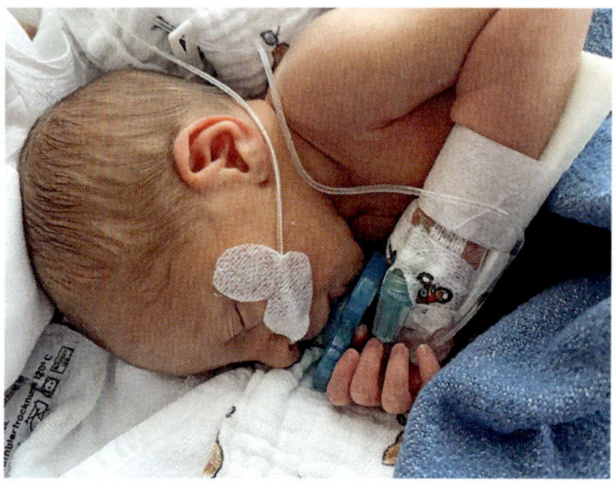

Abbildung 4-59: Hand-Mund-Kontakt bei Stress erzeugenden Handlungen: nicht nutritives Saugen ermöglichen (Foto: Markus Remer)

nutritives Saugen (NNS) ermöglichen. Das Vorgehen veranschaulichen die **Abbildungen 4-58** und **4-59**. Die Anwendungen evtl. mit der Gabe von Muttermilch bzw. Glucose ergänzen.

- Orale Wahrnehmungsförderung mit ...
  - → Hand-Mund-Kontakt (Schlecken/Saugen) bzw. nicht nutritives Saugen (NNS).
  - → beruhigender Ausstreichung des Kopfes beginnend am behaarten Kopf, dann Gesicht und im Mundbereich endend mit trockener Stoffwindel bzw. durch Eigenberührung mit den Händen des Früh-/Neugeborenen bzw. Säuglings für 1-2 Minuten vor den Mahlzeiten und bei Bedarf.
  - → händische und materielle Berührungen perioral anbahnend gestalten.
  - → beruhigender Ausstreichung der Hände mit den Händen der Pflegeperson vor der Nahrungsaufnahme, um den Mundraum zu sensibilisieren.
  - → beruhigender Einreibung der Hände mit Öl vor der Nahrungsaufnahme, um den Mundraum zu sensibilisieren.
- Zur Vermeidung von Irritationen und Reizüberflutung die Eltern bzw. Bezugspersonen über die geeignete Nutzungsweise bzw. das Unterlassen der Benutzung von Pflegeprodukten mit Parfüm/starkem Geruch sowie bei Rauchern über einen vorzunehmenden Kleidungswechsel, Mund- und Handhygiene zu informieren.

4.3 Spezifizierte Anwendungen in der Pädiatrie

Dieses Kapitel thematisiert spezifizierte Anwendungen bei Früh-, Neugeborenen, Säuglingen, Kleinkindern, Kindern und Jugendlichen und stellt das Basale Optimal Handling mit nicht-medikamentösen Maßnahmen vor

4.3.1 Basales Optimal Handling

Bei sehr kritisch kranken und instabilen (intensiv-)pflegepflichtigen Früh-/Neugeborenen, Säuglingen, Kleinkindern, Kindern und Jugendlichen kommt das Konzept Basale Stimulation im Sinne eines „**Basalen Optimal Handling**" zur Anwendung (Remer, 2014). In diesen anspruchsvollen Situationen werden alle pflegetherapeutischen Handlungen als „beruhigende" basal stimulierende Anwendungen situativ und individuell gestaltet mit dem Schwerpunkt des Ressourcenerhalts und dem Ermöglichen größtmöglichen Wohlbefindens.

Basal stimulierende Anwendungen des „Basalen Optimal Handling"

- Gestaltung ruhiger aufmerksamer Präsenz mit einfacher klarer Sprache (wenig wortreich) – dialogische Kommunikation und Interaktion

- achtsame Berührungsgestaltung, eindeutige, anbahnende – gemäß basaler Berührungsprinzipien
- Orientierung durch beruhigende, stress-/schmerzreduzierende basal stimulierende Anwendungen, z.B. im Rahmen von notwendiger durchzuführender Körperpflege und Positionierung mit angepasster Aktivitätsgeschwindigkeit
- Fokus auf Ressourcenerhalt und -förderung
- strukturgebende Tagesplanung mit Aktivitäts-, Therapie- und Ruhephasen unter Einbezug des aktuellen Schlaf-Wach-Rhythmus, vermeiden von Überforderung und Reizüberflutung.

4.3.2 Nicht-Medikamentöse Interventionen bei Früh-, Neugeborenen, Säuglingen

Folgende **Nicht-Medikamentöse Interventionen** (NMI), welche als **spezifizierte basal stimulierende Anwendungen** gestaltet werden, können beim **Früh-, Neugeborenen und Säugling bis zum Ende des ersten Lebensjahrs** das Anwendungsportfolio, wie in den **Kapiteln 3.1** bis **3.10** sowie im **Kapitel 4.2** beschrieben, erweitern. Diese können bei (potenziell) schmerzhaften bzw. mit hohem Stress/Angsterleben (im Sinne einer negativen emotionalen Reaktion) verbundenen therapeutischen Maßnahmen positiv unterstützend wirken. Eine Kombination aus zwei bis drei dieser nachfolgenden Anwendungen kann die Wirksamkeit der schmerz-, stress- und angst-reduzierenden Anwendungen deutlich erhöhen (Gianora et al., 2019).

Orale Verabreichung von Zuckerlösung als **gustatorisch/orale Anwendung** gestalten:
„[...] Eine Kombination von oral verabreichter Zuckerlösung mit Nicht-nutritivem Saugen (NNS) und/oder ‚Swaddling' (Einwickel-Technik), um die Wirksamkeit zu erhöhen" (Gianora et al., 2019, S. 16).

Stillen als **gustatorisch/orale Anwendung/dialogische Kommunikation-Interaktion** gestalten:
„Das termingeborene Neugeborene soll vor Beginn der Prozedur effizient an der Brust saugen. Das Stillen soll nach der schmerzhaften Prozedur nicht abgebrochen werden. Falls das Stillen nicht möglich ist, wird gemäß vorliegender Evidenz ‚Känguru' (Skin-to-skin care) und eine Verabreichung von Zuckerlösung gegenüber der Verabreichung von Muttermilch auf dem Schnuller oder einem geeigneten Träger bevorzugt.

Der Säugling soll vor Beginn der schmerzhaften Prozedur effizient an der Brust der Mutter saugen. Das Stillen soll nach der schmerzhaften Prozedur nicht abgebrochen werden" (Gianora et al., 2019, S. 17).

Hautkontakt (SSC [„Skin-to-skin care"], „Känguru") mit ihren Eltern oder Bezugspersonen als **Anwendungen über Körper- und Umweltsinne/dialogische Kommunikation-Interaktion** gestalten:
„Bei SSC scheint eine Dauer von 30 Minuten sinnvoll zu sein. Dabei soll darauf geachtet werden, dass die schmerzhafte Prozedur einige Minuten nach Beginn der SSC durchgeführt wird. Bei termingeborenen Neugeborenen empfehlen wir eine Kombination von SSC mit Stillen oder Zuckerlösung, um die Wirksamkeit zu erhöhen" (Gianora et al., 2019, S. 17).

Umgebungsanpassung als **Anwendungen über Umweltsinne/dialogische Kommunikation-Interaktion** gestalten:
„Anpassungen der Umgebung können beispielsweise eine Reduktion von Licht und/oder Lärm und/oder Induktion von Wärme beinhalten. Hierzu gehört unter anderem eine Anpassung der eigenen Stimmlautstärke durch Fachpersonen" (Gianora et al., 2019, S. 18).

Halten/Schaukeln als **somatische/vestibulär/propriozeptive Anwendung** gestalten:
„Das Kind wird durch eine Betreuungsperson gehalten und/oder sanft hin und her sowie hoch und herunter geschaukelt. Die Intervention kann mit weiteren NMI (wie Zuckerlösung, NNS, ‚Swaddling', ‚Facilitated Tucking' (Halte-Technik), etc.) kombiniert werden. Diese NMI soll nur bei ausreichendem Reifegrad des Frühgeborenen angewendet werden, damit eine Überreizung vermieden wird" (Gianora et al., 2019, S. 18).

Orale Verabreichung von Zuckerlösung in Kombination mit Nicht-nutritivem Saugen als **gustatorisch/orale Anwendung und somatische/propriozeptive Anwendung** gestalten:
„Vor und während einer schmerzhaften Prozedur" (Gianora et al., 2019, S. 18).

Nicht-nutritives Saugen in Kombination mit „Facilitated Tucking" als **gustatorisch/orale & somatische/propriozeptive Anwendung** gestalten:
„Vor, während und einer schmerzhaften Prozedur" (Gianora et al., 2019, S. 19).

„Orale Verabreichung von Muttermilch (falls das Stillen nicht möglich ist)" als **gustatorisch/orale Anwendung** gestalten:
„Die Verabreichung der Muttermilch soll dem Gesundheitszustand des Neugeborenen angepasst werden, bspw. auf einem geeigneten Träger, auf dem Schnuller, mit einer Spritze in den Mund tropfen oder per Trinken aus Baby-Trinkflasche. Die Gabe der Muttermilch erfolgt kurz vor der schmerzhaften Prozedur. Stillen oder die orale Verabreichung von Zuckerlösung ist der oralen Verabreichung von Muttermilch vorzuziehen" (Gianora et al., 2019, S. 19).

Einsatz von bekannten Gerüchen als **olfaktorische Anwendung** gestalten:
„Das Kind erhält circa 24 Stunden vor einer schmerzhaften Prozedur ein Duftangebot [...]. Derselbe Duft wird dem Kind bei der Durchführung der Prozedur erneut angeboten. Wir empfehlen den ‚Duft der Eltern' beispielsweise über ein von einem Elternteil getragenen Kleidungsstück anzubieten" (Gianora et al., 2019, S. 20).

Anwendung von Berührung/Massage als **somatische/taktil-haptische Anwendung** gestalten:
„Mit der Berührung/Massage unmittelbar vor einer schmerzhaften Prozedur wird eine Gegen-Stimulation zum nozizeptiven Reiz induziert" (Gianora et al., 2019, S. 20).

Nicht-nutritives Saugen (NNS) als **gustatorisch/orale Anwendung** gestalten:
„NNS beinhaltet das Saugen an einem ‚Vergnügungs-Sauger' oder einer künstlichen Brustwarze mit oder ohne Wasser [Anmerkung des Autors: Anstelle von Wasser ist Glucose 30 % oder MM sehr geeignet]. Das Kind soll wenige Minuten vor der Prozedur mit dem Saugen beginnen. [Anmerkung des Autors: Stillen mind. 5 Minuten/Glucosegabe mind. 2 Minuten/Känguru-methode mind. 15 Minuten vor der Intervention]. Die Intervention kann mit weiteren NMI (wie Zuckerlösung, Halten/Schaukeln, ‚Swaddling', ‚Facilitated Tucking', etc.) kombiniert werden" (Gianora et al., 2019, S. 20).

Ablenkungsangebot als **taktil-haptische/auditive/visuelle Anwendung** gestalten:
„Der Säugling wird mithilfe von Spielzeug (z. B. einer Rassel, mit Seifenblasen) von der Prozedur abgelenkt" (Gianora et al., 2019, S. 20).

Strukturierten Einbezug der Eltern/Bezugspersonen als **taktil-haptische/auditive/visuelle Anwendung/dialogische Kommunikation-Interaktion** gestalten:
„Eltern/Bezugspersonen interagieren während einer schmerzhaften Prozedur gezielt mit ihrem Kind, dies ohne Hilfe von spezifischen Hilfsmitteln. Als Alternative bei Nichtverfügbarkeit der Eltern, empfehlen wir den strukturierten Einbezug von Fachpersonen" (Gianora et al., 2019, S. 21).

Swaddling/Pucken als **somatische/propriozeptive Anwendung** gestalten:
„Das ‚*Swaddling/Pucken*' ist eine ‚Einwickel'-Technik, bei der Kinder im Alter bis circa drei Monate unmittelbar vor einer schmerzhaften Prozedur in ein Tuch gewickelt werden. Diese Intervention kann mit weiteren NMI (wie „strukturiertem Einbezug der Eltern", Zuckerlösung, NNS, Halten/Schaukeln, etc.) kombiniert werden" (Gianora et al., 2019, S. 21).

Facilitated Tucking als **somatisch/vestibulär/propriozeptive/taktil-haptische Anwendung** gestalten:
„Das ‚*Facilitated Tucking*' ist eine Halte-Technik, bei der die Hände der Betreuungsperson den kindlichen Kopf und die unteren Extremitäten so halten, dass das Kind in einer Frosch-Stellung [Anmerkung des Autors: „Embryonalhaltung"] liegt. Das Kind kann hierbei bekleidet oder unbekleidet sein. Das Facilitated Tucking beginnt unmittelbar vor der Prozedur und kann in Kombination mit weiteren NMI (wie „strukturiertem Einbezug der Eltern", Zuckerlösung, NNS, Halten/Schaukeln, etc.) kombiniert werden" (Gianora et al., 2019, S. 20).

Hinweis

Für die Gestaltung von Nicht-Medikamentösen Interventionen (NMI) als spezifizierte basal stimulierende Anwendungen können die Anwendungsbeschreibungen im **Kapitel 3** „Anwendungen" sowie im **Kapitel 4.2** „Anwendungen bei Früh-, Neugeborenen und Säuglingen" orientierende Grundlage sein.

4.3.3 Nicht-Medikamentöse-Interventionen bei Kleinkindern, Kindern und Jugendlichen

Folgende **Nicht-Medikamentöse Interventionen** (NMI), welche als **spezifizierte basal stimulierende Anwendungen** gestaltet werden, können beim **Kind ab dem zweiten Lebensjahr bis hin zum Jugendlichen** die Anwendungen – wie in den **Kapiteln 3.1** bis **3.10** sowie im **Kapitel 4.1** beschrieben – erweitern. Diese können bei (potenziell) schmerzhaften bzw. mit hohem Stress/Angsterleben verbundenen therapeutischen Maßnahmen positiv unterstützend wirken. Eine Kombination aus zwei bis drei dieser nachfolgenden Anwendungen kann die Wirksamkeit der schmerz-, stress- und angstreduzierenden Anwendungen deutlich erhöhen (Gianora et al., 2019).

Comfort-Positionierung als **somatische/propriozeptive Anwendung** gestalten:
„Eine möglichst aufrechte Positionierung des Kindes in engem, physischem Kontakt mit seiner Bezugsperson" (Gianora et al., 2019, S. 26).

Ablenkungsangebot als **taktil-haptische/auditive/visuelle Anwendung** gestalten:
„... sollen altersgerecht und den Präferenzen des Kindes entsprechend ausgewählt werden. Idealerweise startet eine Ablenkungsmaßnahme vor einer schmerzhaften Prozedur und endet nach deren Abschluss. Aktive, das Kind involvierende Ablenkungsstrategien können gegenüber passiven Ablenkungsstrategien von Vorteil sein (z. B. mit Spielzeug, Büchern, Musik, Videos, „Games", Seifenblasen, Gesprächen, etc.)" (Gianora et al., 2019, S. 26).

Strukturierter Einbezug der Eltern/Bezugspersonen als **taktil-haptische/auditive/visuelle Anwendung/dialogische Kommunikation-Interaktion** gestalten:
„Eltern/Bezugspersonen interagieren gezielt mit ihrem Kind ohne Hilfe von weiteren spezifischen Hilfsmitteln" (Gianora et al., 2019, S. 26).

Comfort-Positionierung in Kombination mit Ablenkung als **somatische/propriozeptive und taktil-haptische/auditive/visuelle Anwendung** gestalten:
„Bei der Comfort-Positionierung handelt es sich um eine möglichst aufrechte Positionie-

rung des Kindes in engem, physischem Kontakt mit seiner Bezugsperson. Die Ablenkung erfolgt entweder durch die Bezugsperson oder eine weitere anwesende Person" (Gianora et al., 2019, S. 27).

Vorbereitung und Information als **taktil-haptische/auditive/visuelle Anwendung/dialogische Kommunikation-Interaktion** gestalten:
„Kinder und ihre Eltern/Bezugspersonen sollen über den Ablauf sowie die geschätzte Dauer des Eingriffs vorinformiert werden. Bei den Kindern sollte dies in einer ihrem Entwicklungsstand angepassten, achtsamen Sprache [Anmerkung des Autors: nutze „*minimal bedrohliche Sprache*" (Kugler, 2015)] erfolgen. Die Vorbereitung beinhaltet mögliche Strategien wie beispielsweise Ablenkungsmaßnahmen" (Gianora et al., 2019, S. 28).

Nutzung eines medizinischen Geräts zur Applikation von Vibration mit oder ohne Kälte als **vibratorische/somatische Anwendung** gestalten:
„Medizinische Geräte zur Applikation von Vibration werden in der Regel ab vier Jahren eingesetzt. Bei jüngeren Kindern ist zu beachten, dass die Vibrationsstärke adaptiert (meist reduziert) werden sollte. Die Kälteapplikation kann mittels eines gekühlten Gelbeutels erfolgen. Die Kälte hat eine Steigerung der Schmerzreduktion zur Folge. Die Anwendung mit oder ohne Kälte ist abhängig von der Präferenz des Kindes" (Gianora et al., 2019, S. 29).

Musik-basierte Intervention als **auditiv-audiorhythmische/vibratorische Anwendung** gestalten:
„Vor der Musik-basierten Intervention wählt sich das Kind ein Musikstück aus einer (vorbestehenden) Auswahl an Musikaufnahmen aus und hört sich dieses während der Prozedur an. Weitere Option ist das Singen eines Liedes" (Gianora et al., 2019, S. 29).

Kognitiv-verhaltensbezogene Interventionen als **Anwendungen über Körper- und Umweltsinne/dialogische Kommunikation-Interaktion** gestalten:
„Diese beinhalten Einzelinterventionen wie beispielsweise Atemtechniken, Belohnungen, Entspannungstechniken, den Fokus auf positive Gedanken zu lenken, etc. Die Anwendung von kognitiv-verhaltensbezogenen Interventionen bedarf einer Instruktion durch eine ausgebildete Fachperson und kann nach einer Instruktion durch Beteiligte z. B. Eltern, weitere Fachpersonen etc. durchgeführt werden. [...]" (Gianora et al., 2019, S. 28).

Hinweis

Für die Gestaltung von Nicht-Medikamentösen Interventionen (NMI) als spezifizierte basal stimulierende Anwendungen können die Anwendungsbeschreibungen im **Kapitel 3** „Anwendungen" sowie im **Kapitel 4.1** „Anwendungen bei Kindern" orientierende Grundlage sein.

5 Anwendungen bei spezifischen Pflegediagnosen

Anwendungen aus der Basalen Stimulation bieten sich besonders bei spezifischen Pflegediagnosen an, welche sich auf die menschlichen Reaktionsmuster in den Bereichen Wahrnehmung, Kommunikation und Bewegung fokussieren, bereits beschrieben bei dem Thema „Pflegeprozess" (**Kap. 2.2**). Im Folgenden beschreiben wir aus lizenzrechtlichen Gründen die Pflegediagnosen nur mit ihren Pflegediagnosentiteln und ihren Definitionen. Die vollständigen Pflegediagnosen finden sich in der aktuellen Klassifikation der NANDA-I-Pflegediagnosen mit bestimmenden Merkmalen, beeinflussenden Faktoren oder Risikofaktoren sowie assoziierten Bedingungen und Risikopopulationen (Herdman et al., 2025). Ergänzend werden Pflegeziele aus (Doenges et al., 2024) angeführt. Ausführliche allgemeine Pflegemaßnahmen und -interventionen dazu finden sich im umfassenden Pflegediagnosenhandbuch von Doenges und Mitautorinnen (Doenges et al., 2024).

In anspruchsvollen Pflegesituationen bei stark beeinträchtigten bzw. schwer kranken Patientinnen und Patienten ist es besonders wichtig, einen vertrauensvollen Zugang zu den Betroffenen zu finden. Der Pflegeprozess kann so patientenorientiert gestaltet werden. Ressourcen und Partizipationsmöglichkeiten können gefördert werden, die notwendige Handlungsorientiertheit und bestehende Defizite werden berücksichtigt.

Die Auswahl der im Folgenden aufgezeigten basal stimulierenden Anwendungen resultiert aus einer breiten Erfahrung in der Anwendung der Basalen Stimulation im Akutspital. Diese sind als *leitende Anregungen* gedacht, sie stellen keine verbindlichen Rezepte dar, deren Gültigkeit unabhängig von den pflegerischen, therapeutischen oder [...] Situationen bestehen würden (Mohr et al., 2019). Die *individuelle Situation* des betroffenen Menschen ist zusammen mit den Informationen aus den durchgeführten Pflegeassessments bei der Auswahl von basal stimulierenden Anwendungen stets zu berücksichtigen. Bei der Auswahl eines zentralen Lebensthemas der Basalen Stimulation, welches das pflegetherapeutische Handeln der Pflegeperson leiten kann, ist diese ebenfalls von großer Relevanz.

Hinweis

Konkrete Beschreibungen für alle in den Nachfolgekapiteln angegebenen „Basal stimulierende Anwendungen" sind in **Kapitel 3** und **Kapitel 4** aufgeführt.

Die in *kursiv* gesetzten zentralen Lebensthemen geben den Hinweis, dass sie in der Situation des Betroffenen möglicherweise vordergründig sind.

5.1 Ernährung

Die nachstehenden Pflegediagnosen zum Thema Ernährung beziehen sich auf die Nahrungsaufnahme, Verdauung, Absorption, Metabolismus und Flüssigkeitszufuhr.

5.1.1 Ineffektive Saug-Schluck-Reaktion des Säuglings

Die NANDA-I definiert eine ineffektive Saug-Schluck-Reaktion des Säuglings als „Beeinträchtigte Fähigkeit eines Säuglings, zu saugen oder den Saug-Schluck-Reaktion zu koordinieren" (Doenges et al., 2024, S. 1073).

Zentrale Lebensthemen:
- *Leben erhalten und Entwicklung erfahren*
- Beziehungen aufnehmen und Begegnungen gestalten
- *Den eigenen Rhythmus entwickeln*
- ...

Mögliche auf den Säugling bezogene Pflegeziele oder Evaluationskriterien (Doenges et al., 2024, S. 1075):

„Der Säugling
- zeigt eine angemessene Ausfuhr, gemessen anhand der Anzahl nasser Windeln pro Tag.
- zeigt eine angemessene Gewichtszunahme.
- aspiriert nicht."

Basal stimulierende Anwendungen:
- Initialberührung/Berührungsgeste
- Ruhige aufmerksame Präsenz
- Beobachtende Interaktion um Reaktionen/ Aktivitäten einer Bereitschaft zur oralen Nahrungsaufnahme zu erkennen
- Achtsame Berührungsgestaltung gemäß basaler Berührungsprinzipien
- Beruhigende Ausstreichung des Kopfes beginnend am behaarten Kopf, dann Gesicht und im Mundbereich endend mit trockener Stoffwindel bzw. durch Eigenberührung mit den Händen des Säuglings für 1-2 Minuten vor den Mahlzeiten und bei Bedarf
- Händische und materielle Berührungen perioral anbahnend gestalten
- Berührungs-Kontakt im Handeln aufrechterhalten
- Umgrenzende flächenbetonende stabilisierende Positionierung in Verbindung mit direktem Körperkontakt Pflegeperson – Kind in einer das Saugen/Schlucken unterstützenden Körperhaltung (z. B. Seitenlage)
- Beide Arme bzw. Hände thorakal in Kopfnähe in der Körpermitte ausgerichtet positionieren
- Beruhigende Ausstreichung der Hände für 1-2 Minuten vor der Nahrungsaufnahme
- Beruhigende Einreibung der Hände mit Sonnenblumenöl für 1-2 Minuten vor der Nahrungsaufnahme.

5.1.2 Beeinträchtigtes Schlucken

Die NANDA-I definiert das beeinträchtigte Schlucken als „Geschwächter oder geschädigter Prozess zur Beförderung von Substanzen vom Mund in den Magen" (Herdman et al., 2025, S. 334).

Zentrale Lebensthemen:
- Leben erhalten und Entwicklung erfahren
- *Das eigene Leben spüren*
- Sicherheit erleben und Vertrauen aufbauen
- *Den eigenen Rhythmus entwickeln*
- ...

Mögliche auf den Klienten bezogene Pflegeziele oder Evaluationskriterien (Doenges et al., 2024, S. 1105):

„Der Klient
- befördert Speisen und Getränke sicher vom Mund in den Magen.
- wahrt eine angemessene Hydratation, a/d guten Hautturgor, feuchte Mundschleimhaut und individuell ausreichende Harnausscheidung.
- erreicht und/oder hält das erwünschte Körpergewicht."

Basal stimulierende Anwendungen:
- Initialberührung/Berührungsgeste
- Ruhige aufmerksame Präsenz mit einfacher klarer Sprache (wenig wortreich) – Dialogische Kommunikation und Interaktion gestalten

- Achtsame Berührungsgestaltung, eindeutige, anbahnende – gemäß basaler Berührungsprinzipien
- Berührungs-Kontakt im Handeln aufrechterhalten
- Förderung der Körper-Wahrnehmung durch beruhigende/belebende/neurophysiologische basal stimulierende Anwendungen im Rahmen von z.B. Körperpflege, Positionierung und Mobilisation mit angepasster Aktivitätsgeschwindigkeit
- Dialogische Interaktion um Reaktionen/Aktivitäten einer Bereitschaft zur oralen Nahrungsaufnahme zu erkennen
- Händische und materielle Berührungen perioral anbahnend gestalten
- Umgrenzende flächenbetonende stabilisierende Positionierung in Verbindung mit direktem „Fußsohlen-Boden- bzw. Fußsohlen-Positionierungsmaterial-Kontakt" in einer das Schlucken unterstützenden aufrechten Körperposition
- Spezifische Stimulation des Mundraumes – Förderung von Schlucken wie auch Atmung/Sprache/Wohlbefinden durch ...
  - → beruhigende Ausstreichung des Kopfes beginnend am behaarten Kopf, dann Gesicht und im Mundbereich endend mit trockenen Waschhandschuhen bzw. durch Eigenberührung mit den Händen des Betroffenen für 1-2 Minuten 3x/d vor den Mahlzeiten und bei Bedarf
  - → beruhigende Einreibung der Hände mit Öl (Variante: ergänzen mit Anwendung aus dem Konzept Aromapflege) für 2 Minuten 3x/d vor den Mahlzeiten und bei Bedarf
  - → Igelball/Schaumstoffwürfel rollen/drücken zwischen den Händen für 2 Minuten 3x/d vor den Mahlzeiten und bei Bedarf
  - → olfaktorisches Angebot (Variante: ergänzen mit Anwendung aus dem Konzept Aromapflege mittels z.B. Riechstift) für 2 Minuten 3x/d vor den Malzeiten und bei Bedarf.

5.2 Aktivität/Ruhe

Die nachstehende Pflegediagnose zum Thema Aktivität/Ruhe bezieht sich auf die Bereiche Schlaf/Ruhe, Aktivität/Bewegung, Energiehaushalt, kardiovaskuläre/pulmonale Reaktionen und Selbstversorgung.

5.2.1 Ineffektives Schlafmuster

Die NANDA-I definiert die ein ineffektives Schlafmuster als „Schwierigkeiten eine natürliche periodische Aussetzung des relativen Bewusstseins zu erleben, was die Funktionsfähigkeit negativ beeinträchtigt" (Herdman et al., 2025, S. 378).

Zentrale Lebensthemen:

- *Das eigene Leben spüren*
- Sicherheit erleben und Vertrauen aufbauen
- *Den eigenen Rhythmus entwickeln*
- Das Leben selbst gestalten
- Beziehungen aufnehmen und Begegnungen gestalten
- ...

Mögliche auf den Klienten bezogene Pflegeziele oder Evaluationskriterien (Doenges et al., 2024, S. 1092):

„Der Klient

- äußert, dass er die Schlafstörung versteht.
- ermittelt individuell geeignete Interventionen zur Schlafförderung.
- passt seine Lebensweise an, um chronobiologische Rhythmen besser einzuhalten.
- berichtet über eine Verbesserung im Muster von Schlaf/Ruhe.
- berichtet über ein vermehrtes Wohlbefinden und das Gefühl, ausgeruht zu sein."

Basal stimulierende Anwendungen:

- Ruhige aufmerksame Präsenz mit einfacher klarer Sprache (wenig wortreich) – Dialogische Kommunikation und Interaktion gestalten

- Achtsame Berührungsgestaltung, eindeutige, anbahnende – gemäß basaler Berührungsprinzipien
- Kommunikationsraum gestalten durch Positionierung und Mobilisation, beachten von Nähe und Distanz, Berührungs-Kontakt im Handeln aufrechterhalten, Reduktion möglicher Quellen für Ablenkung und Reizüberflutung
- Förderung der Körper-Wahrnehmung durch beruhigende angstlösende entspannende basal stimulierende Anwendungen mit Fokus-Veränderung *„weg vom Denken – hin zur bestehenden Ressource Körper/Aktivität"* durch ...
  - → beruhigende Ausstreichung des ganzen Körpers mit trockenen Waschhandschuhen für 1-2 Minuten 3x/d und bei Bedarf
  - → beruhigende Ausstreichung der Hände und Unterarme bzw. der Füße und Unterschenkel mit trockenen Waschhandschuhen für 1-2 Minuten 3x/d und bei Bedarf
  - → beruhigende Einreibung der Hände und Unterarme bzw. der Füße und Unterschenkel mit Öl (Variante: ergänzend mit Anwendung aus dem Konzept Aromapflege) für 2 Minuten 3x/d und bei Bedarf
  - → ASE (Variante: ergänzend mit Anwendung aus dem Konzept Aromapflege)
  - → Wärme-/[Kälte-]Anwendungen an einzelnen Körperteilen/am ganzen Körper
  - → beruhigende Waschung einzelner Körperteile/des ganzen Körpers (Variante: ergänzend mit Anwendung aus dem Konzept Aromapflege)
  - → leicht wiegend schwingend schaukelndes Bewegen einzelner Körperteile/ganzer Körper
  - → achtsam rhythmisches Seitwärts-Dreh-Bewegen des Kopfes
  - → [warmes] Fuß-Sprudel-Bad
  - → umgrenzende flächenbetonende Positionierung in Verbindung mit einer den Schlaf unterstützenden individuellen Körperposition
- Beruhigende entspannende angstlösende und schlaffördernde basal stimulierende Anwendungen aus dem Bereich der Umwelt-Wahrnehmung (visuell/auditiv/gustatorisch/olfaktorisch/taktil-haptisch) durch ...
  - → visuell: gewohntes „Ritual" nutzen/ermöglichen, angepasste ausreichende Beleuchtung, Reizüberflutung vermeiden
  - → auditiv: gewohntes „Ritual" nutzen/ermöglichen, entspannendes Hörangebot, Reizüberflutung vermeiden
  - → gustatorisch: gewohntes „Ritual" nutzen/ermöglichen, Wohlbefinden fördernde Geschmacksangebote/-erlebnisse anbieten
  - → olfaktorisch: gewohntes „Ritual" nutzen/ermöglichen, Wohlempfinden und Schlaf fördernde Geruchsangebote/-erlebnisse anbieten (Variante: ergänzend mit Anwendung aus dem Konzept Aromapflege)
  - → taktil-haptisch: gewohntes „Ritual" nutzen/ermöglichen, Gegenstände für Aktivitäten zum Ertasten/Erkunden/Begreifen in die Hände geben, das direkte Personen-Umfeld erkunden lassen, Eigenberührungen ermöglichen/fördern/unterstützen
- Struktur gebende Tagesplanung durch ...:
  - → Aktivitäts-, Therapie- und Ruhephasen verknüpft mit „bekannten Rhythmen" aus dem häuslichen Umfeld
  - → Tag-Nacht-Rhythmus aufgreifende/verdeutlichende Aktivitäten wie Nahrungsaufnahme, Zahn-Mundhygiene, Morgen-/Abendtoilette, Einschlaf-/Aufsteh-Rituale
  - → vermeiden von Überforderung und Reizüberflutung

5.3 Wahrnehmung/Kognition

Die nachstehenden Pflegediagnosen zum Thema Wahrnehmung/Kognition beziehen sich auf die Bereiche Aufmerksamkeit, Orientierung, Empfindung/Wahrnehmung, Kognition und Kommunikation.

5.3.1 Beeinträchtigte verbale Kommunikation

Die NANDA-I definiert die beeinträchtigte verbale Kommunikation als „Einschänkung oder fehlender Fähigkeit, ein Symbolsystem zu empfangen, zu verarbeiten, zu übermitteln und/oder zu nutzen." (Herdman et al., 2025, S. 462).

Zentrale Lebensthemen:

- Leben erhalten und Entwicklung erfahren
- *Sicherheit erleben und Vertrauen aufbauen*
- *Beziehungen aufnehmen und Begegnungen gestalten*
- Sinn und Bedeutung geben und erfahren
- Das Leben selbst gestalten
- ...

Mögliche auf den Klienten bezogene Pflegeziele oder Evaluationskriterien (Doenges et al., 2024, S. 825):

„Der Klient

- äußert oder gibt zu erkennen, die Kommunikationsschwierigkeit zu verstehen und plant Wege, damit umzugehen.
- eignet sich eine Kommunikationsform an, durch die sich Bedürfnisse mitteilen lassen,
- nimmt an Kommunikationstraining teil (z. B. Einsetzen von Schweigen, Annehmen, Reformulieren, „Spiegeln"/Reflektieren, aktives Zuhören und Ich-Botschaften).
- demonstriert eine verbal und nonverbal übereinstimmende Kommunikation
- nutzt Ressourcen angemessen."

Basal stimulierende Anwendungen:

- Initialberührung/Berührungsgeste
- Ruhige aufmerksame Präsenz mit einfacher klarer Sprache (wenig wortreich) – Dialogische Kommunikation und Interaktion gestalten
- Achtsame Berührungsgestaltung, eindeutige, anbahnende – gemäß basaler Berührungsprinzipien
- Verbale Information mit Berührungen erklärend verstärken, Aktivitäten/Reaktionen spiegeln
- Reaktionsmöglichkeiten und Reaktionszeit berücksichtigen
- Kommunikationstempo anpassen, ausreichend lange Zeit für eine mögliche Reaktion geben, bewusst „Warten" auf eine Antwort
- Mögliche Kommunikationskanäle nutzen (z. B. Händedruck/Extremitätenbewegung/Kopfbewegung/Augenschließen/Mund-Zungenbewegung/Husten/Schlucken/...) bzw. beachten von Körpersignalen (Schwitzen/Muskeltonus/Pulsfrequenz/Atemfrequenz/...)
- Berührungs-Kontakt im Handeln aufrechterhalten
- Kommunikationsraum gestalten durch Positionierung und Mobilisation, beachten von Nähe und Distanz, Reduktion möglicher Quellen für Ablenkung und Reizüberflutung.

5.3.2 Einseitiger Neglect

Die NANDA-I definiert Neglect als „Beeinträchtigung in der sensorischen und motorischen Reaktion, der mentalen Repräsentation und räumlichen Wahrnehmung des Körpers und des unmittelbaren Umfelds, gekennzeichnet durch eine fehlende Aufmerksamkeit für eine Seite zugunsten einer Überaufmerksamkeit für die andere Seite. Ein linksseitiger Neglect ist schwerwiegender und anhaltender als ein rechtsseitiger Neglect." (Doenges et al., 2024, S. 945).

Zentrale Lebensthemen:

- Leben erhalten und Entwicklung erfahren
- *Das eigene Leben spüren*
- Sicherheit erleben und Vertrauen aufbauen
- Die Außenwelt erfahren
- *Sinn und Bedeutung geben und erfahren*
- ...

Mögliche auf den Klienten bezogene Pflegeziele oder Evaluationskriterien (Doenges et al., 2024, S. 946):

„Der Klient
- erkennt eine Beeinträchtigung der sensorisch-perzeptuellen Wahrnehmung an.
- ermittelt Anpassungsmöglichkeiten und Schutzmaßnahmen für die individuelle Situation.
- demonstriert Verhaltensweisen, Änderungen der Lebensweise, die notwendig sind, um die körperliche Sicherheit zu fördern.
- äußert eine positiv realistische Selbsteinschätzung unter Einbezug der gegenwärtigen Störung.
- führt die persönliche Pflege entsprechend den eigenen Möglichkeiten aus."

Basal stimulierende Anwendungen:
- Initialberührung/Berührungsgeste
- Ruhige aufmerksame Präsenz mit einfacher klarer Sprache (wenig wortreich) – Dialogische Kommunikation und Interaktion gestalten
- Achtsame Berührungsgestaltung, eindeutige, anbahnende – gemäß basaler Berührungsprinzipien
- Berührungs-Kontakt im Handeln aufrechterhalten
- Aktivitätsraum gestalten durch Positionierung und Mobilisation, beachten von Nähe und Distanz, Reduktion möglicher Quellen für Ablenkung und Reizüberflutung
- Förderung der Körper-Wahrnehmung durch neurophysiologische basal stimulierende Anwendungen im Rahmen von z. B. Körperpflege, Positionierung und Mobilisation mit angepasster Aktivitätsgeschwindigkeit
- Dialogische Interaktion um Reaktionen/Aktivitäten einer Bereitschaft zur Eigen-Aktivität zu erkennen
- „Stabilität" in Positionierung/Haltung ermöglicht „Aktivität" in Aufmerksamkeit/Konzentration und Handeln (Eigenaktivität) mit umgrenzend flächenbetonender stabilisierender Positionierung in Verbindung mit direktem „Fußsohlen-Boden- bzw. Fußsohlen-Positionierungsmaterial-Kontakt" in einer die Aktivität unterstützenden aufrechten Körperposition
- Stimulation der Körper-Wahrnehmung mit händischen und materiellen Berührungen anbahnend beginnend auf der weniger betroffenen hin zur betroffenen Körperseite gestalten durch ...
  - → für den betroffenen Menschen wahrnehmbare und damit nutzbare körperliche Interaktion mit einer anderen Person
  - → neurophysiologische Ausstreichung des ganzen Körpers mit trockenen Waschhandschuhen bzw. durch begleitet bewegte Eigenberührung mit den Händen des Betroffenen für 1–2 Minuten 3x/d vor der Aktivität und bei Bedarf
  - → Eigenberührungen ermöglichen bzw. mittels begleiteter Bewegung unterstützen, händische und materielle Berührungen anbahnend gestalten

- Stimulation der Umwelt-Wahrnehmung anbahnend beginnend auf der weniger betroffenen hin zur betroffenen Körper-/Umfeld-Seite gestalten durch ...
  - → visuell: erkennbare Kommunikation, Aktivitäten beginnen und Objekte zeigen, Orientierungspunkte mit Aufmerksamkeit leitenden Bildern, farbigen Tüchern, ... schaffen, damit der Raum erschlossen werden kann
  - → auditiv: (an)leitende verbale Kommunikation, störende Höreinflüsse und Reizüberflutung vermeiden
  - → taktil-haptisch: mit händischen und materiellen Berührungen anbahnend Körper und Umfeld erfahrbar machen als Grundlage für Eigen-Aktivitäten, Kommunikation und Interaktion

5.3.3 Orientierungsstörung

Doenges und Mitautoren (2024) definieren die Orientierungsstörung als „Anhaltend fehlende Orientierung bezüglich Person, Ort, Zeit oder allgemeinen Umständen über mehr als 3 bis 6 Monate“ (Doenges et al., 2024, S. 978).

Zentrale Lebensthemen:
- Leben erhalten und Entwicklung erfahren
- Das eigene Leben spüren
- *Sicherheit erleben und Vertrauen aufbauen*
- Die Außenwelt erfahren
- Beziehungen aufnehmen und Begegnungen gestalten
- *Sinn und Bedeutung geben und erfahren*
- ...

Mögliche auf den Klienten bezogene Pflegeziele oder Evaluationskriterien (Doenges et al., 2024, S. 979):

„Der Klient
- ist frei von Verletzungen.“

Basal stimulierende Anwendungen:
- Initialberührung/Berührungsgeste
- Ruhige aufmerksame Präsenz mit einfacher klarer Sprache (wenig wortreich) – Dialogische Kommunikation und Interaktion gestalten
- achtsame Berührungsgestaltung, eindeutige, anbahnende – gemäß basaler Berührungsprinzipien
- Im Rahmen der Kommunikations- und Interaktionsgestaltung vorgängig überlegen, welche Information transportiert werden soll, damit beim Gegenüber ein klares Bild entstehen kann, z. B. geht es um die bevorstehende Handlung, um die Tageszeit, um „meine Rolle“, ... Es kann so vermieden werden, dass die Desorientierung auf einer fehlenden bzw. nicht ausreichend erfolgten „Orientierung“ durch die Pflegeperson basiert.
- Dialogische Interaktion um Reaktionen/Aktivitäten zu erkennen und zu unterstützen
- Orientierungsraum gestalten durch Positionierung und Mobilisation, beachten von Nähe und Distanz, Reduktion möglicher Quellen für Ablenkung und Reizüberflutung
- Eigenberührungen ermöglichen bzw. mittels begleiteter Bewegung unterstützen, händische und materielle Berührungen anbahnend gestalten
- Förderung der Körper-Wahrnehmung durch beruhigende/belebende/neurophysiologische basal stimulierende Anwendungen im Rahmen von z. B. Körperpflege, Positionierung und Mobilisation mit angepasster Aktivitätsgeschwindigkeit
- „Stabilität“ in Positionierung/Haltung ermöglicht „Aktivität“ in Aufmerksamkeit/Konzentration und Handeln (Aktivitäten) mit umgrenzend flächenbetonender stabilisierender Positionierung in Verbindung mit direktem „Fußsohlen-Boden- bzw. Fußsohlen-Positionierungsmaterial-Kontakt“ in einer die Orientierung unterstützenden aufrechten Körperposition
- Orientierung gebende [beruhigende entspannende angstlösende] basal stimulierende Anwendungen aus dem Bereich der Umwelt-Wahrnehmung (visuell/auditiv/gustatorisch/olfaktorisch/taktil-haptisch) durch ...
  - → visuell: Nutzung von Sehhilfen ermöglichen, ausreichende Beleuchtung, Orientierungshilfen nutzen, Reizüberflutung vermeiden
  - → auditiv: Nutzung von Hörhilfen ermöglichen, Orientierungshilfen nutzen, Reizüberflutung vermeiden
  - → gustatorisch: bekannte, Wohlempfinden fördernde und Orientierung gebende Geschmacksangebote/-erlebnisse anbieten entsprechend verknüpft mit dem „häuslich bekannten“ Tagesrhythmus
  - → olfaktorisch: bekannte, Wohlempfinden fördernde und Orientierung gebende Geruchsangebote/-erlebnisse anbieten entsprechend verknüpft mit dem „häuslich bekannten“ Tagesrhythmus (Variante: er-

gänzend mit Anwendung aus dem Konzept Aromapflege)
  - → taktil-haptisch: Gegenstände für Aktivitäten zum Ertasten/Erkunden/Begreifen in die Hände geben, das direkte Personen-Umfeld erkunden lassen, Eigenberührungen ermöglichen/fördern/unterstützen
- Orientierung ermöglichen durch Struktur gebende Tagesplanung mit Anknüpfen an „Bekanntes" aus dem häuslichen Umfeld durch ...
  - → Aktivitäts-, Therapie- und Ruhephasen
  - → überschaubare, kurzzeitige Aktivitäten
  - → vermeiden von Überforderung und Reizüberflutung
  - → Orientierungshilfen nutzen (Orientierungstafel/Uhr/Tages-Wochenplan/farbige Tücher/persönliche Gegenstände auf dem Nachttisch, ...).

5.3.4 Akute Verwirrtheit

Die NANDA-I definiert die akute Verwirrtheit als „Reversible Störungen des Bewusstseins, der Aufmerksamkeit, der Kognition und der Wahrnehmung, die sich über einen kurzen Zeitraum entwickeln und weniger als 3 Monate andauern" (Herdman et al., 2025, S. 443).

Zentrale Lebensthemen:
- Leben erhalten und Entwicklung erfahren
- *Das eigene Leben spüren*
- *Sicherheit erleben und Vertrauen aufbauen*
- Den eigenen Rhythmus entwickeln
- Beziehungen aufnehmen und Begegnungen gestalten
- Sinn und Bedeutung geben und erfahren
- Selbstbestimmung und Verantwortung leben
- ...

Mögliche auf den Klienten bezogene Pflegeziele oder Evaluationskriterien (Doenges et al., 2024, S. 1490–1941):

„Der Klient
- erlangt die übliche Realitätsorientierung und den Bewusstseinsgrad wieder und hält sie/ihn aufrecht.
- äußert, dass er die ursächlichen Faktoren versteht, falls bekannt.
- initiiert Veränderungen der Lebensweise/des Verhaltens, um einem Wiederauftreten des Zustands vorzubeugen oder das Risiko auf ein Mindestmaß zu reduzieren."

Basal stimulierende Anwendungen:
- Initialberührung/Berührungsgeste
- Ruhige aufmerksame Präsenz mit einfacher klarer Sprache (wenig wortreich) – Dialogische Kommunikation und Interaktion gestalten
- Achtsame Berührungsgestaltung, eindeutige, anbahnende – gemäß basaler Berührungsprinzipien
- Dialogische Kommunikation und Interaktion mit einfacher klarer Sprache, ruhiger aufmerksamer Präsenz und achtsamer Berührungsgestaltung
- Verbale Information zur Orientierung mit Berührungen erklärend verstärken, Aktivitäten/Reaktionen spiegeln
- Reaktionsmöglichkeiten und Reaktionszeit berücksichtigen sowie Kommunikationstempo anpassen
- Berührungs-Kontakt im Handeln aufrechterhalten
- Kommunikations- und Interaktionsraum gestalten durch Positionierung und Mobilisation, beachten von Nähe und Distanz, Reduktion möglicher Quellen für Ablenkung und Reizüberflutung
- Größtmöglicher Einbezug der Eigenaktivität des Betroffenen mit (an)leitend begleitender (Bewegungs-)Unterstützung
- Ressourcenerhalt und Förderung der Körper-Wahrnehmung durch beruhigende basal stimulierende Anwendungen im Rahmen von z.B. Körperpflege, Positionierung und Mobilisation mit angepasster Aktivitätsge-

schwindigkeit → Umwelt-Wahrnehmung und Orientierung wird ermöglicht durch ...
→ beruhigende Waschung/Einreibung/Ausstreichung einzelner Körperteile/ganzer Körper bzw. ASE
→ leicht wiegend schwingend schaukelndes Bewegen einzelner Körperteile/ganzer Körper/einer Körperregion abseits des Schmerzgebietes
→ leichtes Vibrieren einzelner Körperteile/ganzer Körper
→ Eigenberührungen ermöglichen bzw. mittels begleiteter Bewegung unterstützen, händische und materielle Berührungen anbahnend gestalten
→ Umgrenzende flächenbetonende stabilisierende Positionierung in Verbindung mit direktem „Fußsohlen-Boden- bzw. Fußsohlen-Positionierungsmaterial-Kontakt" in einer die Körper-Wahrnehmung unterstützenden Körperposition

- Beruhigende entspannende angstlösende und Orientierung gebende basal stimulierende Anwendungen aus dem Bereich der Umwelt-Wahrnehmung (visuell/auditiv/gustatorisch/olfaktorisch/taktil-haptisch) durch ...
  → visuell: Nutzung von Sehhilfen ermöglichen, ausreichende Beleuchtung, Orientierungshilfen nutzen, Reizüberflutung vermeiden
  → auditiv: Nutzung von Hörhilfen ermöglichen, Orientierungshilfen nutzen, Reizüberflutung vermeiden
  → gustatorisch: bekannte, Wohlempfinden fördernde und Orientierung gebende Geschmacksangebote/-erlebnisse anbieten entsprechend verknüpft mit dem „häuslich bekannten" Tagesrhythmus
  → olfaktorisch: bekannte, Wohlempfinden fördernde und Orientierung gebende Geruchsangebote/-erlebnisse anbieten entsprechend verknüpft mit dem „häuslich bekannten" Tagesrhythmus (Variante: ergänzend mit Anwendung aus dem Konzept Aromapflege)
  → taktil-haptisch: Gegenstände für Aktivitäten zum Ertasten/Erkunden/Begreifen in die Hände geben, das direkte Personen-Umfeld erkunden lassen, Eigenberührungen ermöglichen/fördern/unterstützen
- Struktur gebende Tagesplanung mit Anknüpfen an „Bekanntes" aus dem häuslichen Umfeld durch ...
  → Aktivitäts-, Therapie- und Ruhephasen
  → überschaubare, kurzzeitige Aktivitäten
  → vermeiden von Überforderung und Reizüberflutung
  → Orientierungshilfen nutzen (Orientierungstafel/Uhr/Tages-Wochenplan/farbige Tücher/persönliche Gegenstände auf dem Nachttisch, ...)

5.3.5 Chronische Verwirrtheit

Die NANDA-I definiert die chronische Verwirrtheit als „Irreversible, fortschreitende, schleichende Störungen des Bewusstseins, der Aufmerksamkeit, der Kognition und der Wahrnehmung, die länger als 3 Monate andauern" (Herdman et al., 2025, S. 446).

Zentrale Lebensthemen:

- Das eigene Leben spüren
- *Sicherheit erleben und Vertrauen aufbauen*
- Den eigenen Rhythmus entwickeln
- Das Leben selbst gestalten
- Beziehungen aufnehmen und Begegnungen gestalten
- *Sinn und Bedeutung geben und erfahren*
- ...

Mögliche auf den Klienten bezogene Pflegeziele oder Evaluationskriterien (Doenges et al., 2024, S. 1500):

„Der Klient
- ist sicher und erleidet keinen Schaden,
- erhält den üblichen Orientierungsgrad aufrecht."

Basal stimulierende Anwendungen:

- Initialberührung/Berührungsgeste
- Ruhige aufmerksame Präsenz mit einfacher klarer Sprache (wenig wortreich) – Dialogische Kommunikation und Interaktion gestalten
- Achtsame Berührungsgestaltung, eindeutige, anbahnende – gemäß basaler Berührungsprinzipien
- Verbale Information zur Orientierung mit Berührungen erklärend verstärken, Aktivitäten/Reaktionen spiegeln, auf Gestaltung von Nähe und Distanz achten
- Reaktionsmöglichkeiten und Reaktionszeit berücksichtigen sowie Kommunikationstempo anpassen
- Berührungs-Kontakt im Handeln aufrechterhalten
- Größtmöglicher Einbezug der Eigenaktivität des Betroffenen mit (an)leitend begleitender (Bewegungs-)Unterstützung
- Ressourcenerhalt und Förderung der Körper-Wahrnehmung durch beruhigende basal stimulierende Anwendungen im Rahmen von z.B. Körperpflege, Positionierung und Mobilisation mit angepasster Aktivitätsgeschwindigkeit → Umwelt-Wahrnehmung und Orientierung wird ermöglicht durch ...
  → beruhigende Waschung/Einreibung/Ausstreichung einzelner Körperteile/ganzer Körper bzw. ASE
  → wahrnehmungsfördernde Positionierung unter Berücksichtigung gewohnter Positionierungen im Liegen/Sitzen
  → wahrnehmungsfördernde Positionierung im Sitzen in Verbindung mit direktem „Fußsohlen-Boden- bzw. Fußsohlen-Positionierungsmaterial-Kontakt" in einer die Umwelt-Wahrnehmung unterstützenden Körper-Position
  → leicht wiegend schwingend schaukelndes Bewegen einzelner Körperteile/ganzer Körper/einer Körperregion
  → gehäuft vorkommende Bewegungsaktivität als Basis für Anwendungen im Rahmen der Mobilisation ins Sitzen/Gehen positiv verstärkend nutzen
- Bei überschießender Bewegungsaktivität Körper-Wahrnehmung ermöglichen durch ...
  → beruhigende Waschung/Einreibung/Ausstreichung der Beine (somatische Wahrnehmung)
  → aktiv Beine bzw. ganzen Körper bewegen lassen, passiv die Beine bzw. den ganzen Körper in Bewegung bringen (vestibuläre/propriozeptive Wahrnehmung)
  → im Liegen den Körper mit händisch eingeleiteten Vibrationen (Fuß-/Becken-/Schulterregion) erfahrbar machen (vibratorische Wahrnehmung)
  → im Sitzen (Bettkante/Stuhl) bzw. Gehen die Füße auf dem Boden stampfen lassen (vibratorische Wahrnehmung)
- Beruhigend entspannende angstlösende und Orientierung gebende basal stimulierende Anwendungen aus dem Bereich der Umwelt-Wahrnehmung (visuell/auditiv/gustatorisch/olfaktorisch/taktil-haptisch) durch ...
  → visuell: Nutzung von Sehhilfen ermöglichen, ausreichende Beleuchtung, Orientierungshilfen nutzen, Reizüberflutung vermeiden
  → auditiv: Nutzung von Hörhilfen ermöglichen, Orientierungshilfen nutzen, Reizüberflutung vermeiden
  → gustatorisch: bekannte, Wohlempfinden fördernde und Orientierung gebende Geschmacksangebote/-erlebnisse anbieten entsprechend verknüpft mit dem „häuslich bekannten" Tagesrhythmus
  → olfaktorisch: bekannte, Wohlempfinden fördernde und Orientierung gebende Geruchsangebote/-erlebnisse anbieten entsprechend verknüpft mit dem „häuslich bekannten" Tagesrhythmus (Variante: ergänzend mit Anwendung aus dem Konzept Aromapflege)
  → taktil-haptisch: Gegenstände für Aktivitäten zum Ertasten/Erkunden/Begreifen in die Hände geben, das direkte Personen-

Umfeld erkunden lassen, Eigenberührungen ermöglichen/fördern/unterstützen
- Struktur gebende Tagesplanung mit Anknüpfen an „Bekanntes“ aus dem häuslichen Umfeld durch ...
  → Aktivitäts-, Therapie- und Ruhephasen
  → überschaubare, kurzzeitige Aktivitäten
  → vermeiden von Überforderung und Reizüberflutung
  → Orientierungshilfen nutzen (Orientierungstafel/Uhr/Tages-Wochenplan/farbige Tücher/persönliche Gegenstände auf dem Nachttisch, ...).

5.3.6 Wahrnehmungsstörung, [zu spezifizieren ...]

Doenges und Mitautorinnen (2024) unterscheiden Wahrnehmungsstörung als auditiv, gustatorisch, kinaesthetisch, olfaktorisch, visuell und taktil. Sie definieren Wahrnehmungsstörungen als „Veränderung der Anzahl oder des Musters eingehender Reize, begleitet von einer verminderten, verstärkten, verzerrten oder beeinträchtigten Reaktion auf solche Reize“ (Doenges et al., 2024, S. 1515).

Zentrale Lebensthemen:
- Leben erhalten und Entwicklung erfahren
- *Das eigene Leben spüren*
- Sicherheit erleben und Vertrauen aufbauen
- *Die Außenwelt erfahren*
- Sinn und Bedeutung geben und erfahren
- ...

Mögliche auf den Klienten bezogene Pflegeziele oder Evaluationskriterien (Doenges et al., 2024, S. 1516):
„Der Klient
- erlangt wieder/bewahrt den gewohnten kognitiven Zustand.
- erkennt und korrigiert/kompensiert sensorische Störungen.
- äußert, seine Bedürfnisse bzgl. Sinneswahrnehmungen und eine Reizüberflutung und/oder Mängel an Reizen wahrzunehmen.
- erkennt/modifiziert äußere Faktoren, die Veränderungen der sensorischen Fähigkeiten oder Wahrnehmung begünstigen.
- nutzt Ressourcen wirksam und angemessen.
- zieht sich keine Verletzungen zu.“

Basal stimulierende Anwendungen:
- Initialberührung/Berührungsgeste
- Ruhige aufmerksame Präsenz mit einfacher klarer Sprache (wenig wortreich) – Dialogische Kommunikation und Interaktion gestalten
- Achtsame Berührungsgestaltung, eindeutige, anbahnende – gemäß basaler Berührungsprinzipien
- Dialogische Interaktion um Reaktionen/Aktivitäten zu erkennen und zu unterstützen
- Berührungs-Kontakt im Handeln aufrechterhalten
- Wahrnehmungsraum gestalten durch Positionierung und Mobilisation, Reduktion möglicher Quellen für Ablenkung und Reizüberflutung
- Eigenberührungen ermöglichen bzw. mittels begleiteter Bewegung unterstützen, händische und materielle Berührungen anbahnend gestalten
- Förderung der Körper-Wahrnehmung durch beruhigende/belebende/neurophysiologische basal stimulierende Anwendungen im Rahmen von z. B. Körperpflege, Positionierung und Mobilisation mit angepasster Aktivitätsgeschwindigkeit
- „Stabilität“ in Positionierung/Haltung ermöglicht „Aktivität“ in Aufmerksamkeit/Konzentration und Handeln (Aktivitäten) mit umgrenzend flächenbetonender stabilisierender Positionierung in Verbindung mit direktem „Fußsohlen-Boden- bzw. Fußsohlen-Positionierungsmaterial-Kontakt“ in einer die Wahrnehmung unterstützenden aufrechten Körperposition

- Orientierung gebende [beruhigende entspannende angstlösende] basal stimulierende Anwendungen aus dem Bereich der Umwelt-Wahrnehmung (visuell/auditiv/gustatorisch/olfaktorisch/taktil-haptisch) im direkten Zusammenhang mit der ursächlichen Wahrnehmungsbeeinträchtigungssituation
- Die ursächliche Wahrnehmungsstörung berücksichtigende, Struktur gebende Tagesplanung durch ...
  → Aktivitäts-, Therapie- und Ruhephasen
  → überschaubare, kurzzeitige Aktivitäten
  → vermeiden von Überforderung und Reizüberflutung
  → Orientierungshilfen nutzen (Orientierungstafel/Uhr/Tages-Wochenplan/farbige Tücher/persönliche Gegenstände auf dem Nachttisch, ...).

5.4 Selbstwahrnehmung

Die nachstehende Pflegediagnose zum Thema Selbstwahrnehmung bezieht sich auf die Bereiche Selbstkonzept, Selbstwertgefühl und Körperbild.

5.4.1 Gestörtes Körperbild

Die NANDA-I definiert ein gestörtes Körperbild als „Negative Vorstellung des eigenen physischen Selbst“ (Herdman et al., 2025, S. 486).

Zentrale Lebensthemen:

- Leben erhalten und Entwicklung erfahren
- *Das eigene Leben spüren*
- Sicherheit erleben und Vertrauen aufbauen
- Die Außenwelt erfahren
- *Sinn und Bedeutung geben und erfahren*
- ...

Mögliche auf den Klienten bezogene Pflegeziele oder Evaluationskriterien (Doenges et al., 2024, S. 818):

„Der Klient

- äußert Akzeptanz seiner selbst in der Situation (z. B. chronisch progrediente Krankheit, Amputation, verminderte Unabhängigkeit, gegenwärtiges Gewicht, Auswirkungen der Therapie).
- berichtet über eine Verminderung der Angst und über Anpassung an das veränderte Körperbild.
- äußert, die körperlichen Veränderungen zu verstehen.
- erkennt und integriert die Veränderung in angemessener Weise in sein Selbstkonzept, ohne seine Selbstachtung zu schmälern.
- bemüht sich um Informationen und strebt nach weiterer persönlicher Reifung.
- erkennt sich als Person an, die für sich selbst verantwortlich ist.
- benutzt Hilfsmittel/Prothesen auf angemessene Weise.“

Basal stimulierende Anwendungen:

- Initialberührung/Berührungsgeste
- Ruhige aufmerksame Präsenz mit einfacher klarer Sprache (wenig wortreich) – Dialogische Kommunikation und Interaktion gestalten
- Achtsame Berührungsgestaltung, eindeutige, anbahnende – gemäß basaler Berührungsprinzipien
- Dialogische Interaktion um Reaktionen/Aktivitäten zu erkennen und zu unterstützen
- Berührungs-Kontakt im Handeln aufrechterhalten
- Eigenberührungen ermöglichen bzw. mittels begleiteter Bewegung unterstützen, händische und materielle Berührungen anbahnend gestalten
- Förderung der Körper-Wahrnehmung durch beruhigende/belebende/neurophysiologische basal stimulierende Anwendungen im Rahmen von z. B. Körperpflege (Waschungen/Einreibungen/Ausstreichungen), Positionierung und Mobilisation mit angepasster Aktivitätsgeschwindigkeit

- „Stabilität“ in Positionierung/Haltung ermöglicht „Aktivität“ in Aufmerksamkeit/Konzentration und Handeln (Aktivitäten) mit umgrenzend flächenbetonender stabilisierender Positionierung in Verbindung mit direktem „Fußsohlen-Boden- bzw. Fußsohlen-Positionierungsmaterial-Kontakt“ in einer die Körper-Eigen-Wahrnehmung unterstützenden aufrechten Körperposition.

5.5 Coping/Stresstoleranz

Die nachstehende Pflegediagnose zum Thema Coping/Stresstoleranz bezieht sich auf die Bereiche posttraumatische Reaktionen, Coping-Reaktionen und neurobehavioralen Stress.

5.5.1 Übermäßige Angst

Die NANDA-I definiert übermäßige Angst als „Unverhältnismäßige anhaltende Besorgnis über Situationen und Ereignisse, die als bedrohlich empfunden werden“ (Herdman et al., 2025, S. 556).

Zentrale Lebensthemen:
- Leben erhalten und Entwicklung erfahren
- *Sicherheit erleben und Vertrauen aufbauen*
- *Beziehung aufnehmen und Begegnungen gestalten*
- Sinn und Bedeutung geben und erfahren
- ...

Mögliche auf den Klienten bezogene Pflegeziele oder Evaluationskriterien (Doenges et al., 2024, S. 156):

„Der Klient
- spricht Angstgefühle aus.
- macht einen entspannten Eindruck und teilt mit, dass sich die Angst auf ein erträgliches Maß reduziert hat.
- ermittelt sinnvolle Möglichkeiten, seine Angst auszudrücken und mit ihr umzugehen.
- demonstriert Problemlösefähigkeiten.
- nutzt Ressourcen/Unterstützungssysteme auf wirksame Weise.“

Basal stimulierende Anwendungen:
- Initialberührung/Berührungsgeste
- Ruhige aufmerksame Präsenz mit einfacher klarer Sprache (wenig wortreich) – Dialogische Kommunikation und Interaktion gestalten
- Achtsame Berührungsgestaltung, eindeutige, anbahnende – gemäß basaler Berührungsprinzipien
- Verbale Information mit Berührungen erklärend verstärken, Aktivitäten/Reaktionen spiegeln
- Reaktionsmöglichkeiten und Reaktionszeit berücksichtigen sowie Kommunikationstempo anpassen
- Kommunikationsraum gestalten durch Positionierung und Mobilisation, beachten von Nähe und Distanz, Berührungs-Kontakt im Handeln aufrechterhalten, Reduktion möglicher Quellen für Ablenkung und Reizüberflutung
- Förderung der Körper-Eigen-Wahrnehmung mit Fokus-Veränderung *„weg vom Denken – hin zur bestehenden Ressource Körper/Aktivität“* abseits des Angst-/Stresserlebens durch ...
  - → beruhigende Einreibung/Ausstreichung einzelner Körperteile/des ganzen Körpers
  - → somatische Körpergrenzen betonende Anwendungen (Einreibungen/Ausstreichungen/Positionierungen/Eigenberührungen), welche die körperliche Integrität spürbar/erfahrbar machen
  - → Wärme-/[Kälte-]Anwendungen an einzelnen Körperteilen/am ganzen Körper
  - → ASE (Variante: ergänzend mit Anwendung aus dem Konzept Aromapflege)
  - → (an)geleitete begleitete unterstützte Aktivitäten
  - → beruhigende basale stimulierende Anwendungen im Rahmen von Körperpflege (Variante: ergänzend mit Anwendung aus dem Konzept Aromapflege)

  - → achtsam rhythmisches Seitwärts-Dreh-Bewegen des Kopfes für 3 Minuten 3x/d und bei Bedarf
  - → [warmes] Fuß-Sprudel-Bad
  - → manuelle Vibrationen, welche die knöchernen Strukturen erreichen können (v.a. Kopf und Thorax zur Erhöhung des Schutzerlebens)
- Fokus verändernde und beruhigend entspannende angstlösende basal stimulierende Anwendungen durch Gestaltung von Aktivität der Hände durch ...
  - → beruhigende Ausstreichung der Hände mit trockenen Waschhandschuhen für 1–2 Minuten 3x/d und bei Bedarf
  - → beruhigende Einreibung der Hände mit Öl (Variante: ergänzend mit Anwendung aus dem Konzept Aromapflege) für 2 Minuten 3x/d und bei Bedarf
  - → Igelball/Schaumstoffwürfel rollen/drücken zwischen den Händen im Atemrhythmus für 2 Minuten 3x/d und bei Bedarf
- Fokus verändernde und beruhigend entspannende angstlösende basal stimulierende Anwendungen aus dem Bereich der Umwelt-Wahrnehmung (visuell/auditiv/gustatorisch/olfaktorisch/taktil-haptisch), hierbei Individualität und aktuelle Bedürfnisse berücksichtigen, Wohlbefinden fördern
- Struktur und Sicherheit/Vorhersehbarkeit gebende Tagesplanung mit gemeinsamer besprechender Planung durch ...
  - → Aktivitäts-, Therapie- und Ruhephasen
  - → überschaubare, kurzzeitige, Wohlbefinden fördernde Aktivitäten
  - → vermeiden von Überforderung und Reizüberflutung.

5.6 Sicherheit/Schutz

Die nachstehende Pflegediagnose zum Thema Sicherheit/Schutz bezieht sich auf die Bereiche Infektion, physische Verletzung, Gewalt, Umweltgefahren, Abwehrprozess und Thermoregulation.

5.6.1 Risiko für Stürze beim Erwachsenen

Die NANDA-I definiert das Risiko eines Sturzes bei Erwachsenen als „Anfälligkeit einer Person > 18 Jahre für ein Ereignis, das zu einem unbeabsichtigten Aufkommen auf den Boden, den Fußboden oder andere untere Flächen führt“ (Herdman et al., 2025, S. 635).

Zentrale Lebensthemen:

- Leben erhalten und Entwicklung erfahren
- *Das eigene Leben spüren*
- *Sicherheit erleben und Vertrauen aufbauen*
- Das Leben selbst gestalten
- Selbstbestimmung und Verantwortung leben
- ...

Mögliche auf den Klienten bezogene Pflegeziele oder Evaluationskriterien (Doenges et al., 2024, S. 1316):

„Der Klient

- bringt zum Ausdruck, dass er individuelle Risikofaktoren, die zur Möglichkeit von Stürzen beitragen, versteht.
- demonstriert Verhaltensweisen und Umstellungen der Lebensweise, um Risikofaktoren zu verringern und sich vor Verletzungen zu schützen.
- modifiziert das Umfeld, wie angezeigt, um die Sicherheit zu erhöhen.
- erleidet keine Stürze.“

Basal stimulierende Anwendungen:

- Ruhige aufmerksame Präsenz mit einfacher klarer Sprache (wenig wortreich) – Dialogische Kommunikation und Interaktion gestalten
- Achtsame Berührungsgestaltung, eindeutige, anbahnende – gemäß basaler Berührungsprinzipien
- Förderung der Körper-Wahrnehmung durch beruhigende/belebende/neurophysiologische basal stimulierende Anwendungen im Rahmen von z.B. Körperpflege, Positionie-

rung und Mobilisation mit angepasster Aktivitätsgeschwindigkeit
- Im Rahmen der Mobilisation ...
  → größtmöglicher Einbezug der Eigenaktivität und Bewegungsressourcen des Betroffenen mit (an)leitend begleitender Unterstützung
  → bekannte und gewohnte Bewegungsmuster des Betroffenen nutzen
  → Förderung der Körper-Wahrnehmung durch beruhigende, belebende, neurophysiologische Ausstreichung der Beine bzw. ganzer Körper (somatische Wahrnehmung)
  → aktiv Beine bzw. ganzen Körper bewegen lassen, passiv die Beine bzw. den ganzen Körper in Bewegung bringen (vestibuläre/propriozeptive Wahrnehmung)
  → im Sitzen (Bettkante/Stuhl) Füße auf dem Boden stampfen lassen (vibratorische Wahrnehmung)
  → nutzender Einbezug von Sehhilfe/Hörhilfe/Mobilisationshilfen/Gehhilfen.

5.7 Comfort

Die nachstehenden Pflegediagnosen zum Thema Comfort beziehen sich auf die Bereiche physischer, umfeldbedingter und sozialer Comfort.

5.7.1 Akuter Schmerz

Die NANDA-I definiert einen akuten Schmerz als „Unangenehme sensorische und emotionale Erfahrung, die mit einer aktuellen oder potenziellen Gewebeschädigungen einhergeht oder solcher ähneln, mit einer Dauer von weniger als drei Monaten" (Herdman et al., 2025, S. 698).

Zentrale Lebensthemen:
- *Leben erhalten und Entwicklung erfahren*
- *Das eigene Leben spüren*
- Sicherheit erleben und Vertrauen aufbauen
- Beziehungen aufnehmen und Begegnungen gestalten
- Sinn und Bedeutung geben und erfahren
- ...

Mögliche auf den Klienten bezogene Pflegeziele oder Evaluationskriterien (Doenges et al., 2024, S. 1112):

„Der Klient
- berichtet über eine Schmerzlinderung und/oder -kontrolle.
- hält sich an die verordnete medikamentöse Therapie.
- nennt nichtmedikamentöse Methoden, die schmerzlindernd wirken.
- demonstriert Entspannungstechniken und nützt ablenkende Tätigkeiten, soweit angezeigt, je nach der individuellen Situation.
- äußert ein Gefühl von Kontrolle über die Reaktion auf die akute Situation und blickt positiv in die Zukunft."

Basal stimulierende Anwendungen:
- Initialberührung/Berührungsgeste
- Ruhige aufmerksame Präsenz mit einfacher klarer Sprache (wenig wortreich) – Dialogische Kommunikation und Interaktion gestalten
- Achtsame Berührungsgestaltung, eindeutige, anbahnende – gemäß basaler Berührungsprinzipien
- Förderung der Körper-Wahrnehmung durch beruhigende/belebende/neurophysiologische basal stimulierende Anwendungen im Rahmen von z. B. Körperpflege, Positionierung und Mobilisation mit angepasster Aktivitätsgeschwindigkeit
- „Stabilität" in Positionierung/Haltung ermöglicht „Aktivität" in Aufmerksamkeit/Konzentration und Handeln (Eigenaktivität/Interaktion) mit umgrenzend flächenbetonender stabilisierender Positionierung
- Größtmöglicher Einbezug der Eigenaktivität des Betroffenen mit (an)leitend begleitender (Bewegungs-)Unterstützung

- Förderung der Körper-Wahrnehmung mit Fokus-Veränderung *„weg vom Schmerz – hin zur bestehenden Ressource Körper/Aktivität"* abseits des Schmerzerlebens durch ...
  → beruhigende Einreibung/Ausstreichung einer Körperregion abseits des Schmerzgebietes
  → Wärme-/Kälteanwendungen im Schmerzgebiet oder einer Körperregion abseits des Schmerzgebietes
  → ASE (Variante: ergänzend mit Anwendung aus dem Konzept Aromapflege)
  → (an)geleitete begleitet unterstützte Bewegungsaktivitäten
  → beruhigende basale stimulierende Anwendungen im Rahmen von Körperpflege
  → überschaubare, kurzzeitige Aktivitäten
  → achtsam rhythmisches Seitwärts-Dreh-Bewegen des Kopfes
- Fokus verändernde und beruhigend entspannende angstlösende basal stimulierende Anwendungen durch Gestaltung von Aktivität der Hände (taktil-haptisch) durch ...
  → Eigenberührungen ermöglichen bzw. mittels begleiteter Bewegung unterstützen, händische und materielle Berührungen anbahnend gestalten
  → beruhigende Ausstreichung der Hände mit trockenen Waschhandschuhen für 1–2 Minuten 3x/d und bei Bedarf
  → beruhigende Einreibung der Hände mit Öl (Variante: ergänzend mit Anwendung aus dem Konzept Aromapflege) für 2 Minuten 3x/d und bei Bedarf
  → Igelball/Schaumstoffwürfel rollen/drücken zwischen den Händen im Atemrhythmus für 2 Minuten 3x/d und bei Bedarf
- Fokus verändernde und beruhigend entspannende angstlösende basal stimulierende Anwendungen aus dem Bereich der Umwelt-Wahrnehmung (visuell/auditiv/gustatorisch/olfaktorisch/taktil-haptisch) durch ...
  → visuell: abwechslungsreiches, entspannendes und ablenkendes Seh-Umfeld gestalten, Reizüberflutung vermeiden
  → auditiv: abwechslungsreiches, entspannendes und ablenkendes Hör-Umfeld gestalten, Reizüberflutung vermeiden
  → gustatorisch: abwechslungsreiche spannend-überraschende und ablenkende Geschmacksangebote/-erlebnisse anbieten entsprechend verknüpft mit dem „häuslich bekannten" Tagesrhythmus
  → olfaktorisch: entspannende, angstlösende, Wohlempfinden fördernde und ablenkende Geruchsangebote/-erlebnisse anbieten entsprechend verknüpft mit dem „häuslich bekannten" Tagesrhythmus (Variante: ergänzend mit Anwendung aus dem Konzept Aromapflege)
  → taktil-haptisch: Gegenstände für Aktivitäten zum Ertasten/Erkunden/Begreifen in die Hände geben, das direkte personelle-dingliche-Umfeld erkunden lassen, Eigenberührungen ermöglichen/fördern/unterstützen
- Struktur gebende Tagesplanung mit Anknüpfen an „Bekanntes" aus dem häuslichen Umfeld durch ...
  → Aktivitäts-, Therapie- und Ruhephasen
  → überschaubare, kurzzeitige Aktivitäten
  → vermeiden von Überforderung und Reizüberflutung.

5.7.2 Chronischer Schmerz

Die NANDA-I definiert einen chronischen Schmerz als „Unangenehme sensorische und emotionale Erfahrung, die mit einer aktuellen oder potenziellen Gewebeschädigungen einhergeht oder ihr ähneln und länger als drei Monate andauern" (Herdman et al., 2025, S. 700).

Zentrale Lebensthemen:

- *Leben erhalten und Entwicklung erfahren*
- *Das eigene Leben spüren*
- Sicherheit erleben und Vertrauen aufbauen
- Beziehungen aufnehmen und Begegnungen gestalten
- Sinn und Bedeutung geben und erfahren

- *Das Leben selbst gestalten*
- *Selbstbestimmung und Verantwortung leben*
- ...

Mögliche auf den Klienten bezogene Pflegeziele oder Evaluationskriterien (Doenges et al., 2024, S. 1120):

„Der Klient
- äußert und demonstriert (nonverbal) Linderung der Schmerzen oder Beschwerden und/oder deren Kontrolle.
- äußert, zwischenmenschliche und familiäre Dynamiken und Reaktionen zu erkennen, die sich auf die Schmerzproblematik auswirken.
- demonstriert und initiiert Verhaltensänderungen in der Lebensweise und die angemessene Anwendung therapeutischer Maßnahmen.
- verbalisiert ein verstärktes Kontrollgefühl und höhere Lebensfreude."

Basal stimulierende Anwendungen:
- Ruhige aufmerksame Präsenz mit einfacher klarer Sprache (wenig wortreich) – Dialogische Kommunikation und Interaktion gestalten
- Achtsame Berührungsgestaltung, eindeutige, anbahnende – gemäß basaler Berührungsprinzipien
- Förderung der Körper-Wahrnehmung durch beruhigende, belebende, neurophysiologische basale stimulierende Anwendungen im Rahmen von z. B. Körperpflege, Positionierung und Mobilisation mit angepasster Aktivitätsgeschwindigkeit
- „Stabilität" in Positionierung/Haltung ermöglicht „Aktivität" in Aufmerksamkeit/Konzentration und Handeln (Eigenaktivität/Interaktion) mit umgrenzend flächenbetonender stabilisierender Positionierung
- Förderung der Körper-Eigen-Wahrnehmung sowie der Entspannung und des Wohlbefindens durch beruhigende basal stimulierende Anwendungen durch ...
  → Eigenberührungen ermöglichen bzw. mittels begleiteter Bewegung unterstützen, händische und materielle Berührungen anbahnend gestalten
  → ASE (Variante: ergänzend mit Anwendung aus dem Konzept Aromapflege)
  → beruhigende Einreibungen der Extremitäten/ganzer Körper
  → beruhigende Ausstreichungen der Extremitäten/ganzer Körper
  → achtsam rhythmisches Seitwärts-Dreh-Bewegen des Kopfes
  → Fuß-Sprudel-Bad
  → achtsam rhythmisches Seitwärts-Dreh-Bewegen des Kopfes
- Ermöglichen größtmöglicher, Eigenaktivitäten des Betroffenen mit überschaubarer, kurzzeitiger Dauer
- Fokus verändernde und beruhigend entspannende angstlösende basal stimulierende Anwendungen durch Gestaltung von Aktivität der Hände (Handausstreichung/Handeinreibung [ergänzende Nutzung von Aromapflege möglich]/Igelball rollen bzw. drücken zwischen den Händen im Atemrhythmus)
- Fokus verändernde und beruhigende entspannende angstlösende basal stimulierende Anwendungen aus dem Bereich der Umwelt-Wahrnehmung (visuell/auditiv/gustatorisch/olfaktorisch/taktil-haptisch) [siehe auch → „Akuter Schmerz"]
- Struktur gebende Tagesplanung mit Berücksichtigung von beruflichem Setting/häuslichem sozialem Umfeld anknüpfend an „Bekanntes" aus dem häuslichen Umfeld durch ...
  → Aktivitäts-, Therapie- und Ruhephasen
  → überschaubare, kurzzeitige, Ressourcen berücksichtigende Aktivitäten
  → vermeiden von Überforderung und Reizüberflutung.

5.7.3 Ineffektives Nausea-Selbstmanagement

Die NANDA-I definiert ineffektives Nausea-Selbstmanagement als „Unbefriedigender Umgang mit dem Therapieregime, den Folgen und Lebensstiländerungen in Verbindung mit einem unangenehmen Gefühl im Magen, das zu Erbrechen führen kann oder auch nicht“ (Herdman et al., 2025, S. 268).

Zentrale Lebensthemen:

- *Leben erhalten und Entwicklung erfahren*
- *Das eigene Leben spüren*
- Sicherheit erleben und Vertrauen aufbauen
- ...

Mögliche auf den Klienten bezogene Pflegeziele oder Evaluationskriterien (Doenges et al., 2024, S. 1388):

„Der Klient

- ist frei von Übelkeit.
- kommt mit chronischer Übelkeit zurecht, a/d ein akzeptables Maß an Nahrungsaufnahme.
- hält oder steigert sein Körpergewicht, soweit angemessen.“

Basal stimulierende Anwendungen:

- Ruhige aufmerksame Präsenz mit einfacher klarer Sprache (wenig wortreich) – Dialogische Kommunikation und Interaktion gestalten
- Achtsame Berührungsgestaltung, eindeutige, anbahnende – gemäß basaler Berührungsprinzipien
- Förderung der Körper-Eigen-Wahrnehmung sowie der Entspannung und des Wohlbefindens durch beruhigende basal stimulierende Anwendungen wie ...
  - → ASE (Variante: ergänzend mit Anwendung aus dem Konzept Aromapflege)
  - → achtsames rhythmisches Seitwärts-Dreh-Bewegen des Kopfes
- Reduktion von Nausea (sowie von Emesis, Linderung Durstgefühl und Beschwerden bei Xerostomie, Stimulation des Mundraumes für Sprache/Atmung/Schlucken) und Förderung des Wohlbefindens durch ...
  - → beruhigende Ausstreichung der Hände mit trockenen Waschhandschuhen für 2 Minuten 3x/d und bei Bedarf
  - → beruhigende Einreibung der Hände mit Öl (Variante: ergänzend mit Anwendung aus dem Konzept Aromapflege) für 2 Minuten 3x/d und bei Bedarf
  - → Igelball/Schaumstoffwürfel rollen/drücken zwischen den Händen für 2 Minuten 3x/d und bei Bedarf
  - → olfaktorisches Angebot (Variante: ergänzend mit Anwendung aus dem Konzept Aromapflege mittels z. B. Riechstift) für 2 Minuten 3x/d und bei Bedarf
  - → achtsam rhythmisches Seitwärts-Dreh-Bewegen des Kopfes für 3 Minuten 3x/d und bei Bedarf
- Fokus verändernde und beruhigend entspannende angstlösende basale stimulierende Anwendungen aus dem Bereich der Umwelt-Wahrnehmung (visuell/auditiv/gustatorisch/olfaktorisch/taktil-haptisch) durch ...
  - → visuell: ruhiges, entspannendes und ablenkendes Seh-Umfeld gestalten, Reizüberflutung vermeiden
  - → auditiv: ruhiges, entspannendes und ablenkendes Hör-Umfeld gestalten, Reizüberflutung vermeiden
  - → gustatorisch: Wohlbefinden ermöglichende und ablenkende Geschmacksangebote/-erlebnisse anbieten
  - → olfaktorisch: entspannende, angstlösende, Wohlempfinden fördernde und ablenkende Geruchsangebote/-erlebnisse anbieten (Variante: ergänzend mit Anwendung aus dem Konzept Aromapflege)
  - → taktil-haptisch: Aktivitäten für die Hände gestalten.

6 Beispiele erfolgreicher Praxisanwendung von Basaler Stimulation

Einer der größten Erfolge der Integration der Basalen Stimulation in die Akutpflege ist das vertiefte Wissen über die Verletzlichkeit von Menschen in schweren gesundheitlichen Krisen und darüber, wie dieser Verletzlichkeit hilfreich begegnet werden kann. Die Angebote der Basalen Stimulation zeigen Pflegepersonen und Behandlungsteams Wege auf, sich auf diese Patienten einzulassen, um sie zu begleiten und sie darin zu fördern, Schritt für Schritt zu sich selbst zu finden. Zwölf Praxisbeispiele erzählen von bedeutenden kleinen und großen Entwicklungsschritten durch die erfolgreiche Anwendung des Konzeptes Basale Stimulation in der Pflegepraxis.

6.1 Körperpflege zulassen

Eine Pflegeassistentin wurde damit beauftragt, Frau Gerber im Bett zu waschen. Sie wurde informiert, dass Frau Gerber sich nicht gerne waschen lasse und sich dagegen wehre. Als sie das Zimmer betrat, beobachtete die Pflegeassistentin, dass Frau Gerber ruhig im Bett lag und schläfrig wirkte. Sie begrüßte die Patientin behutsam und aufmunternd und teilte ihr mit, dass sie sie nun gerne waschen würde. Sofort begann Frau Gerber, um sich zu schlagen und zu strampeln. Alle Beschwichtigungsversuche der Pflegeassistentin scheiterten. Sie beobachtete jedoch, dass Frau Gerber bei ihrem heftigen Abwehrmanöver eine gute Beweglichkeit zeigte und die Körperpflege am Waschbecken möglich sein könnte. Sie besprach diese Idee mit der Pflegeperson und ging erneut zur Patientin, um sie zur Körperpflege am Waschbecken zu motivieren. Die Patientin willigte sofort ein. Der Transfer zum Waschbecken war für Frau Gerber anstrengend. Am Waschbecken sitzend reichte ihre Kraft aus, um sich Gesicht, Hände und Oberkörper selbst zu waschen. Danach war sie bereit, sich weiter durch die Pflegeassistentin waschen zu lassen. Diese führte eine belebende Teilwaschung nach den Prinzipien der Basalen Stimulation durch. Sie wusch langsam und ohne viele Worte den Rücken und die Beine der Patientin gegen die Haarwuchsrichtung und mit einem deutlichen Druck. Das Abtrocknen erfolgte nach den gleichen Prinzipien. Frau Gerber war aufmerksam und verfolgte die Pflege sehr interessiert. Am Ende bedankte sich die Patientin für die gute Unterstützung und vor allem für die Aufmerksamkeit, die ihr entgegengebracht wurde. Sie wollte wissen, ob die Pflegeassistentin am nächsten Tag auch da sei, um ihr zu helfen. Für die Pflegeassistentin war diese Erfahrung Freude und Motivation zugleich. Die Patientin zeigte sich deutlich zugänglicher und – zum Erstaunen aller – war sie nachmittags aus eigenem Antrieb mit ihrem Rollator im Korridor unterwegs.

6.2 Kommunikation aufrechterhalten

Ein sterbender Patient zeigte auf Ansprechen keinerlei Reaktionen mehr. Der Mann hatte die Augen geschlossen und den Mund weit geöffnet. Er wirkte verkrampft und leidend. In Anwesenheit der zuständigen Pflegeperson versuchte die Praxisbegleiterin der Basalen Stimulation mit angepasster Berührung und Sprache den Kontakt aufzunehmen. Es konnten keine Zeichen einer Reaktion beobachtet werden. Um den Körper zu entspannen und ihn anders zu positionieren, wurde eine beruhigende, modellierende Waschung durchgeführt. Nach dieser Waschung gab der Patient zu verstehen, dass er Durst habe. Für das angebotene Wasser bedankte er sich mit einem Lächeln. Aufbauend auf dieser Erfahrung konnte mit dem Patienten eine Ja-Nein-Kommunikation aufrechterhalten werden, mithilfe derer seine Wünsche erfragt werden konnten. Der Patient wirkte in der Folge entspannter und trat mit seiner Umgebung in Kontakt. Seine Ehefrau war sehr glücklich darüber, diese Nähe bis zu seinem Tod spüren zu können.

6.3 Ressourcen entdecken und erkennen

Ein älterer Patient hatte bei einem Autounfall ein Schädel-Hirn-Trauma erlitten. Mit einer Trachealkanüle und Fixateuren extern an der Halswirbelsäule wurde er von der chirurgischen Intensivpflegestation in ein Einbettzimmer auf der Bettenstation verlegt. Der Patient lag unbeweglich und somnolent im Spitalbett. Die Pflegepersonen baten die Praxisbegleiterin der Basalen Stimulation um Unterstützung und Anleitung für die Körperpflege, den Positionswechsel und den Kommunikationsaufbau. Zwei Fachfrauen für Basale Stimulation führten zur Beurteilung und Erfassung der Situation die Körperpflege durch. Zu Beginn der Pflegehandlungen war der Patient sehr angespannt, atmete erschwert und schnell, bewegte sich nicht und hatte seine unruhigen Augen geschlossen. Mit der Zeit konnten kleine Bewegungen der einen Hand festgestellt werden und der Patient öffnete ab und zu die Augen. Beim Waschen der Beine führte er durch eigene Impulse Schaukelbewegungen aus. Während sein Bett gemacht wurde und der Patient sich in leichter Seitenlage befand, gelang es ihm, mit der einen Hand einen Bleistift aus der oberen Schürzentasche einer Pflegenden zu ziehen und damit Schreibbewegungen durchzuführen. Diese unverhoffte Aktivität verblüffte die Anwesenden und ermutigte sie, den Patienten zu fordern, indem sie ihm die Zahnbürste in die Hand gaben. Als er die Zahnbürste in der Hand spürte, wies er diese vehement von sich. Diese Reaktion wurde respektiert und eine Pflegende ließ den Patienten zur Mundbefeuchtung an einem nassen Waschlappen saugen, was er mit Interesse, aber auch mit viel Anstrengung bewerkstelligte. Seine Körperanspannung normalisierte sich und auf einfache Fragen, wie beispielsweise, ob das Fenster geöffnet werden soll, konnte er mit Handzeichen antworten.

6.4 Beziehung ermöglicht Pflege

Einer Pflegeperson wollte es nicht gelingen, zu einem Patienten eine förderliche Beziehung aufzubauen, um gemeinsam die Pflege zu vereinbaren und zu gestalten. Der Patient wirkte sehr unzufrieden und fordernd, was bei der Pflegeperson zu Stress und Unmut führte. Man wurde sich nicht einig. In der Kommunikation kamen diese Spannung und Unzufriedenheit beider Seiten stark zum Ausdruck. Die Pflegeperson suchte Hilfe in der kollegialen Beratung mit der Praxisbegleiterin Basale Stimulation. Die Pflegende entschloss sich daraufhin, trotz angespannter Situation dem Patienten eine atemstimulierende Einreibung anzubieten. Während dieser Aktivität war zu beobachten, dass beide, Patient und Pflegeperson, zur Ruhe kamen, Anspannung und Stress lösten sich. Die Beziehung konnte über den körperlichen Kontakt neu gestaltet werden. Über den somatischen Dialog veränderte sich die verbale Kommunikation, sie wurde differenzierter und klarer. Man hatte sich gegenseitig angenommen und Missverständnisse konnten in der Folge sofort geklärt werden.

6.5 Kausäckchen als belebendes Angebot bei Nahrungskarenz

Die Pflegenden waren besorgt um einen Patienten, der nach einer Operation an der Speiseröhre eine Komplikation erlitt, die eine längere Nahrungskarenz zur Folge hatte. Der ältere Patient war noch gut bei Kräften, zeigte viel Verständnis und Geduld für die notwendige, aber langwierige Therapie. An die Praxisbegleiterin Basale Stimulation ging die Frage, wie die Ressourcen des Patienten erhalten werden könnten und welche Möglichkeiten es zur Steigerung seines Wohlbefindens gebe. Denn trotz des gleichbleibend geduldigen Verhaltens des Patienten befürchteten die Pflegenden, dass er in eine seelische Krise abgleiten könnte. In einer Einschätzung mit dem Modell der basalen Wahrnehmung von Fröhlich (2016) wurden die Ressourcen des Patienten erhoben und mögliche Beeinträchtigungen eruiert. Es zeigte sich, dass der Patient durch die lange Nahrungskarenz kaum mehr Geschmacksanregungen erhielt. Das Angebot beschränkte sich auf das tägliche Zähneputzen, Wasser, Tee, und Sirup zum Mund spülen. Gemeinsam mit dem Patienten wurden seine aktuellen Geschmacksvorlieben definiert. Gemäß diesen Angaben stellten die Pflegenden Kausäckchen mit verschiedenen Nahrungsmitteln her, die dem Patienten zu den Essenszeiten angeboten wurden. Er erlebte das unterschiedliche Angebot als „Geschmacksexplosionen“ (Zitat) im Mund, die seine Geschmackspapillen belebten und ihm bezüglich des Essens eine gewisse Normalität zurückgaben. Er war dafür sehr dankbar und konnte die Zeit bis zum Nahrungsaufbau besser ertragen.

Anschließend an dieses Erlebnis erprobten die Pflegenden in einem Pflegefachgespräch die Kausäckchen selbst und waren danach von dem Angebot zusätzlich überzeugt.

6.6 Im „herausfordernden Verhalten“ Ressourcen erkennen

Eine Patientin befand sich mit einem akuten Nierenversagen in stationärer Behandlung. Ihre Bewusstseinslage war sehr stark eingeschränkt und sie wurde in der Wahrnehmung der Pflegenden als nicht kontaktierbar eingestuft. Die einzige seitens der Patientin noch vorhandene Eigenaktivität zeigte sich dem Betrachtenden in Form eines „herausfordernden Verhaltens“, das eine Pflegende so beschrieb: „Die Patientin stöhnte laut und brummte unverständliche Laute vor sich hin und schlug mit ihrer linken Hand fast ohne Unterbruch gegen die Seitenstütze ihres Bettes“. Dieses Verhalten hielt fast ununterbrochen über mehrere Stunden an und konnte von den Pflegenden bislang in keiner Weise positiv beeinflusst werden. Die dadurch sehr belasteten Pflegenden wandten sich an den Praxisbegleiter Basale Stimulation mit der Frage nach Unterstützung und mit der Bitte, die Patientin zu „beruhigen“ und damit möglichst das gezeigte „herausfordernde Verhalten“ zu beenden.

Während der Einschätzung der Situation der Patientin erinnerte sich der Praxisbegleiter an ein Zitat von Fröhlich (2013), das in der Praxisbegleiter-Weiterbildung thematisiert wurde: *„Was dich an deinem Gegenüber am meisten stört, ist eine seiner größten Ressourcen – gib ihm mehr davon“*. So überlegte der Praxisbegleiter, welche Ressource sich in dem Verhalten der Patientin zeigen könnte, und identifizierte ein „autostimulatives Verhalten“, was er als Versuch der Patientin, sich durch Vibration besser spüren zu können, interpretierte. Diese Erkenntnis nutzend gestaltete der Praxisbegleiter mehrere vibratorisch basal stimulierende Angebote und bediente sich in diesem Rahmen des somatischen Dialoges zur Kommunikations- und Interaktionsgestaltung. Zuerst zeigte sich die Patientin irritiert und reagierte in der Folge mit wiederholtem Unterbrechen ihrer Verhaltensweise. Nach einer abschließenden umgrenzenden Positionierung der Patientin verschwand das störende „herausfordernde Verhalten“ ganz. Die Patientin schlief im Anschluss entspannt mehrere Stunden durch. Die nun veränderte Situation war im Erleben der Pflegenden, aber auch der Ärzte und Therapeuten so bedeutend, dass ein interessiertes Nachfragen stattfand und dadurch das Konzept der Basalen Stimulation einen weiteren großen Schritt zur Integration im Pflege- und Betreuungsalltag erfahren durfte.

6.7 Von der „Hilflosigkeit“ zur „Selbstständigkeit“

Ein jüngerer Patient erlitt einen mehrzeitigen cerebrovaskulären Insult und wurde auf der Stroke Unit behandelt. Seine gesundheitliche Situation war geprägt von einer Hemiparese der linken Körperseite, einer Dysarthrie, einer verlangsamten psychomotorischen Aktivität mit situativer, zeitlicher und örtlicher Desorientierung. Zu einer Instabilität im Sitzen und einem v.a. in aufrechter Position vorherrschenden intensiven Drehschwindel kam innerhalb kurzer Zeit eine zunehmende bis schließlich vollständige Erblindung des Patienten hinzu. Dies führte zu einer Beeinträchtigung der Kommunikation. Die Körpereigenwahrnehmung war sehr stark verändert. Mit Zunahme der Einschränkungen zeigte er sich ängstlich und agitiert, besonders dann, wenn er von Handlungen in Pflege, Betreuung und Therapie „überrascht“ wurde. Im Rahmen der Realisation des Ausmasses und der Tragweite seiner Erkrankungssituation äußerte sich seine Hilflosigkeit zunehmend in körperlichen Unruhezuständen bis hin zu Panikattacken.

Die Kommunikation gestalteten die Pflegepersonen bewusst berührungsbetont mit Initialberührung an der rechten Schulter, mit einfacher, klarer, informierender und orientierender Sprache in angepasstem Sprechtempo und ausreichender Reaktionszeit für den Patienten. Aufgrund der sehr stark beeinträchtigten Propriozeption des Patienten wurden zur Förderung der Körperwahrnehmung neurophysiologische Anwendungen bei der Körperpflege wie auch neurophysiologische Ausstreichungen vor möglichst allen anstehenden Handlungen durchgeführt. Eigenberührungen, v.a. der betroffenen linken Körperseite, wurden zuerst begleitet bewegt im „neurophysiologischen“ Anwendungssinne von der weniger betroffenen Körperseite hin zur betroffenen Körperseite gestaltet bzw. ermöglicht, da der Patient die betroffene Körperseite nur eingeschränkt wahrnehmen konnte. Zunehmend gelangen selbstgesteuerte Eigenberührungen, so dass der Patient zur eigenständigen Durchführung von Selbstberührungen und der neurophysiologischen Ausstreichung angeleitet werden konnte. Im Verlauf konnte über die intensive Förderung der Körperwahrnehmung eine zunehmende Stabilisierung der propriozeptiven Einschränkungen erreicht werden. Ein freies Sitzen an der Bettkante, ein stabiles Stehen und schließlich zuerst eng begleitetes, dann freies Gehen war über einen Zeitraum von 10 Tagen möglich. Mit der Stabilisierung der Körper-Eigen-Wahrnehmung erfolgte zunehmend eine geordnete Wahrnehmung des personellen und dinglichen Umfeldes, in der er immer mehr Orientierung erlangen konnte. Darunter entwickelte sich die anfängliche Dysarthrie positiv, eine verbale Kommunikation gelang immer besser. Die ihn anfänglich stark verunsichernde, ja panisch ängstigende „Dunkelheit“ am Tage bzw. bei beleuchtetem Zimmer in der Nacht kompensierte der Patient mit einer Sensibilisierung seiner auditiven Wahrnehmungsmöglichkeiten. Die gezielte ressourcenorientierte Lebensraumgestaltung mit dem Patienten zusammen befähigten diesen über einen Zeitraum von etwa 20 Tagen hinweg, eine überwiegend eigenaktiv gelebte Selbständigkeit in seinem unmittelbaren Umfeld zurückzuerlangen. In seinem Zimmer konnte er sich, Orientierungs- und Haltepunkte nutzend, selbständig bzw. mit anleitender Kommunikation frei bewegen. Über eine anschliessende Rehabilitationsmaßnahme gelang eine Rückkehr ins häusliche Umfeld des Patienten.

6.8 Der Körper als „Tor zur Welt"

Durch eine Enzephalitis bedingt veränderte sich der Gesundheitszustand einer sehr jungen, gesunden Patientin innerhalb von wenigen Tagen massiv. Von völliger uneingeschränkter Selbstständigkeit hin zu einem schwer erkrankten Menschen mit einer umfangreichen körperlichen Beeinträchtigung. Dies zeigte sich in Form von spastischem Bewegungsmuster, Aphasie und völliger Abhängigkeit. Sehr schnell führte dies zu einer beatmungspflichtigen Intensivpflege- und Therapiesituation. Die führende Symptomatik zeigte sich in einer äußerst stark ausgeprägten entzündungsbedingten psychomotorischen Hyperaktivität mit einer enormen hochfrequent zuckenden Spastizität. Dieser konnte anfänglich nur mit einer andauernden sehr hochdossierten Analgosedierung begegnet werden. Neben der medikamentösen Intensivtherapie gestalteten die Pflegepersonen eine basal stimulierende Intensivpflege, zuerst als „Basales Optimal Handling" bei einer instabilen und sehr irritablen, anspruchsvollen Patientensituation. Im Verlauf konnte die Intensivpflege über 24/7 als basal stimulierende Pflege mit Schwerpunkt auf Ressourcenerhalt der Körperwahrnehmung, Stress- und Schmerzreduktion sowie einer gelingenden Kommunikation und Interaktion mit der Patientin gestaltet werden. Ein wochenlanger Krankheitsverlauf unter Einbezug vieler pflegerischer, therapeutischer und ärztlicher Fachdisziplinen folgte. Im Rahmen der Praxisbegleitung Basale Stimulation äußerten die betreuenden Pflegepersonen die Beobachtung, dass es bei Handlungen an der Patientin sowie bei alleiniger Anwesenheit im näheren Patientenumfeld als auch nur beim Betreten des Patientenzimmers zu einem Auslösen einer hypermotorischen Spastizität bzw. einer Verstärkung dieser kommen würde. Dabei wirke die Patientin über Sprache, Berührung bzw. durch das pflegetherapeutische Handeln nicht „erreichbar". In der Regel könne diese hypermotorische Spastizität nur mittels hoher „Sedierungsboli" durchbrochen werden. In den folgenden Interaktionen des Praxisbegleiters Basale Stimulation mit der Patientin gelang es diesem wiederholt, durch eindeutigen anbahnenden Berührungskontakt und leicht schwingend wiegend schaukelndem Bewegen des ganzen Körpers die bestehende hypermotorische Spastizität ohne Sedierungsboli positiv zu beeinflussen und im Verlauf deutlich zu reduzieren. Es konnte wiederholt beobachtet werden, dass die hypermotorische Spastizität bei potenziell unangenehmen und/oder schmerzhaften Handlungen sehr ausgeprägt auftrat. Bei eher angenehmen, das Wohlbefinden fördernden Handlungen (bekannt aus Pflegeanamnese/Fokusassessment „Informationssammlung Basale Stimulation") war das Auftreten der hypermotorischen Spastizität wesentlich weniger intensiv wahrnehmbar. Es entstand die Hypothese, dass es sich bei der hypermotorischen Spastizität um ein mögliches kommunikatives Körpersignal handeln könnte. Bei Kommunikation und Interaktion wurde in der Folge die hypermotorische Spastizität ganz bewusst als kommunikative Äußerung der Patientin genutzt im Sinne eines „Somatischen Dialoges". Die pflegetherapeutischen Handlungen wurden so bewusst mit der Patientin zusammen gestaltet. Darüber konnte sich über Wochen eine Veränderung der Wachheit und Aufmerksamkeit, eine Abnahme der Spastizität mit gleichzeitiger Zunahme der geordneten Bewegungsaktivität entwickeln. Zunehmend stabilisierte sich die Erkrankungssituation. Aus der zunächst sehr körperbasierten Kommunikation über Augenbewegungen und Mimik entwickelten sich gezielte Bewegungen der Finger, der Hände sowie der Extremitäten. Schließlich gelang Stück für Stück eine Rückkehr zu „verbaler Sprache" und „normalen Bewegungsaktivitäten". Der Möglichkeit, Bewegungen zunehmend zu kontrollieren, folgte bald ein freies Sitzen an der Bettkante. Den Bewegungsbedürfnissen der Patientin folgend gelang es dann nach gut 175 Tagen, mit einer Gehilfe über die Intensivpflegestation zu laufen. Nach rund

190 Tagen Aufenthalt auf der Intensivstation gelang, über einen mehrere Monate dauernden Rehabilitationsaufenthalt mit fast vollständiger Genesung, die Wiedereingliederung in den häuslichen und beruflichen Alltag.

6.9 Wenn der Schmerz sprachlos macht

Der Patient mittleren Alters befand sich im Rahmen einer abdominellen Krebserkrankung mit mehrfachen operativen Interventionen und darauf zurückzuführenden Komplikationen im Heilungsprozess in stationärer Therapie. In diesem Zusammenhang erlebte sich der Patient mit einer massiven Schmerzproblematik konfrontiert. Zahlreiche unterschiedliche Analgetika und Analgesie unterstützende Maßnahmen aus dem Bereich der Anästhesie und Schmerztherapie brachten keine befriedigende Schmerzlinderung für ihn. Der Patient kommunizierte diesen Zustand wiederholt dem betreuenden ärztlichen und pflegerischen Behandlungsteam. Über mehrere Tage hinweg veränderte sich die vom Patienten wahrgenommene Schmerzsituation nicht, sodass er im Verlauf zunehmend ein „forderndes und herausforderndes verbales wie nonverbales Kommunikationsverhalten“ zeigte. Zur Unterstützung der Schmerztherapie in der nun sehr angespannten Betreuungssituation des Patienten – eine unvoreingenommene Kommunikation erschien nur mehr schwerlich möglich – wurde das „Mobile Schmerzteam“, bestehend aus Arzt und Pain Nurse des Schmerzzentrums, zur Therapieoptimierung hinzugezogen. Diese nutzten neben einer bedarfsadaptierten Anpassung der Analgetika ergänzend stress-, angst- und schmerzreduzierende Anwendungen aus dem Konzept Basale Stimulation. Es kamen eine beruhigende Ausstreichung der Hände mit einem trockenen Waschhandschuh sowie eine beruhigende Einreibung der Hände mit einer analgetisch wirkenden Ölmischung (aus dem Konzept Aromapflege) zur Anwendung. Diese führte der Patient nach Instruktion mehrmals täglich eigenständig durch. Der Patienten beschrieb es als großen Profit, sich in der Anwendung in Interaktion mit der Pflegeperson zu erleben. Zudem war das eigenständige Durchführen der Anwendung für ihn ein enormer Gewinn. Er fühlte sich wieder befähigt, eigenaktiv und selbstwirksam Handeln zu können. Das „Mobile Schmerzteam“ nutzte den „Basalen Dialog“ in mehreren Gesprächen mit dem Patienten, wo sich der Patient zunehmend öffnen und sich sicher sowie verstanden fühlen konnte. Innerhalb von zwei Gesprächen entstand eine vertrauensvolle Beziehung, wie er später berichtete. Dieses „unvoreingenommene Kommunizieren“ war im anderen Setting des therapeutischen Behandlungsteams für den Patienten nicht mehr möglich gewesen, wie er zu verstehen gab. Er hatte das Gefühl, er konnte sich dort sprachlich mit seinen Bedürfnissen nicht verständlich machen. Er erlebte sich dort als „nicht gehört und nicht verstanden“. Schon am Tag nach der Integration des „Mobilen Schmerzteams“ war der zuvor „exzessive“ Analgesiebedarf deutlich reduziert, die abdominellen Beschwerden zunehmend rückläufig, die zuvor paralytische Ileus-Symptomatik verschwunden. Auch die Kommunikation mit dem chirurgischen Behandlungsteam normalisierte sich zusehends, von einem „fordernden bzw. herausfordernden Verhalten“ war nichts mehr spürbar.

6.10 Wenn Angst atemlos macht

Eine ältere Patientin, biografisch bisher in allen Lebensbereichen selbstständig, eigenaktiv, lebenslustig und alleinlebend, wurde mit einer ausgeprägten Allgemeinzustandsverschlechterung und einer bestehenden sauerstoffpflichtigen Sprechdyspnoe hospitalisiert. Sie zeigte sich kaum belastbar, Sprechen war nur wortweise und unter viel Anstrengung möglich. Ein Gespräch zu führen war unmöglich. Eine deutliche Reduktion ihrer Eigenaktivität und ihres Wohlbefindens war gegeben. Die betreuende Pflegeperson beobachtete zudem ein ängstliches Verhalten verbunden mit dem Bedürfnis der Patientin, nicht allein zu sein. Sie kontaktierte den Praxisbegleiter Basale Stimulation mit der Bitte um Unterstützung mit basal stimulierenden Anwendungen im Rahmen der Pflegediagnose „Angst" bei abnehmender Eigenaktivität und zunehmendem Selbstpflegedefizit. Der Praxisbegleiter Basale Stimulation gestaltete mit der Patientin zusammen die Anwendung *„Rollen eines Igelballes zwischen den Händen im Atemrhythmus der Patientin"* (**Kap. 3.6.5**). Die Patientin konnte trotz ihres höheren Alters und ihrer aktuellen gesundheitlichen Einschränkung der langsamen schrittweisen Anleitung durch den Praxisbegleiter Basale Stimulation folgen, ihren Fokus ganz auf die Aktivität der Hände in Verbindung mit ihrer Atmung setzen. Die Wirkung dieser Anwendung war verblüffend intensiv. Nach der Beendigung der etwa fünf Minuten dauernden Anwendung, während der die Patientin maximal auf die Tätigkeit der Hände und Atmung fokussiert und konzentriert wirkte, berichtete die Patientin auf die Frage, wie es ihr gerade gehe: Sie fühle sich jetzt im Moment sehr gut, denn sie habe sich gerade wieder als „Sie selbst" erlebt - eigenaktiv im Handeln. Im dann folgenden 30-minütigen Gespräch ohne Sprechdyspnö-Symptomatik(!) und ohne „Punkt und Komma" redend, berichtete die Patientin von einem durch ihre Familie geplanten und ohne ihr Wissen bzw. Mitwirken in Auftrag gegebenen Umzug. Schon in drei Tagen soll sie in ein Pflegeheim einziehen. Davor hätte sie viel Angst, dies entspräche nicht ihrem Bedürfnis, denn sie wäre doch in ihrem Zuhause ihrer Meinung nach gut zurechtgekommen. Seitdem sie von ihrer Familie davon Kenntnis gesetzt worden war, sei es ihr zunehmen schlechter gegangen. Jetzt fühle sie sich selbst wieder vital und gestärkt. Sie dankte für das Instruieren der Anwendung „Igelball-Rollen", welches sie gerne mitnehmen würde in ihr altes häusliches Umfeld, in das sie am nächsten Tag entlassen werden konnte.

6.11 Menschliche Ressourcen im Fokus unseres Handelns

Aufgrund eines Harnwegsinfektes mit massiver Allgemeinzustandsverschlechterung und hohem Fieber war eine etwa 75 Jahre alte sehr adipöse Patientin (BMI 42.7) hospitalisiert worden. Zu Fuß war sie vor zwei Tagen auf der Station eingetroffen. Am Abend des dritten Tages hatte die Patientin sichtlich geschwächt um Unterstützung beim Transfer vom Toilettenstuhl zurück ins Bett gebeten. Daraufhin hatten vier Pflegepersonen den Transfer ohne Einbezug der Bewegungsmöglichkeiten und der Mithilfe der Patientin durchgeführt. Am darauffolgenden Tag wurde der Praxisbegleiter Basale Stimulation von der betreuenden Pflegeperson involviert. Sie fragte ihn, ob und wie die Patientin ohne den personellen Aufwand von vier Pflegepersonen mobilisiert werden könnte. Die Pflegeplanung zur Pflegediagnose „beeinträchtigte physische Mobilität" sei in der Entstehung. Es mangele jedoch noch an zielführenden pflegerischen Maßnahmen zur Förderung der selbstständigen Bewegungsaktivität der Patientin aufgrund ihrer Adipositas. Gemeinsam wurde die Patientin aufgesucht. Im Austausch mit ihr sollte die „beeinträchtigte physische Mobilität" im Rahmen des Transfers heraus aus dem bzw. zurück in das Bett besprochen werden. Dazu bot der Praxisbegleiter Basale Stimulation der Patientin Unterstützung an, sich für das Gespräch an die Bettkante zu setzen. Er fragte nach, wie und auf welcher Seite die Patientin zu Hause aus dem Bett heraus aufstehen würde. Selbstsicher antwortete die Patientin: „Über die linke Körperseite". Daraufhin zog die Patientin selbst die Bettdecke nach rechts und kam in Bewegung. Halt anbietend streckt der Praxisbegleiter Basale Stimulation der Patientin seine Hand entgegen. Die Patientin ergriff diese mit festem Griff. Den so entstandenen Fixpunkt (Stabilität) nutzte die Patientin, um sich in ihrem Tempo etwas hin- und herbewegend drehend an die Bettkante zu setzen (Aktivität). Dort - mit Fußsohlen-Boden-Kontakt - angekommen, kam es zu einem kurzen Blickkontakt mit den beiden Pflegepersonen. Den Kontakt zur zuvor ergriffenen Hand weiter fortführend begann sie ohne weitere Hilfe mit einleitenden Schaukelbewegungen ihres ganzen Körpers aufzustehen. Nach kurzer Zeit im Stand angekommen sagte sie selbstbewusst, dass, wenn sie jetzt schon mal stehen würde, sie gleich noch auf die Toilette gehen wollte. Sie lief sicher unter Beibehalten des Handkontaktes zum Praxisbegleiter direkt in das Patientenbadezimmer. Den Weg zurück zum Bett bestritt die Patientin dann auf eigenen Wunsch gefahren mit dem Rollstuhl. Der Transfer ins Bett verlief anschließend in Anlehnung des vorherigen Transfers mit minimaler Unterstützung eigenbewegungsaktiv durch die Patientin selbst. Im darauffolgenden Gespräch mit der Patientin wurde der Transfer vom Vorabend nochmals angesprochen und hinterfragt. Es wurde deutlich, dass die Kommunikation mit der Patientin nicht gelungenen war. Durch ein Handeln „an“ und nicht „mit“ der Patientin war sie am Nutzen ihren Eigen-Bewegungs-Aktivitäten aktiv gehindert worden. Sie war in eine passive Rolle gedrängt worden. Ihr Wohlbefinden und ihr Selbstwertgefühl hatte dadurch sehr gelitten. Es war einfach etwas mit ihr „gemacht“ worden, ohne sie miteinzubeziehen. Eigentlich hätte sie ja nur wie eben eine „Hand“ gebraucht. Ab diesem Zeitpunkt war die Patientin durch das gemeinsame Handeln deutlich aktiver, sie erlebte ihre Selbstwirksamkeit durch Einbezug ihrer Ressourcen und erlangte ihre vorbestehende Mobilität vollständig zurück.

6.12 Sich „spüren und entspannen“ als Entwicklungsgrundlage

Ein Frühgeborenes, in der $32^{3/7}$. Schwangerschaftswoche (SSW) ins Leben gestartet, war in der ~37. SSW in der Lage, aus der Babyflasche zu trinken. Es stellte sich die Situation einer „Verdauungsproblematik“ mit abdominellen Schmerzzeichen, geblähtem Abdomen, einem Erbrechen unmittelbar nach jedem Trinken sowie einer fehlenden Stuhlausscheidung dar. Das Frühgeborene zeigte sich angespannt, gestresst und in seinem Wohlbefinden beeinträchtigt. Eine ausreichende Ernährungssituation war nicht zu gewährleisten, da auch eine Ernährung via Ernährungssonde nicht erfolgreich stattfinden konnte. Im Rahmen der Praxisbegleitung Basale Stimulation wurde zusammen mit der betreuenden Pflegeperson die Situation und die bisher sehr umfangreichen pflegerischen und medizinischen Therapiemaßnahmen zur Anregung der Verdauungsaktivität reflektiert und analysiert. Daraufhin gestaltete der Praxisbegleiter zusammen mit der betreuenden Pflegeperson eine umgrenzend flächenbetonende Positionierung (Nestbau) des Säuglings als Ausgangsposition für die Angebotssituation. Zu Beginn erfolgte ein leicht schaukelnd schwingend wiegendes Bewegen des Beckens mit gleichzeitig in Richtung Körperstamm angeschobenen Beinen (i.S.e. „Embryonalhaltung“). Darauf folgte eine achtsame beruhigende Einreibung der Hände, ergänzt mit den Unterarmen sowie der Füße mit Sonnenblumenöl. Schon während des beruhigenden, die Körperwahrnehmung fördernden basal stimulierenden Angebotes war eine deutliche Abnahme der Stresszeichen zu beobachten. Die zuvor zu beobachtenden fahrig streckende Bewegungen der Extremitäten des Säuglings waren nicht mehr zu erkennen. Die angestrengte Atmung normalisierte sich. Die Gesichtsmimik entspannten sich. Das Frühgeborene führte erfolgreich eine Eigenberührung in der unteren Gesichtshälfte durch, es entstand ein anhaltender Hand-Mund-Kontakt. Zum Ende des Angebotes hin kam es zur erfolgreichen Defäkation. Die weitere Ernährungssituation gestaltete sich mit dem nächsten, auf die Anwendungen folgenden Trinken aus der Babyflasche, unproblematisch. Dem Frühgeborenen gelang die Stabilisierung seiner Ernährungssituation. Es konnte zeitnah in das häusliche Umfeld entlassen werden.

Literatur

Ackermann, K.-E. (2007). Sonderpädagogische Erfindungskraft als Medium der Wiederentdeckung der Bildsamkeit. Zum physiologischen Ansatz einer „Pädagogik bei schwerster Behinderung". In U. Mietzner, H.-E. Tenorth & N. Welter (Hrsg.), *Pädagogische Anthropologie – Mechanismus einer Praxis* (S. 155–170). Beltz.

Affolter, F. (2001). *Wahrnehmung, Wirklichkeit und Sprache*. Neckar-Verlag.

Annunciato, N. (2014, Februar). *Faszination Gehirn und Lernen: Gehirn und Emotionen – Motorisches Lernen und Gedächtnis*. Beitrag präsentiert in der Vortragsreihe der Weiterbildungseinrichtung Praxisbegleitung Basale Stimulation® in der Pflege, Freising.

Annunciato, N. (2015, Februar). *Faszination Gehirn und Lernen: Aufmerksamkeit und Haltung(s)-Kontrolle*. Beitrag präsentiert in der Vortragsreihe der Weiterbildungseinrichtung Praxisbegleitung Basale Stimulation® in der Pflege, Freising.

Bauer, A. & Beer, J. (2023). *Aufbauwissen Pflege Pädiatrie*. Urban & Fischer/Elsevier.

Bienstein, C. & Fröhlich, A. (2010). *Basale Stimulation in der Pflege. Die Grundlagen* (6. Aufl.). Hans Huber.

Bienstein, C. & Fröhlich, A. (2012). *Basale Stimulation in der Pflege. Die Grundlagen* (7. Aufl.). Hans Huber.

Bienstein, C. & Fröhlich, A. (2016). *Basale Stimulation in der Pflege. Die Grundlagen* (8. Aufl.). Hogrefe.

Bienstein, C. & Fröhlich, A. (2021). *Basale Stimulation in der Pflege. Die Grundlagen* (9. Aufl.). Hogrefe. https://doi.org/10.1024/86043-000

Büker, U. (2014). *Kommunizieren durch Berühren. Kindern mit Behinderung begegnen durch Basale Stimulation*. verlag selbstbestimmtes leben.

Croos-Müller, C. (2014a). *Nur Mut! Das kleine Überlebensbuch. Soforthilfe bei Herzklopfen, Angst, Panik & Co.* (6. Aufl.). Kösel.

Croos-Müller, C. (2014b). *Viel Glück – Das kleine Überlebensbuch* (4. Aufl.). Kösel.

Croos-Müller, C. (2015). *Kopf Hoch – Das keine Überlebensbuch. Soforthilfe bei Stress, Ärger und anderen Durchhängern* (8. Aufl.). Kösel.

Deutscher Bundesverband für Logopädie. (2024). (o. D.). *Stimm- und Hörentwicklung*. Zugriff am 26.12.2024 unter https://www.dbl-ev.de/fachwissen-logopaedie/kinder-und-jugendliche/

Doenges, M. E., Moorhouse, M. F. & Murr, A. C. (2024). *Pflegediagnosen und Pflegemaßnahmen* (7. Aufl.). Hogrefe.

Stemme, G. & von Eickstedt, D. (2007). *Die frühkindliche Bewegungsentwicklung. Vielfalt und Besonderheiten*. verlag selbstbestimmtes Leben.

Fröhlich, A. (1998). *Basale Stimulation. Das Konzept*. verlag selbstbestimmtes leben.

Fröhlich, A. & Simon, A. (2004). *Gemeinsamkeiten entdecken: mit schwerbehinderten Kindern kommunizieren*. verlag selbstbestimmtes Leben.

Fröhlich, A. (2006). *Basale Stimulation in der Pflege. Das Arbeitsbuch*. Kallmeyer.

Fröhlich, A. (2008, September). *Basale Stimulation – Das Konzept verstehen lernen*. Beitrag präsentiert im Rahmen des Zertifikatslehrgangs Praxisbegleiter Basale Stimulation® in der Pflege 2008-2009, Freising.

Fröhlich, A. (2011, April, Mai). *Orientierungsräume – Orientierungsphasen – Eine neue Orientierung*. Beitrag präsentiert auf dem Internationalen Kongress für Basale Stimulation®, Graz.

Fröhlich, A. (2013). *Basale Wahrnehmung*. https://basale-stimulation.de (persönliche Kommunikation, interner Lizenznehmerbereich)

Fröhlich, A. (2016). *Basale Stimulation® in der Pflege: Das Arbeitsbuch*. Hogrefe.

Fröhlich, A. (2022, Mai). *Körperbasierte Kommunikation und Somatischer Dialog*. Beitrag präsentiert an der Internationalen Fachtagung Basale Stimulation®, Bern.

Georg, J. & Abderhalden, C. (2024). Pflegediagnosen – Gegenstand und Hintergründe. In M. E. Doenges, M. F. Moorhouse & A. C. Murr (Hrsg.), *Pflegediagnosen und Pflegemaßnahmen* (7. Aufl., S. 94). Hogrefe.

Gianora, S., Herzog, S. & Marfurt-Russenberger, K. (2019). *Nationale Empfehlungen für Nicht-Medikamentöse Interventionen bei (potenziell) schmerzhaften Prozeduren bei Kindern ab Geburt bis 18 Jahre*. Zugriff am 20. März 2025 unter https://www.paediatrieschweiz.ch/nat-empf-fur-nicht-medikamentose-interventionen-bei-schmerzen-0-18-jahre/

Grunwald, M. (2017). *Homo Hapticus: Warum wir ohne Tastsinn nicht leben können* (1. Aufl.). Droemer.

Hatz-Casparis, M., Roth Sigrist, M., Remer, M. & Schoop, B. (2020). *Basale Stimulation in der Akutpflege: Handbuch für die Pflegepraxis* (2. Aufl.). Hogrefe.

Herdman, H. T., Kamitsuru, S. & Takáo Lopes, C. (Hrsg.). (2025). *NANDA-I-Pflegediagnosen. Definitionen und Klassifikation 2024-2026*. Thieme RECOM. https://doi.org/10.1055/b000001017

Huch, R. & Jürgens, K. D. (Hrsg.). (2022). *Mensch Körper Krankheit* (9. Aufl.). Urban & Fischer/Elsevier.

Internationaler Fördererverein Basale Stimulation e. V. (2014, Januar). *Konzept zur Qualitätssicherung für die Praxisbegleiterin/den Praxisbegleiter, die Kursleiterin/den Kursleiter Basale Stimulation®* (2. Aufl.), S. 4. Wien: Internes Papier Internationaler Fördererverein Basale Stimulation e. V. [persönliche Kommunikation, unveröffentlicht].

Kugler, R. (2015). *«Schmerzhafte Eingriffe kindgerecht gestalten. Nicht-medikamentöse pflegerische Maßnahmen»*. Zugriff am 13.08.2025 unter https://www.notfallpflege.ch/files/_Demo/Dokumente/Schriftliche_Arbeiten/Schmerzhafte_Eingriffe_kindgerecht_gestalten_Rahel_Kugler_.pdf

Mall, W. (1993). Kommunikation – Basis der Förderung. In E. X. Frei & H.-P. Merz (Hrsg.), *Menschen mit schwerer geistiger Behinderung – Alltagswirklichkeit und Zukunft* (2. Aufl., 135–151). Edition SZH/SPC.

Menche, N. (Hrsg.). (2016). *Biologie Anatomie Physiologie: Kompaktes Lehrbuch für Pflegeberufe* (8. Aufl.). Urban & Fischer/Elsevier.

Mohr, L., Zündel, M. & Fröhlich, A. (2019). *Basale Stimulation. Das Handbuch*. Hogrefe. https://doi.org/10.1024/85701-000

Müller, S. M., Winkelmann, C. & Grunwald, M. (2022). *Lehrbuch Haptik. Grundlagen und Anwendung in Therapie, Pflege und Medizin* (1. Aufl.). Springer. https://doi.org/10.1007/978-3-662-64012-8

Nydahl, P. (Hrsg.). (2005). *Wachkoma. Betreuung, Pflege und Förderung eines Menschen im Wachkoma*. Urban & Fischer.

Nydahl, P. & Bartoszek, G. (2003). *Basale Stimulation. Neue Wege in der Pflege Schwerstkranker*. Urban & Fischer.

Pickenhain, L. (2000). *Basale Stimulation: Neurowissenschaftliche Grundlagen*. verlag selbstbestimmtes leben.

Remer, M. (2009, Juni–September). *Trigon – Interaktion von Wahrnehmung, Bewegung und Kommunikation im Konzept Basale Stimulation®*. Beitrag präsentiert in der Fortbildungsreihe Basis- und Aufbaukurs Basale Stimulation® für Auszubildende der Berufsfachschule für Pflege im Landkreis Emmendingen, Emmendingen.

Remer, M. (2014, Mai). *Basale Stimulation® im Setting der Intensivpflege*. Beitrag präsentiert in der Fortbildungsreihe für die verantwortlichen Pflegefachpersonen Basale Stimulation der Intensivpflegestationen des Kantonsspitals St. Gallen, St. Gallen.

Remer, M. (2020, November). *Trigon – Interaktion von Wahrnehmung, Bewegung und Kommunikation im Konzept Basale Stimulation®*. Beitrag präsentiert in der Fortbildungsreihe Basis- und Aufbaukurs Basale Stimulation® für Pflegefachpersonen des Kantonsspitals St. Gallen, St. Gallen.

Schalch, F. (1999). *Schluckstörungen und Gesichtslähmungen: Therapeutische Hilfen*. Urban & Fischer.

Sparshott, M. (2009). *Früh- und Neugeborene pflegen: Stress- und schmerzreduzierende, entwicklungsfördernde Pflege* (2. Aufl.). Hans Huber.

Thieme. (2015). *I care – Anatomie Physiologie*. Georg Thieme Verlag.

Warren, I. (2015). *FINE – FAMILY AND INFANT NEURODEVELOPMENTAL EDUCTION STUFE 1-Grundlagen für Familienzentrierte Entwicklungsfördernde Betreuung. FINE Partnership*. Beitrag präsentiert in der Fortbildungsreihe FINE I (2022, November), Ostschweizer Kinderspital St. Gallen, St. Gallen.

Weber, B. (2005). *Auditive Wahrnehmung und Sprachentwicklung*. Praesens.

Werner, B., Alder Waser, R., Brunner, D. & Röthlisberger, E. (2019). Betreuungs- und Pflegesituationen im Modell der Orientierungsräume. In L. Mohr, M. Zündel & A. Fröhlich (Hrsg.), *Basale Stimulation: Das Handbuch* (S. 425–442). Hogrefe.

Zwimpfer, S., Storchenegger, S. & Schoop, B. (2022) *Informationssammlung Basale Stimulation*. St. Gallen: Kantonsspital St. Gallen [persönliche Kommunikation, internes Dokument - unveröffentlicht].

Weiterführende Literatur

Bauer, J. (2006a). *Das Gedächtnis des Körpers. Wie Beziehungen und Lebensstile unsere Körper steuern*. Piper.

Bauer, J. (2006b). *Warum ich fühle, was du fühlst. Intuitive Kommunikation und das Geheimnis der Spiegelneurone*. Heyne.

Bauer, J. (2007). *Lob der Schule. Sieben Perspektiven für Schüler, Lehrer und Eltern*. Hoffmann und Campe.

Biedermann, M. (2004). *Essen als Basale Stimulation*. Vincentz Network.

Buchholz, T. & Schürenberg, A. (2013). *Basale Stimulation® in der Pflege alter Menschen* (4. Aufl.). Hans Huber.

Champagne, T. (2019). *Sensorische Modulation für Menschen mit Demenz*. Hogrefe. https://doi.org/10.1024/85988-000

Damag, A. & Schlichting, H. (2016). *Essen – Trinken – Verdauen. Förderung, Pflege und Therapie bei Menschen mit schwerer Behinderung, Erkrankung und im Alter*. Hogrefe.

dbl – Deutscher Bundesverband für Logopädie e.V. (o.D.). *Kindliche Entwicklung. Stimm- und Hörentwicklung*. Zugriff am 20. März 2025 unter https://www.dbl-ev.de/fachwissen-logopaedie/kinder-und-jugendliche/#section-1-stimm-und-hoerent wicklung

Goldstein, E.B. (2002). *Wahrnehmungspsychologie* (2. Aufl.). Spektrum Akademischer Verlag.

Hatz-Casparis, M. & Roth Sigrist, M. (2012). *Basale Stimulation® in der Akutpflege: Handbuch für die Pflegepraxis* (1. Aufl.). Hans Huber.

Helmbold, A. (2007). *Berühren in der Pflegesituation*. Hans Huber.

Internationaler Förderverein Basale Stimulation® e.V. (Hrsg.). (2010). *Basale Stimulation in 9 Sprachen*. Books on Demand.

Jollien, A. (2001). *Lob der Schwachheit*. Pendo.

Kostrzewa, S. & Kutzner, M. (2022). *Was wir noch tun können! Basale Stimulation in der Sterbebegleitung* (6. Aufl.). Hogrefe.

Laubenstein, D., Lamers, W. & Heinen, N. (2006). *Basale Stimulation. kritisch-konstruktiv*. verlag selbstbestimmtes leben.

Layer, M. (Hrsg.) (2014). *Praxishandbuch Rhythmische Einreibungen nach Wegman/Hauschka* (2. Aufl.). Huber.

Martin, L. (2021). *Essen, Trinken und Demenz. Praxishandbuch für demenzfreundliche Ernährung und Mahlzeitengestaltung bei Menschen mit Demenz*. Hogrefe. https://doi.org/10.1024/86059-000

Mathys, R. & Straub, J. (2011). *Pflegerische Interventionen aus der Sicht der Basalen Stimulation® und Ortho-Bionomy®*. Hans Huber.

Nydahl, P. & Bartoszek, G. (Hrsg.). (2020). *Basale Stimulation. Neue Wege in der Pflege Schwerstkranker* (7. Aufl.). Urban & Fischer/Elsevier.

Pagano, C. (2023). *Der basale Garten von Althea – Band 1–10*. coolLibri.

Rosenberg, G. (2003). *Körperschema – Pflegerische Interventionen zur Körperorientierung*. Brigitte Kunz.

Schiff, A. (2006). *Schlafförderung durch atemstimulierende Einreibung bei älteren Menschen*. [Dissertationsschrift]. Hans Huber.

Schnell, M.W. (2004). *Leib. Körper. Maschine*. verlag selbstbestimmtes leben.

Schürenberg, A. & Nydahl, P. (2004). Altes und Neues zur Atemstimulierenden Einreibung. *Die Schwester Der Pfleger, 43*(7), 500–503.

Tanner, L.J. (2018). *Berührungen und Beziehungen bei Menschen mit Demenz*. Hogrefe. https://doi.org/10.1024/85855-000

Werner, B. (2002). *Konzeptanalyse Basale Stimulation*. Hans Huber.

Walper, H. (2016). *Basale Stimulation in der Palliativpflege* (2. Aufl.). Ernst Reinhardt Verlag.

Zegelin, A. (2005). „Festgenagelt sein" – Der Prozess des Bettlägerigwerdens durch allmählige Ortsfixierung. *Pflege, 18*(5), 281–288. https://doi.org/10.1024/1012-5302.18.5.281

Zegelin, A. (2025). *„Festgenagelt sein" – Der Prozess des Bettlägerigwerdens* (3. Aufl.). Hogrefe.

Autorenverzeichnis

Autor und Autorin der 2. und 3., überarbeiteten, korrigierten und erweiterten Auflage

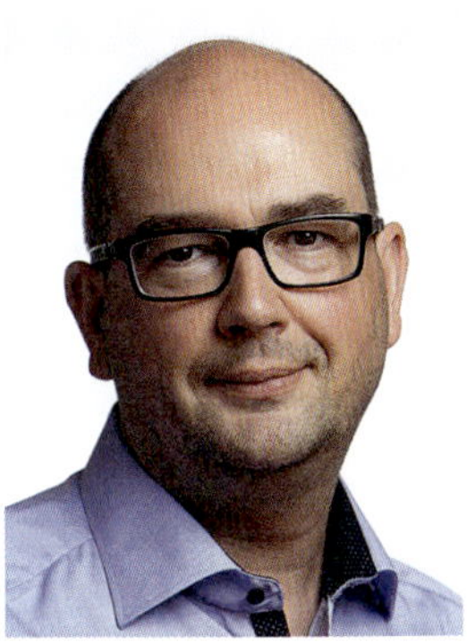

Markus Remer, Dipl. Pflegefachmann für Anästhesie und Intensivmedizin und Praxisbegleiter Basale Stimulation® in der Pflege, arbeitet als Pflegeexperte und Praxisbegleiter Basale Stimulation in der Abteilung Entwicklung und Qualitätsmanagement Pflege am Kantonsspital St. Gallen. Er ist fachverantwortlich für das Konzept Basale Stimulation am Kantonsspital St. Gallen und leitet das Team der Praxisbegleiterinnen und Praxisbegleiter Basale Stimulation.

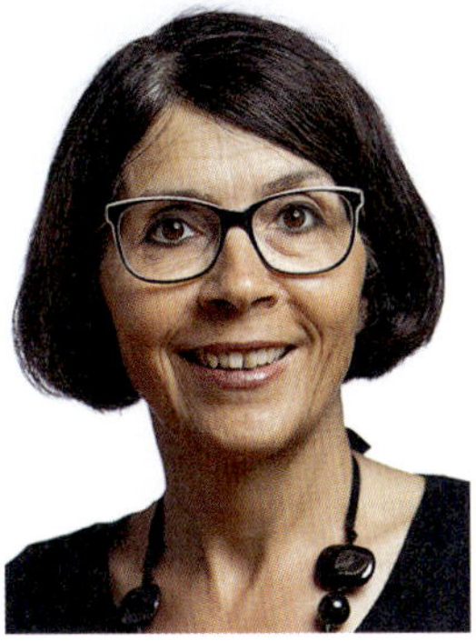

Barbara Schoop, Pflegeexpertin mit M.Sc. in Nursing und M.Sc. in Management Gesundheit und Soziales, ist Leiterin der Abteilung Entwicklung und Qualitätsmanagement Pflege am Kantonsspital St. Gallen.

Autorinnen der 1. Auflage

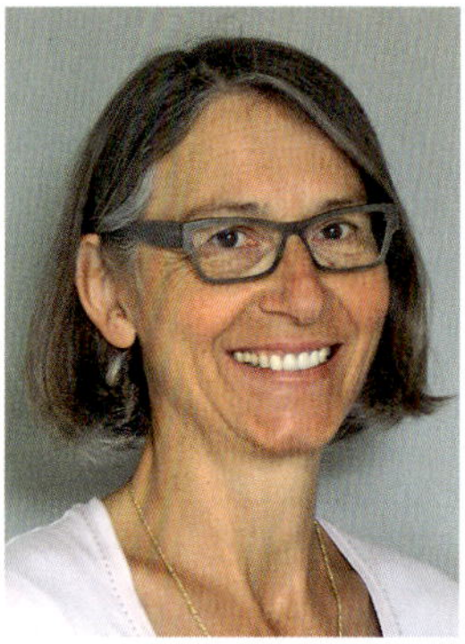

Margit Hatz-Casparis, Pflegefachfrau HF, Berufsschullehrerin im Gesundheitswesen, Praxisbegleiterin Basale Stimulation® in der Pflege, arbeitete bis 2014 als Kursleiterin und Pflegeberaterin Basale Stimulation am Kantonsspital St. Gallen.

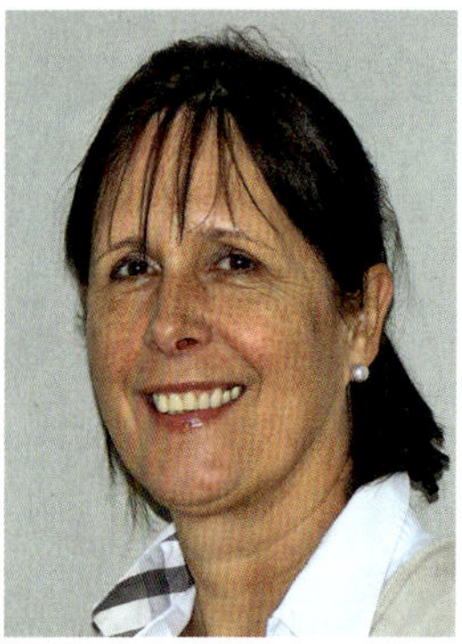

Monika Roth Sigrist, Pflegefachfrau HF, Dipl. Gerontologin SAG, Health Care Management Diplom HSG, war bis 2014 Leiterin der Abteilung Entwicklung und Qualitätsmanagement Pflege am Kantonsspital St. Gallen.

Basale Stimulation im Hogrefe Verlag

Bienstein, C. & Fröhlich, A. (2021). *Basale Stimulation in der Pflege. Die Grundlagen* (9. Aufl.). Hogrefe.

Buchholz, T. & Schürenberg, A. (2014). *Basale Stimulation in der Pflege alter Menschen. Lebensbegleitung alter Menschen* (4. Aufl.). Huber.

Chalfont, G. (2024). *Dementia Green Care*. Hogrefe.

Champagne, T. (2019). *Sensorische Modulation für Menschen mit Demenz*. Hogrefe.

Damag, A. & Schlichting, H. (2016). *Essen – Trinken – Verdauen. Förderung, Pflege und Therapie bei Menschen mit schwerer Behinderung, Erkrankung und im Alter*. Hogrefe.

Fowler, S. (2014). *Sensorische Stimulation. Praxishandbuch für Pflegende, Ergotherapeuten, Heil- und Sonderpädagogen*. Huber.

Fröhlich, A. (2016). *Basale Stimulation in der Pflege. Das Arbeitsbuch* (3. Aufl.). Hogrefe

Hatz-Kasparis, M., Roth Sigrist, M., Remer, M. & Schoop, B. (2026). *Basale Stimulation in der Akutpflege* (3. Aufl.) Hogrefe.

Kern, K.-U. (2020). *Mit einem Bein bereits im Himmel. Phantomwahrnehmungen – auf den Spuren eines rätselhaften Phänomens*. Hogrefe.

Kostrzewa, S. & Kutzner, M. (2022). *Was wir noch tun können! Basale Stimulation in der Sterbebegleitung* (6. Aufl.). Hogrefe.

Layer, M. (Hrsg.) (2014). *Praxishandbuch Rhythmische Einreibungen nach Wegman/Hauschka* (2. Aufl.). Huber.

Maietta, L. & Hatch, F. (2025). *Kinaestetics Infant Handling* (3. Aufl.). Hogrefe.

Mathys, R. & Straub, J. (2011). *Spastizität. Pflegerische Interventionen aus der Sicht der Basalen Stimulation und der Ortho-Bionomy*. Huber.

Mahler, C. & Joos, S. (Hrsg.). (2025). *Integrative Interventionen in der Onkologie. Ein interdisziplinäres Praxis- und Beratungshandbuch*. Hogrefe.

Mohr, L., Zündel, M. & Fröhlich, A. (2019). *Basale Stimulation – Das Handbuch*. Hogrefe.

Peyrefitte, G. (2025). *Anatomie und Physiologie der Haut. Praxishandbuch für Kosmetikerinnen, Podologinnen, PTAs und Pflegende* (3. Aufl.). Hogrefe.

Storch, M., Cantieni, B., Hüther, G. & Tschacher, W. (2022). *Embodiment. Die Wechselwirkung von Körper und Psyche verstehen und nutzen* (3. Aufl.). Hogrefe.

Tanner, L. J. (2018). *Berührungen und Beziehungen bei Menschen mit Demenz*. Hogrefe.

Zusammenstellung: Jürgen Georg (Stand: 06-2025)

Sachwortverzeichnis

T

U

V

W

Z